国家临床重点专科项目

胸部肿瘤
放射治疗及临床护理

名誉主编　郎锦义　王奇峰　江庆华
主　　编　张德康　杨　青　黄桂玉
副主编　何冰容　应　微　蒋杨月

科学出版社
北　京

内 容 简 介

本书共分六章，涵盖放射治疗的基础知识、设备应用、治疗技术、固定技术、胸部肿瘤放射治疗方案及临床护理要点等内容。详细介绍了放射治疗的定义、重要性、原理、类型和适应证，X线、CT、MRI模拟定位机等设备的应用。阐述了体位固定、模拟定位等固定技术，探讨了外照射、近距离放射治疗等多种技术。针对肺癌、食管癌、乳腺癌等常见胸部肿瘤，从生物学特征、治疗策略到不良反应处理进行了系统阐述。同时，深入介绍了放射治疗临床护理的各个环节，包括治疗前、治疗中护理以及并发症的观察和处理。本书内容丰富实用，适合放射治疗科医护人员、医学物理师及相关专业人员阅读，是临床实践和学术研究的重要参考书籍。

图书在版编目（CIP）数据

胸部肿瘤放射治疗及临床护理 / 张德康，杨青，黄桂玉主编. -- 北京：科学出版社, 2025.6. -- ISBN 978-7-03-082460-8

Ⅰ．R730.55；R473.73

中国国家版本馆 CIP 数据核字第 2025X1Q173 号

责任编辑：程晓红 / 责任校对：张 娟
责任印制：师艳茹 / 封面设计：吴朝洪

版权所有，违者必究，未经本社许可，数字图书馆不得使用

科 学 出 版 社 出版
北京东黄城根北街16号
邮政编码：100717
http://www.sciencep.com

三河市春园印刷有限公司印刷
科学出版社发行 各地新华书店经销

*

2025年6月第 一 版　开本：787×1092　1/16
2025年6月第一次印刷　印张：16 1/4
字数：385 000
定价：98.00 元
（如有印装质量问题，我社负责调换）

编委名单

名誉主编 郎锦义 王奇峰 江庆华
主　　编 张德康 杨　青 黄桂玉
副 主 编 何冰容 应　微 蒋杨月
编　　委（按姓氏笔画排序）

万　刚	马家宝	王　宇	王光言	王先良	王首龙
冯丽娟	刘　文	刘春红	刘金沂	刘晓琴	江雪梅
杜　婧	李晓霞	杨　凤	杨　欢	杨　亭	肖　雪
吴　磊	吴骏翔	何　勇	余诗竹	邹　杰	辛　欣
张　引	张　达	张　容	张　娜	张中林	张含凤
张啸龙	陈　丽	陈　艳	陈文力	袁　珂	贾　政
殷　利	高绪峰	唐丽琴	黄叶才	彭　倩	彭　毅
蒋　聪	谭庭强	樊　清	黎柯渝	潘云检	魏珊珊

前 言

在人类与癌症抗争的漫长历史中，放射治疗作为一种非侵入性的治疗手段，扮演着举足轻重的角色。自1895年伦琴发现X射线以来，放射治疗便开启了其漫长而曲折的发展历程，特别是在胸部肿瘤的治疗领域，其技术的进步和应用策略的持续优化，改变了患者的生存质量和预后。

早期，放射治疗主要依赖于简单的X射线源，早期的治疗设备虽然简陋，但标志着人类开始尝试利用辐射能量来对抗体内的恶性肿瘤细胞。然而，由于缺乏精确的定位技术和剂量控制手段，治疗效果有限，且常伴有严重的副作用。

随着20世纪中期医学影像技术的飞速发展，特别是计算机断层扫描（CT）和磁共振成像（MRI）技术的引入，放射治疗迎来了革命性的变化。这些先进的成像技术不仅提高了肿瘤定位的准确性，还为制订个体化的治疗计划提供了可能。在此基础上，三维适形放射治疗（3D-CRT）、调强放射治疗（IMRT）、螺旋断层放射治疗（TOMO）等一系列高精度放射治疗技术应运而生，极大地提升了治疗的精准度和安全性，减少了周围正常组织的损伤，副作用显著降低。

进入21世纪，随着质子重离子治疗、图像引导放射治疗（IGRT）、剂量引导放射治疗（DGRT）以及生物影像引导放射治疗等前沿技术的不断涌现，胸部肿瘤的放射治疗步入了一个全新的时代。这些技术不仅进一步提高了治疗的精确性，还使得治疗更加个性化、高效，为患者带来了前所未有的生存希望。

本书旨在全面、深入地探讨胸部肿瘤放射治疗的历史演进、现代技术、设备应用以及临床护理等方面。从放射治疗的基本原理到最新的技术进展，从各类放射治疗设备的介绍到不同胸部肿瘤的治疗策略，再到放射治疗过程中的护理要点，力求为读者提供一个清晰、系统、实用的知识体系。

随着技术的不断进步和临床实践的深入，我们有理由相信，未来的放射治疗将更加精准、高效、安全，为更多的癌症患者带来生命的曙光。让我们一起努力，共同见证胸部肿瘤放射治疗的美好未来。

四川省肿瘤医院　张德康　王奇峰

目 录

第1章　放射治疗概述 ·· 1
　第一节　放射治疗的定义 ·· 1
　第二节　放射治疗的重要性 ·· 3
　第三节　放射治疗的背景及发展 ·· 4
　第四节　放射治疗的原理 ·· 8
　第五节　放射治疗的类型 ·· 10
　第六节　放射治疗的适应证 ·· 12
　第七节　放射治疗的疗效评估 ·· 14
　第八节　放射治疗的未来发展 ·· 17

第2章　放射治疗设备 ·· 21
　第一节　X线模拟定位机 ·· 21
　第二节　CT模拟定位机 ·· 22
　第三节　MR模拟定位机 ·· 23
　第四节　钴-60治疗机 ·· 24
　第五节　医用电子直线加速器 ·· 24
　第六节　伽马刀立体定向放射治疗设备 ······································ 26
　第七节　射波刀立体定向放射治疗设备 ······································ 26
　第八节　术中放射治疗设备 ·· 28
　第九节　螺旋断层放射治疗设备 ·· 29
　第十节　磁共振引导放射治疗设备 ·· 30
　第十一节　质子和重离子治疗设备 ·· 31
　第十二节　近距离放射治疗设备 ·· 33
　第十三节　剂量验证设备 ·· 34

第3章　放射治疗技术 ·· 36
　第一节　外照射放射治疗 ·· 36
　第二节　近距离放射治疗 ·· 40
　第三节　二维放射治疗 ·· 43
　第四节　适形放射治疗 ·· 46
　第五节　调强放射治疗 ·· 48

第六节	立体定向放射治疗	49
第七节	螺旋断层放射治疗	51
第八节	图像引导放射治疗	54
第九节	剂量引导放射治疗	57
第十节	生物影像引导放射治疗	61 |极
第4章	**放射治疗固定技术**	**64**
第一节	体位固定方式	64
第二节	胸部肿瘤放射治疗的体位固定	75
第三节	二维X线模拟定位	82
第四节	CT模拟定位	93
第五节	MRI模拟定位	100
第六节	放射治疗中的复位	105
第5章	**胸部肿瘤放射治疗**	**113**
第一节	肺癌	113
第二节	食管癌	129
第三节	乳腺癌	146
第四节	胸腺瘤与胸腺癌	163
第五节	胸膜间皮瘤	177
第6章	**胸部肿瘤放射治疗临床护理**	**199**
第一节	肺癌放射治疗护理	199
第二节	食管癌放射治疗护理	215
第三节	乳腺癌放射治疗护理	226
第四节	胸腺瘤与胸腺癌放射治疗护理	236
第五节	胸膜间皮瘤放射治疗护理	245

第1章
放射治疗概述

第一节 放射治疗的定义

放射治疗，简称放疗。通过利用高能射线对肿瘤细胞进行照射，破坏肿瘤细胞的DNA结构，使其失去繁殖能力，进而达到治疗目的，是抑制或杀灭肿瘤细胞的一种局部治疗方法。这些高能射线通常包括宇宙射线、X射线、γ射线以及带电粒子如电子、质子和重离子等，具有高能量，能够穿透人体组织，直达肿瘤病灶。放射治疗是最广泛使用的癌症治疗方法之一，约50%的癌症患者在病程的某个阶段都需要接受放射治疗。

一、放射治疗的主要类型

根据放射源的位置、射线类型和治疗方式的不同，放射治疗可以分为以下几种主要类型：

（一）外照射放射治疗

外照射放射治疗（external beam radiation therapy，EBRT）是放射治疗中最常见的类型，放射源位于人体外部，通过放射治疗设备（如直线加速器）将射线聚焦于肿瘤部位。常见的外照射放射治疗包括以下几种。

1. 常规放射治疗　使用宽束射线照射肿瘤，技术相对简单，但对周围正常组织的损伤较大。

2. 三维适形放射治疗（three-dimensional conformal radiation therapy，3D-CRT）　通过计算机断层扫描（CT）或磁共振成像（MRI）技术，精确勾画肿瘤的三维形状，使射线更贴合肿瘤边界，减少对周围正常组织的损伤。

3. 调强放射治疗（intensity-modulated radiation therapy，IMRT）　在三维适形放射治疗的基础上，进一步调整射线的强度，使高剂量区更精准地覆盖肿瘤，同时更好地保护周围正常组织。

4. 体部立体定向放射治疗（stereotactic body radiation therapy，SBRT）　使用高精度的放射治疗技术，对小体积肿瘤进行高剂量、少分次的照射，常用于脑部、肺部、肝脏等部位的小肿瘤。

5. 质子治疗　使用质子束代替传统的X射线或γ射线。质子束在到达肿瘤时释放大部分能量，对周围正常组织的损伤极小，是一种先进的放射治疗方法，但设备昂贵且技术要求高。

（二）内照射放射治疗

内照射放射治疗（brachytherapy radiation treatment，BRT）是将放射性物质直接植入或靠近肿瘤部位，使放射性物质在局部释放射线，对肿瘤进行近距离照射。常见的内照射放射治疗包括以下两种。

1. 近距离放射治疗 如腔内治疗、组织间插植治疗等。将放射性物质（如放射性粒子、放射性针或管）直接植入肿瘤内部或放置在肿瘤附近，常用于前列腺癌、宫颈癌、乳腺癌等。

2. 放射性核素治疗 将放射性药物（如碘-131、锶-89等）注入体内，药物通过血液循环到达病变部位，释放射线对病变组织进行照射，常用于甲状腺癌、骨转移癌等。

（三）术中放射治疗

术中放射治疗（intra-operative radiation therapy，IORT）是在手术过程中直接对肿瘤部位或手术切缘进行放射治疗。这种方法可以避免皮肤和正常组织吸收放射剂量，使放射剂量更集中于肿瘤，常用于乳腺癌、直肠癌等手术后的辅助治疗。

（四）特殊放射治疗技术

1. 电子束治疗 使用电子束对浅表肿瘤或皮肤病变进行治疗，射线穿透深度较浅，适合治疗皮肤癌、浅表淋巴瘤等。

2. 放射性免疫治疗 将放射性核素与抗体结合，通过抗体的靶向作用，将放射性物质精准地输送到肿瘤细胞，实现对肿瘤的特异性治疗。

（五）放射治疗的联合应用

放射治疗还可以与其他治疗方法联合使用，如手术、化疗、免疫治疗等，以提高治疗效果。

1. 术前放射治疗 缩小肿瘤体积，提高手术切除率。
2. 术后放射治疗 消灭残留的癌细胞，降低复发风险。
3. 放化疗联合 增强对肿瘤的杀伤作用，提高治疗效果。

放射治疗的选择需要根据患者的病情、肿瘤类型、肿瘤位置、患者的身体状况等因素综合考虑，由专业的放射治疗团队制订个体化的治疗方案。

二、放射治疗的优缺点

1. 优点 放射治疗是一种非侵入性的治疗方式，患者无须经历手术带来的创伤和痛苦，也可以在治疗恶性肿瘤的同时保留器官形体的完整性。同时能够精确地照射肿瘤组织，最大程度地减少对正常组织的损伤。

2. 缺点 放射治疗虽然能有效杀灭肿瘤细胞，但并不能完全保证肿瘤根治。放射治疗还可能引起一些副作用，如皮肤反应、疲劳、恶心等，但这些副作用通常可以通过药物和支持治疗得到缓解。

三、放射治疗的注意事项

1. **心理调适** 放射治疗虽然是一种有效的治疗手段，但其过程可能会带来一定的不适。家属和医护人员的鼓励与支持是患者建立信心、战胜病魔的重要力量。

2. **营养储备** 良好的营养状况是承受放射治疗的基础。患者在治疗前应根据自身情况，调整饮食结构，增加蛋白质、维生素等营养素的摄入，提高身体的抵抗力和修复能力。

3. **皮肤保护** 患者在放射治疗前需了解并学会正确的皮肤保护方法。避免使用刺激性强的清洁用品，穿宽松、柔软的衣服，减少皮肤摩擦。在治疗过程中还需密切关注皮肤的变化，如出现红肿、破溃等情况，应及时向医护人员报告。

4. **定位与固定** 放射治疗的精确性对于治疗效果至关重要。在治疗前需要进行详细的定位和固定操作，这通常包括使用特殊的固定装置来确保患者在治疗过程中体位稳定。患者应积极配合医护人员的操作，确保定位和固定的准确性，从而提高放射治疗的精确性和效果。

5. **合理作息** 放射治疗可能会造成疲劳感，因此在整个治疗过程中，需要注意休息，避免过度劳累。但同时也要适当参与一些轻度的体育锻炼，如散步或做一些适度运动，以保持身体的活动能力。

6. **慢性病者需遵医嘱用药** 凡有慢性病者，如糖尿病、高血压、心脏病等，需在医师指导下坚持用药。

7. **定期复查与观察** 放射治疗期间，应定期复查血常规、电解质、肝肾功能等，观察白细胞计数、中性粒细胞计数以及血小板计数等指标的变化。如有异常，应及时处理，避免骨髓抑制、电解质紊乱等情况发生。应密切观察患者有无呛咳、吞咽困难、疼痛、发热等不适症状，如出现这些症状，应立即停止放射治疗，并报告医师。

第二节 放射治疗的重要性

目前，放射治疗已经成为治疗恶性肿瘤非常有效且成熟的重要手段之一，在肿瘤治疗中其作用和地位也日益凸显。放射治疗能够最大限度地杀灭肿瘤细胞，避免邻近的正常组织和器官在放射治疗过程中受伤害。

世界卫生组织和国际抗癌联盟报告指出，全球70%以上的恶性肿瘤患者在疾病的不同阶段需接受放射治疗，对于晚期或难治性复发恶性肿瘤，放射治疗也是减轻患者临床症状、延长患者生存期、改善患者生活质量的最有效的治疗措施之一。

放射治疗虽然被认为是手术治疗后的辅助性治疗方法，但是对于某些疾病的治愈还是起到了至关重要的作用，某些肿瘤的放射治疗疗效甚至同手术疗效一样好，如早期舌癌、食管癌和前列腺癌等。相比较手术治疗，放射治疗在治疗恶性肿瘤的同时保留了器官和功能的完整性，如发音、咀嚼、进食和排便等功能完好；同时，放射治疗在治疗恶性肿瘤的同时也保留了形体的完整性，尤其是早期乳腺癌通过小手术大放疗后，不仅存活时间等同手术，而且乳腺外观保存基本完好。

放射治疗还运用在不能接受手术或切除困难的肿瘤上，可以经过术前的放射治疗使肿瘤缩小后再进行手术治疗；对于那些存有术后残存病灶，也可以再使用放射治疗。但遗憾的是，由于种种原因，导致我国接受正规放射治疗的癌症患者不足1/3，很多肿瘤患者就此失去了更好的治疗机会。

放射治疗作为现代医学的重要组成部分，在治疗多种疾病尤其是恶性肿瘤方面发挥着不可替代的作用。它不仅是一种高度专业化的局部治疗手段，还在肿瘤的综合治疗中扮演着关键角色。

1. **局部治疗手段**　放射治疗通过高能射线或粒子束精准地作用于肿瘤部位，实现对病灶的局部控制。这种治疗方式的优点在于能够最大限度地减少对健康组织的损伤，同时确保肿瘤区域受到足够的辐射剂量。局部治疗手段的优势在于其针对性强，能有效减少全身性副作用。

2. **根治与姑息治疗**　放射治疗既可以作为根治性治疗手段，用于早期或某些中期肿瘤的治疗，以期达到完全消除肿瘤的目的，也可以作为姑息性治疗手段，用于减轻晚期肿瘤患者的症状，如缓解疼痛、控制出血等。这种灵活性使得放射治疗能够适用于不同阶段的肿瘤患者，满足不同的治疗需求。

3. **控制肿瘤生长**　放射治疗通过破坏肿瘤细胞的DNA结构，抑制其分裂、增殖能力，从而有效控制肿瘤的生长。对于无法手术切除或手术风险较高的肿瘤，放射治疗往往能够提供有效的替代治疗方案，帮助患者延长生存期。放射治疗在控制肿瘤的同时，还能显著改善患者的生活质量。例如，对于因肿瘤压迫导致的疼痛、呼吸困难等症状，放射治疗可以迅速缓解症状，使患者恢复正常的生理功能。此外，放射治疗通常不需要长期住院，减轻了患者的经济负担和心理压力。

4. **辅助手术与化疗**　放射治疗常作为手术和化疗的辅助手段，形成综合治疗策略。术前放射治疗可以缩小肿瘤体积，降低手术难度和风险；术后放射治疗则有助于巩固手术效果，减少复发。与化疗结合使用，增强化疗药物的敏感性，提高治疗效果。

5. **增强机体免疫力**　放射治疗在直接杀灭肿瘤细胞的同时，还能通过调节机体的免疫反应，间接增强免疫力。部分研究表明，放射治疗可以刺激机体产生抗肿瘤免疫应答，从而在一定程度上抑制肿瘤的生长和复发。这种免疫调节作用为放射治疗提供了新的治疗思路和应用前景。

第三节　放射治疗的背景及发展

一、背景

癌症一直是严重威胁人类健康的重大疾病，传统的治疗方法如手术治疗、药物治疗等在某些情况下存在局限性。例如，对于一些无法进行手术切除的肿瘤或者手术切除后容易复发的肿瘤，需要其他治疗方式的补充。放射治疗作为一种可以局部控制肿瘤细胞生长和扩散的手段，有很大的需求空间。另外，像疼痛管理方面，对于癌症患者的疼痛缓解，放射治疗也是一种可选的治疗途径。例如，对于骨转移癌患者的疼痛，放射治疗可以通过杀伤癌细胞来减轻疼痛症状，改善患者的生活质量。

二、发展

放射治疗的发展一共可分为以下三个大的阶段。

(一) 早期探索阶段 (19世纪末~20世纪初)

放射治疗的背景可以追溯到19世纪末,当时科学家们发现了X射线和放射性元素。1895年,德国物理学家伦琴发现了X射线,随后人们开始探索X射线在医学上的应用。1896年,贝克勒尔发现了天然放射性;同年,居里夫妇分离出了镭,并首次提出"放射性"的概念,为放射诊断学和放射治疗学奠定了基础。1896年,在法国、美国和瑞典,首批胃癌和基底细胞癌患者接受了放射治疗,这是放射治疗在临床上的首次尝试。1897年,Freund首次用X线脱毛治疗长毛痣,这可以视为电离辐射治疗肿瘤的早期尝试。1899年,在瑞典斯德哥尔摩,首次利用电离辐射治疗皮肤癌患者,这是放射治疗作为肿瘤治疗手段的开始。1903年,Alexander Graham Bell建议将细小的镭颗粒密封入细玻璃管内,然后放置肿瘤旁进行治疗。1905年,纽约的Abbe医师第一次用镭插植在肿瘤中进行治疗,从而诞生了组织间插植疗法,这是近距离腔内放射治疗技术的早期形式。Coutard和Hautant在1922年首次报道了应用X线治疗喉癌的成功案例,这一发现为放射治疗在肿瘤学中的发展奠定了基础。

随着对放射治疗认识的深入,人们开始意识到单次大剂量照射对正常组织的损伤较大,因此提出了分次放射治疗的概念,即将总的治疗剂量分成多次进行照射。1920~1930年,有关实验论证了分次放射治疗的优势,能够减轻对正常组织的损伤,提高治疗效果,同时使肿瘤组织有更多的机会修复损伤,增强对放射治疗的敏感性,为放射治疗提供了更为合理和有效的治疗方案。Coutard于1934年提出了延长治疗时间的分次治疗方案,成为目前放射治疗的基础。

(二) 设备发展推动阶段 (20世纪中叶~20世纪末)

20世纪40年代,随着粒子加速器技术的不断进步,感应加速器逐渐被应用于肿瘤放射治疗中。感应加速器是利用变化的磁场在导体中产生感应电动势来加速带电粒子的装置。在肿瘤放射治疗中,感应加速器主要用于产生高能X射线或电子束对深部肿瘤组织进行照射。设备相对简单,易于操作和维护。为肿瘤放射治疗提供了新的设备和技术支持。

20世纪50年代,随着核素技术的不断进步和放射治疗需求的增加,钴-60治疗机逐渐成为肿瘤放射治疗的主要设备之一。钴-60治疗机是利用钴-60核素衰变时释放的γ射线进行肿瘤放射治疗的设备。γ射线具有较强的穿透力,能够深入肿瘤组织进行治疗;且钴-60的半衰期较长,辐射源稳定可靠,对于深部肿瘤的治疗有了更好的手段。钴-60治疗机的出现标志着肿瘤放射治疗进入了新的发展阶段。

20世纪60年代,随着粒子加速器技术的不断进步和计算机技术的应用,直线加速器逐渐成为肿瘤放射治疗的主流设备之一。直线加速器(linear accelerator,简称Linac)是利用微波电场加速带电粒子的装置。在肿瘤放射治疗中,直线加速器能够产生更高能量、更精准的射线束,为放射治疗技术的精确性发展奠定了基础。

20世纪70～90年代，随着计算机技术、影像学技术和放射治疗技术的不断进步，CT开始应用于临床放射治疗中，与治疗计划系统相连接共同构成了一个快速、精确的放射治疗计划与优化系统，放射治疗进入了一个三维适形放射治疗的崭新历史时期。1977年，美国Bjarngard等提出IMRT的概念。IMRT通过调整照射野内不同位置的束流强度，实现对肿瘤靶区的高剂量照射和对周围正常组织的低剂量保护。

20世纪末，研制出了微型多功能后装机，它是一种用于近距离放射治疗的设备，通过将放射源精确放置到肿瘤组织内部或附近进行照射。能够实现对肿瘤组织的高精度照射，同时最大限度地保护周围正常组织；且设备小巧灵活，便于操作和维护。

（三）现代精准化与个性化发展阶段（21世纪以来）

21世纪以来，放射治疗现代精准化与个性化阶段的发展主要体现在以下几个方面。

1. 技术融合

（1）影像技术的应用：CT、MRI等先进的成像技术被广泛应用于放射治疗中，能够更清晰地显示肿瘤的位置、大小和形状，为精确的靶区勾画提供了基础。

（2）人工智能与机器学习：基于人工智能和机器学习算法的设备，可根据患者的个体特征设置个性化的剂量分布，实时监测患者的呼吸动作，实现精准的放射治疗。此外，人工智能还能辅助诊断和预测治疗效果，提高治疗的准确性和效率。

2. 治疗技术改进

（1）调强放射治疗（IMRT）：已成为最主流的临床放射治疗技术，能够在三维空间上调节射线的强度分布，更好地保护正常器官，同时实现靶区高剂量覆盖，显著提高了治疗效果。

（2）立体定向放射治疗（SBRT）：通过高精度、大剂量的照射，将较大的射线递送到较小的靶区内，适用于不便手术切除的颅内肿瘤等，对于某些肿瘤的局部控制效果较好。

（3）容积弧形调强放射治疗（volumetric modulated arc therapy，VMAT）：机架在出束治疗肿瘤的同时以深层肿瘤为中心旋转，将副作用剂量均匀分散在外围正常组织上，相比固定放射源的IMRT，治疗时间更短，但在某些情况下难以设计更复杂的治疗计划以提供与IMRT同等精度的剂量。

（4）质子/重离子放射治疗：质子/重离子的治疗技术是迄今为止最为理想的放射治疗技术，我国已有部分医院在开展这些技术。

3. 多学科协作

（1）综合治疗理念：放射治疗与其他治疗手段如手术、化疗、免疫治疗等相结合，形成了多学科综合治疗的模式。这种模式能够根据患者的具体病情，制订更加个体化的治疗方案，提高治疗效果。例如，放射治疗与免疫治疗的协同作用，不仅可以直接杀死癌细胞，还能激活免疫系统，形成"1+1＞2"的理论，为肿瘤治疗开辟了新的前景。

（2）团队协作：放疗科医师、物理师、技师等组成的专业团队密切合作，共同为患者制订和实施治疗方案。团队成员之间通过定期会诊、病例讨论等方式，不断优化治疗方案，提高治疗质量。

4.精准定位与靶区勾画

（1）图像引导放射治疗（image-guided radiation therapy，IGRT）：是一种先进的放射治疗技术，它将影像学技术与放射治疗相结合，使用成像来校正每次治疗过程中的位置误差，以提高治疗的精确性和有效性。

（2）靶区自动诊断：借助深度学习、放射治疗反向计划训练等技术，结合CT、MRI等影像技术，实现靶区的自动规划。这有助于提高靶区诊断的准确性和效率，减少人为因素的影响。

5.规范化与个体化并重

（1）规范化治疗：越来越多的肿瘤类型有了明确的放射治疗指征和规范，放射治疗方案也趋于标准化。这有助于提高治疗的一致性和可重复性，保证治疗效果。

（2）个体化治疗：在遵循规范化原则的基础上，更加注重患者的个体差异，如年龄、身体状况、肿瘤特征等。通过对这些因素的综合评估，为患者量身定制最适合的治疗方案，提高治疗的针对性和有效性。

三、趋势

历经百余年的发展，放射治疗设备已经从功能单一的深部治疗机、钴-60等发展到主流的直线加速器以及质子、重离子加速器等高精尖设备。与此同时，放射治疗技术也从传统二维演进到现代的三维甚至四维，在射线强度调制、图像引导、立体定向等方面取得了飞速发展。

常规放射治疗属于二维放射治疗，由于其精准度不高，有一定的局限性。随着相关影像学技术和计算机技术的发展，出现了非常规分割放射治疗、立体适形放射治疗、近距离放射治疗等多种放射治疗新技术和新方法，提升了癌症放射治疗的疗效。立体适形放射治疗主要目的在于提升放射治疗的精准度和增益比，目前临床常用的立体适形放射治疗方法主要包括立体定向聚焦式放射治疗、3D-CRT、IMRT及VMAT，其中立体定向聚焦式放射治疗采用大剂量单次或多次照射的方式进行，单次照射的剂量较高。继常规放射治疗后发展的第一种三维放射治疗技术是3D-CRT。它依据患者CT图像，在不同方向上重建一系列照射野，采用物理手段如铅挡块或多叶准直器等使不同方向照射野与靶区实际形状一致，从而提高病灶接受的照射剂量，降低病灶周围正常组织受到的照射剂量。

IMRT在治疗过程中增加了床的运动，一方面可以保证各处照射野等剂量分布在三维方向上与靶区形状一致，另一方面还可调整照射野内射线束的强度，来提高治疗精度，实现均匀三维适形的三维剂量分布。但是IMRT效率较低，制订治疗计划和治疗实施的时间较长，并且其对质量保证和控制有很高的要求。VMAT是近年来产生的一种新的放射治疗方式，该技术将动态调强与弧形照射技术相互结合，相对IMRT来说大大地缩短了治疗出束时间。

与常规放射治疗相比，虽3D-CRT和IMRT可在不增加患者身体不良反应的基础上，在一定程度上减少并发症。随着放射治疗技术的发展，出现了将立体定向技术和调强适形技术融为一体的放射治疗技术——IGRT，该技术也是当今精确放射治疗的最新技术之一，可解决存在靶区不确定问题。IGRT将医用加速器与现代影像设备锥形线束CT （cone-beam CT，CBCT）完美结合，在治疗过程中考虑到了多种因素所造成的误差，应用影像设备在患者治疗前、治疗中采集患者相关影像信息和其他信号，实时监控肿瘤及其周围的正常组织和器官，保证射线对靶区的精准照射，使放射治疗的精确度更高。

剂量引导放射治疗（dose guided radiation therapy，DGRT）通过剂量校验工具，检测比较放射治疗时靶区和靶区周围的正常组织或器官实际接受剂量和计划剂量差异，如果存在较大的误差，则及时优化治疗计划，甚至在必要时修正处方剂量，从而保证患者实际接受剂量与计划剂量一致。质子和重离子技术是放射治疗中的一种技术，也是目前国际公认的放射治疗尖端技术。质子和重离子同属于粒子线，与传统的光子线不同，粒子线可以形成能量布拉格峰。这一特点使得能量释放更集中，更有利于肿瘤的高精度治疗，同时有助于减少对健康组织的伤害，实现疗效的最大化。与此同时，重离子更有生物学上的优势。它直接对DNA双链进行不可修复的破坏，对于普通光子射线不敏感的乏氧癌细胞，重离子射线同样可以破坏其DNA双链，导致不可以修复，因此可以杀灭对普通放射治疗不敏感的肿瘤。

随着对肿瘤生物学特性和患者个体差异的深入了解，放射治疗正朝着更精确和个体化的方向发展。不同类型的癌症、同一癌症的不同分期、不同患者个体对于放射治疗的反应都存在差异，因此根据患者的具体情况（如肿瘤类型、大小、位置，身体状况等）制订个体化的放射治疗方案成为发展趋势。比如，对于早期非黑色素瘤皮肤癌、头颈癌等，放射治疗可以根据肿瘤的大小和位置制订合适的剂量和照射范围；对于寡转移性疾病和转移性癌症也会根据具体情况制订相应的治疗策略，虽然转移性癌症无法通过放射疗法治愈，但可以通过放射治疗缓解症状、控制局部肿瘤进展等。

同时，随着放射治疗技术的不断应用，临床逐渐发现，常规的剂量分割方式仍有需要不断完善的地方。临床医师逐渐对放疗疗程、分割剂量等因子进行了一系列的优化组合，探讨不同的非常规分割照射方式治疗癌症患者的效果。单独放射治疗对远处微转移灶的治疗效果不佳，因此，临床多采用包括放化疗在内的综合治疗方案，可在提高局部控制率的同时，控制转移病灶，提高患者的治疗效果。综合治疗方式包括同期放化疗、新辅助化疗及新辅助化疗＋同步放化疗、分子靶向治疗、免疫治疗等。

在治疗方面，放射治疗向多学科融合、AI方向发展。当前的AI和大数据技术可以减少人工干预，显著提高放射治疗效率。目前我国已经部分实现基于"互联网＋"和"精准云放疗"平台之上的多学科远程会诊、靶区勾画、计划审核等。未来"互联网＋放疗""AI放疗"和"共享放疗"的创新服务模式将打破传统放疗服务模式对于机构、地域、人员的限制，实现真正的共享、开放的同质化放疗。

第四节 放射治疗的原理

一、外部放射治疗原理

通过电离辐射作用于肿瘤细胞，引起核酸、蛋白质、酶等电离和激发，导致结构改变和生物活性丧失，特别是使肿瘤细胞的DNA双链断裂，无法正常修复，最终细胞死亡或失去分裂能力，从而达到杀死肿瘤细胞的效果。在外部放射治疗的实施中，治疗计划的制订至关重要。医疗团队根据患者的具体情况，精确设计放射治疗方案，包括放射的角度、方向和深度，以确保放射线能够准确穿透至癌细胞所在的位置。同时要考虑放射剂量的控制，最大程度杀伤癌细胞的同时，保障周边正常组织受到的辐射最小化。治疗机器的选择也是外部放射治疗的关键，不同的机器具有不同的性能特点，医师需要根据具体情况选用适合的设备，以确保治疗的准确性和安全性。这一综合考虑的过程，是为了在治疗中平衡杀伤癌细胞时对正常组织的损害，提高治疗的效果和患者的生活质量。

（一）电离辐射的生物效应

1. 直接作用　电离辐射的能量可以直接作用于细胞内的生物大分子，如DNA。当辐射粒子穿过细胞时，会将能量传递给DNA分子，导致DNA链断裂、碱基损伤等，从而破坏细胞的遗传信息，使细胞失去正常生长、分裂和功能发挥的能力。

2. 间接作用　电离辐射还可以与细胞内的水分子相互作用，产生自由基等活性氧物质。这些自由基具有很强的化学活性，能够进一步攻击细胞内的生物大分子，如蛋白质、脂质和DNA等，引发一系列复杂的化学反应，造成细胞损伤。

（二）对肿瘤细胞的影响

1. 抑制增殖　肿瘤细胞通常具有快速增殖的特性，而电离辐射能够干扰其细胞周期的进程。在细胞周期的各个阶段，如DNA合成期（S期）和有丝分裂期（M期）等，辐射都可能对细胞产生影响，使细胞停滞在某个阶段，无法正常完成分裂，从而抑制肿瘤的生长和扩散。

2. 诱导凋亡　电离辐射可激活细胞内的凋亡信号通路，促使肿瘤细胞发生程序性死亡。凋亡是一种有序的、基因调控的细胞死亡方式，与细胞的自然更新和组织稳态维持密切相关。通过诱导肿瘤细胞凋亡，放射治疗能够有效地清除肿瘤细胞，减少肿瘤负荷。

3. 破坏血管生成　肿瘤的生长依赖于丰富的血液供应，而电离辐射可以对肿瘤内的血管内皮细胞造成损伤，抑制血管生成相关因子的表达，从而破坏肿瘤的血管生成网络，切断肿瘤的营养供应，使肿瘤细胞因缺氧和营养不足而死亡。

（三）对正常组织的影响及防护

1. 影响　电离辐射在杀伤肿瘤细胞的同时，也会对周围的正常组织产生一定的损伤。正常组织细胞对辐射的敏感性因细胞类型和所处的生理状态而异。例如，一些快速更新的组织如皮肤、黏膜、骨髓等对辐射较为敏感，容易出现放射性皮炎、黏膜炎、骨髓抑制等不良反应。

2. 防护措施　为了尽量减少对正常组织的损伤，放射治疗会采用多种技术手段。如精确的定位和计划系统，能够根据肿瘤的大小、形状和位置，精确地设计辐射剂量分布，使高剂量区准确地覆盖肿瘤靶区，而周围正常组织受到的辐射剂量尽可能低。此外，还会根据患者的个体情况，合理安排治疗剂量和分割方式，以提高治疗效果并降低正常组织的并发症风险。

二、内部放射治疗的原理

内部放射治疗通过引入放射性物质直接作用于癌细胞，其原理涉及多个步骤。医师会选择合适的放射源，通过精确的导管或其他途径将放射性物质引入患者体内，确保其在靠近肿瘤的位置释放辐射，这一过程需要高度的精确性和专业技能，以确保治疗的针对性和安全性。

第五节 放射治疗的类型

放射治疗的类型多样，主要根据治疗目标、部位、设备、剂量及方式分类，包括根治性放疗、辅助性放疗和姑息性放疗，全身放疗和局部放疗，外照射治疗和内照射治疗（近距离放疗），常规分割放疗、超分割放疗和加速超分割放疗等。此外，还有三维适形放疗、调强放疗、立体定向放疗等更精准的技术。

一、外照射放射治疗

1.钴-60治疗机　钴-60放射源发出的γ射线穿透力较强，能量较高，可用于治疗体表或较深部位的肿瘤，如头颈部肿瘤、乳腺癌等。其优点是设备相对简单，成本较低，但能量相对较低，对深部肿瘤的疗效可能稍逊于加速器。

2.医用电子直线加速器　可产生高能X射线和电子束，能量范围广，能更好地适形照射肿瘤，提高肿瘤区域的剂量，同时减少周围正常组织的受量。常用于治疗各种实体肿瘤，如肺癌、肝癌、前列腺癌等，是目前应用最广泛的外照射设备之一。

3.伽马刀　由多个钴-60放射源围绕患者头部旋转，聚焦于颅内病变部位，对脑肿瘤、脑血管畸形等疾病有很好的治疗效果，具有高精度、高剂量的特点，可实现对病灶的"刀割"式治疗，对周围正常脑组织损伤小，但主要用于颅内病变，对身体其他部位的肿瘤治疗效果有限。

4.射波刀　是一种全身立体定向放射外科治疗设备，可对全身各部位的肿瘤进行高精度照射。它通过机器人手臂精确移动放射源，能够实时追踪肿瘤位置，即使肿瘤在治疗过程中因呼吸等原因发生位移，也能准确照射，适用于治疗肝癌、肺癌、胰腺癌等随呼吸运动的肿瘤。

二、内照射放射治疗

1.腔内近距离放射治疗　将放射源直接放入人体的天然腔道内，如食管、宫颈、鼻腔等，使肿瘤组织受到高剂量照射，而周围正常组织受量较低。

2.组织间近距离放射治疗　将放射源植入肿瘤组织内部，如前列腺癌的组织间放疗，通过在前列腺内植入多个放射性粒子，如碘-125粒子，这些粒子持续释放低剂量射线，对肿瘤细胞进行长期照射，可有效控制肿瘤生长，同时减少对周围膀胱、直肠等器官的损伤。

3.放射性核素治疗　利用放射性核素的生物靶向性，使其进入体内后聚集在特定的病变组织中，释放射线来治疗疾病。

三、体部立体定向放射治疗（SBRT）

1. X刀　利用医用电子直线加速器产生的高能X射线，通过特殊的准直器和治疗计划系统，将放射线精确聚焦于肿瘤病灶，实现高剂量照射。它可用于治疗全身各部位的早期肿瘤，如早期肺癌、肝癌等，具有疗程短、疗效好、创伤小等优点。

2. 射波刀　前面已提到，它也是一种立体定向放射治疗设备，其独特之处在于可实时追踪肿瘤位置，对随呼吸等运动的肿瘤进行精准照射，进一步提高了治疗效果和安全性。

四、术中放射治疗

在手术过程中，将肿瘤切除后，直接对肿瘤床或残留病灶进行放射治疗。这样可以避免放射线穿过正常组织到达肿瘤部位时的能量衰减，使肿瘤区域得到高剂量照射，同时减少周围正常组织的损伤。常用于乳腺癌保乳手术、直肠癌手术等，可降低局部复发率，提高患者的生存率和生活质量。

五、常规分割放疗

常规分割放疗是一种传统的放射治疗方法，其基本原理是根据细胞周期不同时相肿瘤细胞对射线的敏感性不同，将放疗所需的总剂量分成多个较小剂量，分次给予。

1. 使用剂量及频次　通常采用每次1.8～2.0Gy的剂量，每天照射1次，每周照射5次，对于上皮源性癌，总剂量一般为60～70Gy。

2. 优点　对肿瘤有较好的治疗效果，同时对正常组织的损伤较小。符合癌细胞及正常组织对放射性反应的基本规律。

3. 缺点　治疗总次数多，治疗周期长。

六、超分割放疗

超分割放疗是一种特殊的放射治疗模式，通过调整放疗的分割次数和剂量，以提高治疗效果并减少对正常组织的损伤。

1. 使用剂量及频次　每天进行2次或3次照射，每次照射剂量小于常规分割放疗（通常为每次1.1～1.2Gy），中间间隔4～6h。总疗程时间不变或略延长，但总剂量增加。

2. 优点　提高肿瘤控制率：通过增加照射次数和总剂量，有效地抑制肿瘤细胞的增殖；保护正常组织：虽然照射次数增加，但由于每次剂量较小，对正常组织的损伤并未显著增加；缩短治疗时间：在某些情况下，超分割放疗可以缩短总疗程时间。

3. 缺点　治疗反应加重：在治疗期间，患者可能会出现更明显的放疗反应，如口腔红肿、破溃等；技术要求高：超分割放疗需要精确的剂量控制和分割计划，对放疗设备和技术人员的要求较高；不适用于所有肿瘤：对于对放疗敏感的肿瘤（如淋巴瘤、精原细胞瘤），超分割放疗可能不适用。

超分割放疗是一种有效的放射治疗模式，尤其适用于生长快速或对常规放疗效果不佳的肿瘤。然而，其应用需要根据患者的具体情况进行个体化评估，以确保最佳的治疗效果。

七、加速超分割放疗

加速超分割放疗（accelerated hyperfractionated radiation therapy，AHFRT）是一种结合了超分割和加速分割特点的放射治疗技术，指在超分割放疗的基础上，进一步缩短总疗程时间。

1. 使用剂量及频次　每天进行2次或3次照射，每次分割剂量通常为1.15～1.5Gy，总疗程时间缩短，总剂量与常规分割放疗相仿或稍低。治疗过程中，两次照射的间隔时间通常为4～6h。

2. 优点　提高肿瘤控制率：通过缩短总疗程时间，减少放疗期间肿瘤细胞的再增殖；保护正常组织：超分割模式下，每次照射剂量较低，对正常组织的损伤相对较小；适应证广泛：适用于多种肿瘤类型，如局限期小细胞肺癌、头颈部鳞癌、食管癌等。

3. 缺点　该技术对放疗设备和操作人员的要求较高，且治疗过程中可能会加重早期反应。

4. 应用较为广泛的几种情况

（1）局限期小细胞肺癌：加速超分割放疗已成为标准治疗模式之一，通常与化疗同步进行。

（2）食管癌：采用前4周常规分割，后2周加速超分割的方式，总剂量可达68Gy。

（3）其他肿瘤：如头颈部鳞癌、前列腺癌等，加速超分割放疗可提高局部控制率。

加速超分割放疗在临床应用中表现出良好的疗效和耐受性，是现代放射治疗技术的重要组成部分。

第六节　放射治疗的适应证

放射治疗的适应证非常广泛，几乎覆盖了所有类型的肿瘤。选择放射治疗的依据是多方面的，包括肿瘤的类型、位置、大小、分期，以及患者的整体健康状况。约50%的放射治疗患者最终通过根治性放疗获得了缓解或治愈。肿瘤的放射敏感性非常复杂。放射高度敏感的肿瘤恶性程度较高、发展快、易出现远处转移，需要联合化学治疗才能取得较好的远期疗效。放射中度敏感的肿瘤发展相对较慢，出现转移较晚，单纯放射治疗可取得较好疗效。放射低度敏感的肿瘤需要很高的剂量才能治愈，但较高剂量往往易引起周围正常组织的损伤。所以在放疗前，放疗医师会根据肿瘤的分期、组织来源、分化程度、对射线的敏感程度及患者的生活指数等制订个体化方案。对于不需要接受手术的早期肿瘤，或有手术禁忌证的患者可考虑单纯放射治疗；术后残留、切缘阳性或复发患者可给予根治性放射治疗；根治性手术后的患者可行预防性放射治疗；中、晚期肿瘤患者还可给予姑息性放射治疗。

一、对放射线高度敏感的肿瘤

对放射线敏感性较高的肿瘤采取放射治疗可以取得较好的疗效。常见的包括：霍奇金淋巴瘤和非霍奇金淋巴瘤，对放射治疗反应良好，放疗可以显著提高患者的生存率；睾丸精原细胞瘤，是一种男性生殖系统的恶性肿瘤，放射治疗是其主要治疗手段之一，可以有效控制局部病灶；肾母细胞瘤，对放射线敏感，放疗常用于术后辅助治疗，以减少局部复发；放疗在控制髓母细胞瘤生长和延长生存期方面有重要作用；放疗可用于控制神经母细胞瘤局部病灶，提高患者的生存率；放疗可以有效控制视网膜母细胞瘤眼内病灶，保留视力。

二、对放射线中度敏感的肿瘤

对放射线中度敏感的肿瘤，放疗可以作为主要治疗手段，联合手术、化疗等综合治疗。常见的包括：鼻咽癌，可以有效控制局部和区域淋巴结转移；口腔癌，包括舌、唇、牙龈、硬腭、扁桃体等部位的癌症，放疗可以减少手术范围，提高生活质量；皮肤癌，面部和手部的皮肤癌，放疗可以有效控制局部病灶，避免手术带来的外观和功能损伤；上颌窦癌，放疗可以作为术前或术后辅助治疗，提高局部控制率；喉内型喉癌，放疗可以保留喉功能，提高生活质量；宫颈癌，是一种女性常见的癌症，放射治疗是宫颈癌的主要治疗手段之一，能够有效控制病变区域；膀胱癌，放疗可以作为术前或术后辅助治疗，提高局部控制率；肛管癌，放疗可以有效控制局部病灶，保留肛门功能。

三、手术难以根治的恶性肿瘤

1. **颈段食管癌** 由于手术难度大、术后生活质量差，颈段及胸上段食管癌一般行放射治疗。放疗可以有效控制肿瘤生长，提高患者生活质量。

2. **中耳癌** 手术难以根治，放疗成为重要选择。放疗可以杀灭肿瘤细胞，减少局部复发。

3. **其他肿瘤** 乳腺癌、淋巴结转移癌、支气管肺癌、卵巢癌、恶性腮腺混合瘤、脑肿瘤（包括垂体肿瘤）、外阴癌、阴茎癌、肢体及躯干部皮肤癌等。这些肿瘤常进行术前或术后放疗，以减少局部复发率。术中放疗也被试用于临床，即在肿瘤切除后在肿瘤床和周围淋巴结引流区进行一次大剂量放疗，提高治疗效果。

四、特殊部位的肿瘤

1. **肺癌** 早期肺癌以手术为主，但不适合手术又无远处转移者可选择放射治疗。小细胞未分化型肺癌需要放疗加化疗综合治疗。

2. **宫颈癌** 早期宫颈癌通过放疗可以达到与手术相同的疗效，局部中晚期通过标准治疗模式（同步放化疗）疗效较好。

3. **直肠癌** 局部晚期直肠癌通过术前放化疗可以提高手术切除率，术后放疗可以减少复发率。

4. **脑胶质瘤** 大部分脑胶质瘤需要手术后放疗，以提高治疗效果。

5. **骨转移和脑转移** 对于癌症骨转移和脑转移的患者，放疗可以作为姑息性治疗，减轻疼痛、控制肿瘤生长、缓解压迫症状。

放疗不仅可以单独使用，还可以与手术、化疗等配合，形成综合治疗，提高癌症的治愈率。然而，放疗也可能带来一定的副作用，需要患者在治疗期间密切关注身体状况，并遵循医师的建议和指导。通过科学合理的放疗，可以为患者提供更好的治疗效果和提高生活质量。

第七节 放射治疗的疗效评估

放射治疗作为现代医学中治疗恶性肿瘤的重要手段之一，已经在全球范围内得到广泛的应用。放射治疗技术的发展历程可以分为几个阶段，从最初的X射线照射到放射性核素疗法，到现代的三维适形放射治疗（3D-CRT）、调强放射治疗（IMRT）、图像引导放射治疗（IGRT）等技术，这些进步不仅提升了放射治疗的精确性和安全性，也显著提高了治疗效果。随着科技的持续发展，放射治疗的疗效评估也日益重要，它不仅直接影响着患者的预后情况，而且还能为未来的治疗方案设计提供重要的科学依据。

一、疗效评估的重要性

疗效评估在放射治疗中扮演着关键角色，不仅直接关系到患者的治疗效果，更是对治疗方案和技术选择的科学验证，为医师制订合理的治疗计划提供依据。通过系统的评估方法和工具，包括影像学评估技术、临床评估指标以及患者生存率和复发率的分析，能够全面客观地衡量治疗效果。

二、疗效评估的方法和工具

（一）影像学评估

影像学技术在疗效评估中占据重要地位。CT、MRI、正电子发射断层扫描（PET-CT）等高分辨率成像设备能够帮助医师更精准地观察肿瘤的大小、形态等特征，并对治疗后的组织变化进行动态监测。

（二）临床评估指标

临床评估指标是另一个不可忽视的评估工具。这些指标涵盖患者的生存率、复发率及生活质量等多个方面，全面反映了患者接受放射治疗后的整体状况。

（三）RECIST

实体肿瘤疗效评价标准（response evaluation criteria in solid tumours，RECIST）是评估抗肿瘤治疗效果的主要方法之一，由美国癌症协会（American Cancer Society，ACS）和国际抗癌联盟（Union International Center of Cancer，UICC）共同制定，提供了量化和标准化的评估方法。作为实体瘤的评价标准（注意：免疫疗法治疗淋巴瘤等不适用），RECIST 1.1版对病灶的分类和测量方法进行了详细规定，包括可测量病灶、不可测量病灶、目标病灶和非目标病灶。根据RECIST，治疗效果的评价可以细分为完全缓解（complete response，CR）、部分缓解（partial response，PR）、疾病进展（progressive disease，PD）和疾病稳定（stable disease，SD）4种情况。这一标准强调了对所有目标病灶的评价，确保了治疗的全面性和深入性。

1.完全缓解（CR） 除结节疾病外，所有目标病灶完全消失，所有目标结节缩小至正常大小（短轴＜10mm）。所有目标病灶均须评价。

2.部分缓解（PR） 所有可测量目标病灶的直径总和低于基线≥30%。目标结节总和使用短径，而所有其他目标病灶的总和使用最长直径。所有目标病灶均须评价。

3.疾病进展（PD） 以整个研究过程中所有测量的靶病灶直径之和的最小值为参照，直径和相对增加至少20%（如果基线测量值最小就以基线值为参照）；除此之外，必须满足直径和的绝对值增加至少5mm。

4.疾病稳定（SD） 靶病灶减小的程度没达到PR，增加的程度也没达到PD水平，介于两者之间，研究时可以直径之和的最小值作为参考。

然而，RECIST主要适用于实体肿瘤的评估，存在一些局限性。它主要关注肿瘤病灶的体积变化，而忽视了其他可能的生物标志物，如蛋白质、基因表达等，这些生物标志物可能在评估治疗效果方面具有更高的敏感性和特异性。未来的发展方向应当集中在构建更为科学合理的评估标准，推动评估方法的标准化，以提高评估结果的可比性和可信度。此外，随着医学科技的不断创新，新型的评估技术和工具也将不断涌现，为疗效评估提供更加多样化的选择。

（四）机器学习在疗效预测中的应用

近年来，机器学习方法在肿瘤放疗剂量分布预测和疗效预测中取得了显著进展。基于深度学习的剂量预测方法和基于深度学习、影像组学与逻辑回归的放化疗疗效预测方法，为放射治疗的精准化和个体化提供了新的思路。

1.深度学习方法 能够自动提取影像特征，预测放疗剂量分布和疗效。

2.影像组学 通过分析影像数据中的大量特征，为疗效预测提供了丰富的信息，为临床决策提供了有力的支持。

3.逻辑回归方法 可以结合影像组学特征，提高疗效预测的准确性，为精准放疗提供了更加坚实的科学基础。

三、放射治疗的疗效

放疗目前已成为恶性肿瘤的主要治疗手段之一。目前的治疗方法可以治愈约67%的恶性肿瘤。随着放疗技术的不断发展，2000～2013年的13年间，放疗对肿瘤的治愈率由18%上升至30%，其贡献越来越大。据世界卫生组织发布数据显示，在全球所有的肿瘤患者中，放疗成为50%～70%的肿瘤患者某一病程的主要治疗手段。随着肿瘤的放射治疗更加趋向于精准治疗，放疗几乎适用于所有部位的肿瘤。对于不适宜手术或无法完全切除的重要功能区的恶性肿瘤，单独使用放疗也能达到根治的目的，并且能保护器官的功能和外观。部分恶性肿瘤根治性放疗疗效见表1-1，常见恶性肿瘤综合治疗疗效见表1-2。

表 1-1　部分恶性肿瘤根治性放射治疗疗效

病理类型	临床分期	治疗方法	5年生存率（%）
鼻咽癌	Ⅰ～Ⅳ期，无远处转移	放疗±化疗	>80
头颈部鳞癌	局部晚期	同步放化疗	30～50
声门型喉癌	$T_{1～2}N_0M_0$	放疗	>90
肺癌	$T_{1～2}N_0M_0$	立体定向放疗	50～70
	$T_{1～3}N_2M_0$	同步放化疗	10～16
食管癌	局部晚期	放疗±化疗	8～16
精原细胞癌	Ⅰ期	放疗	>98
前列腺癌	$T_{1～4}N+M_0$	放疗±激素	75～95
肛管癌	$T_{1～4}N+M_0$	同步放化疗	64
宫颈癌	Ⅰ～Ⅱ期	放疗±化疗	60～80
	Ⅲ～Ⅳ期	放疗±化疗	10～50
结外黏膜相关淋巴组织淋巴瘤	Ⅰ～Ⅱ期	放疗	>95
Ⅰ～Ⅱ级滤泡淋巴瘤	Ⅰ～Ⅱ期	放疗±化疗	50～83
结外鼻型NK/T细胞淋巴瘤	Ⅰ～Ⅱ期	放疗±化疗	50～90
皮肤间变性大细胞淋巴瘤	Ⅰ～Ⅱ期	放疗	>90
皮肤蕈样霉菌病（蕈样肉芽肿）	ⅠE期	放疗	>85
霍奇金淋巴瘤	Ⅰ～Ⅱ期	放疗	80～90

表 1-2　综合治疗应用于常见恶性肿瘤的疗效

病理类型	临床分期	辅助治疗	生存率提高（绝对值，%）	局控率提高（绝对值，%）
头颈部肿瘤	局部晚期	同步放化疗或放疗	10	10～20
脑胶质母细胞瘤	可切除	放疗+替莫唑胺	8	—
小细胞肺癌	局限期	放疗	5.4	25～40
食管癌	Ⅲ期	放疗	10～15	15～20
乳腺癌	早期（N+）	放疗	5～10	20～30
	早期	放疗	3～7	10～40
直肠癌	Ⅱ～Ⅲ期	同步放化疗	5～10	10～20
霍奇金淋巴瘤	Ⅰ～Ⅱ期	放疗	15（DFS）	3～5
弥漫大B细胞淋巴瘤	Ⅰ～Ⅳ期	放疗	15	5～10
前列腺癌	pT_3或切缘阳性	放疗	20～40（DFS）	10～15
Wilms瘤	$T_{3～4}$	放疗	10～20	30
软组织肉瘤	$T_{2～4}$	放疗	—	30～40

注：DFS，无病生存率

第八节　放射治疗的未来发展

随着技术的不断进步，放射治疗的未来发展呈现出多方面的创新和突破。

一、技术创新与精准化治疗

放射治疗的技术演进经历了从原始的X射线照射到放射性核素的应用，再到现代的三维适形放射治疗（3D-CRT）、调强放射治疗（IMRT）、图像引导放射治疗（IGRT）等先进技术的革新。这些技术的进步显著提升了治疗精准度以及治疗效果。

1.三维适形放射治疗（3D-CRT）　随着医学影像技术的发展，3D-CRT技术应运而生。3D-CRT是指通过一系列不同权重、射野形状和大小，从不同的方位向靶区进行分散照射的多个射线束照射技术，并采用与病灶形状一致的适形放疗。它使得高剂量区在三维空间与靶区形状一致，同时降低靶区周边正常组织的剂量。

2.调强放射治疗（IMRT）　是在3D-CRT的基础上发展起来的。与3D-CRT相比，IMRT能提高肿瘤内部接受放疗的剂量，减少正常组织接受照射的剂量，并可以降低某些副作用的风险，如头颈部放疗时减少对唾液腺的损伤；前列腺癌放疗可使病灶剂量由68Gy提高到81Gy，提高控制率的同时降低直肠反应；乳腺癌、肺癌放疗可避免放射性肺炎；胰腺癌、肝癌放疗可避免胃肠道损伤等。目前，IMRT将取代常规放疗技术，成为一种新的常规技术。

3.图像引导放射治疗（IGRT）　是一种四维的放射治疗技术，它在三维放疗技术的基础上加入了时间因数的概念，充分考虑了解剖组织在治疗过程中的运动和分次治疗间的位移误差，如呼吸和蠕动运动、日常摆位误差、靶区收缩等引起放疗剂量分布的变化和对治疗计划的影响等方面的情况。在患者进行治疗前、治疗中利用各种先进的影像设备对肿瘤及正常器官进行实时的监控，并能根据器官位置的变化调整治疗条件使照射野紧紧"追随"靶区，大大地降低系统及摆位误差，使之能做到真正意义上的精确治疗。IGRT的技术手段又可以分为3种，包括CT图像引导、超声图像引导及MRI图像引导。其中MRI图像引导放疗的效果更佳，MRIdian（ViewRay）磁共振引导放疗、磁共振图像引导医用直线加速器（Elekta Unity）的出现为肿瘤患者带来了新的治疗方向。MRIdian（ViewRay）磁共振引导放疗将MRI和放疗系统一体化的放疗系统，是一种"能够进行放疗的MRI"导向放疗系统。磁共振图像引导医用直线加速器（Elekta Unity）以MRI图像引导放疗，是全球率先开展的高场强磁共振放疗系统，也是世界先进的放疗设备之一。

4.质子重离子治疗　传统的放射治疗通过应用X射线或γ射线对肿瘤进行治疗，在治疗过程中不可避免地会损伤正常组织或细胞，产生一定的毒副作用，而质子和重离子等粒子在特殊加速器中被加速到光速的0.7倍左右进入人体后，会产生"布拉格峰效应"，即进入人体时能量较低，到达肿瘤时能量急剧增加，因此对正常组织损伤非常小。因此，与传统的光子放疗或IMRT相比，质子重离子治疗作为新的放疗技术，可以精准杀伤肿瘤细胞，同时对周围正常组织的伤害更小，成为肿瘤放疗更安全的替代方案，具有更好的效果。作为一种局部治疗手段，目前质子重离子的适用范围多数还是未出现转移的实体瘤，包括脑肿瘤、头颈部肿瘤、肺癌、膀胱癌、肝癌、胰腺癌等。而血液癌症（如白血病）患者、胃肠等空腔脏器癌症患者、已经发生多处远端转移的癌症患者，暂不适合质子重离子治疗。

5.**硼中子俘获疗法**（boron neutron capture therapy，BNCT） 是将硼化合物递送至癌症病灶，并用中子射线照射以通过与硼的核反应来破坏癌症。2020年3月，硼中子俘获疗法被日本厚生劳动省批准应用于头颈部癌症的临床治疗，并获得了保险覆盖。但需要注意的是，目前硼中子治疗的适应证是无法切除的局部晚期或局部复发性头颈癌（不包含脑肿瘤）。

二、个体化治疗与生物标志物的应用

未来放射治疗将更加注重个体化治疗，通过生物标志物的检测，为每位患者制订最合适的治疗方案。

1.**生物标志物** 生物标志物可以预测患者对放射治疗的敏感性和耐受性，帮助医师选择最有效的治疗方案。

2.**基因检测** 基因检测技术的发展将使放射治疗更加精准，通过分析肿瘤细胞的基因特征，制订个体化的治疗计划。

3.**分子影像技术的进展** 分子影像技术的发展为深入理解肿瘤的生物行为提供了有力工具。利用这些技术，医师能够指导放射治疗，优化其实施方式，从而提高治疗效果。

三、多模态影像技术的融合

多模态影像技术的融合将为放射治疗提供更全面、更准确的诊断和治疗依据。

1.**CT、MRI、PET-CT** 高分辨率成像设备如CT、MRI和PET-CT等，能够帮助医师更精准地观察肿瘤的大小、形态等特征。此外，这些技术还能对治疗后的组织变化进行动态监测，从而提高诊断和治疗的准确性。

2.**功能影像** 功能影像技术如PET-CT可以评估肿瘤的代谢活性，为治疗效果的早期评估提供重要信息，有助于医师及时调整治疗方案以达到最佳治疗效果。

四、机器学习与人工智能的应用

机器学习和人工智能技术在放射治疗中的应用将日益广泛，提高治疗的精准度和效率。

1.**强化现实和虚拟现实技术** 使用虚拟现实（VR）和增强现实（AR）技术进行治疗规划和导航，提高精确度。

2.**人工智能在放射治疗中的应用** 利用人工智能进行影像分析，优化治疗计划，个性化治疗方案。

3.**机器人辅助放射治疗** 介绍机器人技术如何提高放射治疗的精准性和安全性。

4.**剂量预测** 基于深度学习的剂量预测方法能够自动提取影像特征，预测放疗剂量分布和疗效。

5.**疗效预测** 结合影像组学特征，逻辑回归方法可以提高疗效预测的准确性。

五、放射治疗与其他治疗手段的综合应用

未来的放射治疗将更多地与其他治疗手段进行综合应用,如手术、化疗、免疫治疗等,从而提高治疗效果。

1. 术前放疗　能够缩小肿瘤,提高手术切除率。这种预防性的治疗策略有助于降低手术风险。

2. 术后放疗　能够减少局部复发,提高患者的生存率。这种早期干预措施对于预防肿瘤的复发和转移具有重要作用。

3. 放化疗联合治疗　能够提高治疗效果,减少肿瘤的复发和转移。这种综合治疗手段为患者带来了更多的治疗选择。

4. 免疫治疗联合放射治疗　为患者带来了新的治疗选择,有助于改善患者的生存质量。

六、放射治疗的副作用管理

未来放射治疗将更加注重副作用的管理,通过优化治疗方案和应用新的药物和技术,减少患者的不适。通过健康宣教、皮肤护理和饮食指导等措施,减少放射性皮炎、营养不良、胃肠道不良反应等副作用的发生。

外用糖皮质激素等药物可以有效预防和治疗放射性皮炎,减少患者的不适。

七、放射治疗的临床实践指南

未来放射治疗将更加注重临床实践指南的制定和应用,提高治疗的规范化和标准化。结合国内外的治疗经验,制定符合我国国情的临床实践指南,为临床医师提供科学的指导。

八、放射治疗的未来发展方向

放射治疗技术的不断演进与未来发展的紧密结合,不仅提高了治疗效果,降低了副作用,还为未来的医学研究和临床实践提供了有力的理论支持和实践指导。通过技术创新和生物标志物的应用,实现放射治疗的精准化;通过基因检测和多模态影像技术的融合,实现放射治疗的个体化;通过与其他治疗手段的综合应用,提高治疗效果;通过优化治疗方案和应用新的药物和技术,减少患者的不适;规范化治疗:通过制定和应用临床实践指南,提高治疗的规范化和标准化。相信随着科技的发展,放射治疗未来的发展一定具有广阔的前景。

参考文献

[1] 鄂明艳,董丽华,张福泉,等. 肿瘤放射治疗学[M]. 4版. 北京:人民卫生出版社,2022:8-10.

[2] 李亚丽. 肿瘤患者放疗的护理及注意事项[J]. 抗癌之窗,2023(1):78-80.

[3] 牟生龙. 放疗的优缺点[J]. 人人健康,2023(35):55-56.

[4] 李晔雄. 肿瘤放射治疗学[M]. 5版. 中国协和医科大学出版社,2020:41-43.

[5] 吴开良. 临床肿瘤放射治疗学[M]. 上海:复旦大学出版社,2017.

［6］小威廉·斯莫尔，南希·J. 塔贝尔，姚敏. 临床放射肿瘤学：适应证、技术与疗效［M］. 3版. 李晔雄，主译. 北京：中国科学技术出版社，2020：8.

［7］倪千喜，王晖. 现代肿瘤放射治疗物理技术指导［M］. 长沙：湖南科学技术出版社，2023.

［8］林承光，丁生苟. 中华医学影像技术学：肿瘤放射治疗技术卷［M］. 北京：人民卫生出版社，2024.

［9］张磊. 磁约束电子束放射治疗技术模拟研究［D］. 兰州：中国科学院近代物理研究所，2024.

［10］Duan H, Iagaru A, Aparici CM. Radiotheranostics-precision medicine in nuclear medicine and molecular imaging［J］. Nanotheranostics, 2022, 6（1）：103-117.

［11］Chen YP, Chan ATC, Le QT, et al. Nasopharyngeal carcinoma［J］. Lancet, 2019, 394（10192）：64-80.

［12］Zhang Y, Cao Y, Luo L, et al. The global, regional, and national burden of nasopharyngeal carcinoma and its attributable risk factors in 204 countries and territories, 1990—2019［J］. Acta Otolaryngol, 2022, 142（7/8）：590-609.

［13］郎锦义，王培，吴大可，等. 2015年中国大陆放疗基本情况调查研究［J］. 中华放射肿瘤学杂志，2016，25（6）：541-545.

［14］王卫东，郎锦义. 基于生命/影像组学和人工智能的精确放射治疗：思考与展望［J］. 中国肿瘤临床，2018，45（12）：604-608.

［15］Nead KT, Mitra N, Weathers B, et al. Lower abdominal and pelvic radiation and testicular germ cell tumor risk［J］. PLoS One, 2020, 15（11）：e0239321.

［16］刘国才，顾冬冬，刘劲光. 肿瘤精确放射治疗剂量分布和疗效预测的机器学习方法综述［J］. 中国生物医学工程学报，2022，41（6）：744-758.

［17］马娜，曲宝林，解传滨，等. 肿瘤精确放射治疗技术的发展与挑战［J］. 中国医疗设备，2021，36（12）：149-153.

［18］蔡佳桓，彭逊，陆佳扬. 影像引导技术在食管癌放射治疗中的应用进展［J］. 汕头大学医学院学报，2024，37（4）：247-250.

［19］Riazi-Esfahani H, Masoomian B, Khodabandeh A, et al. Addition of intravitreal carboplatin with melphalan for management of vitreous seeding in retinoblastoma［J］. Graefes Arch Clin Exp Ophthalmol, 2023, 261（4）：1167-1175.

［20］Chandra RA, Keane FK, Voncken FEM, et al. Contemporary radiotherapy: present and future［J］. Lancet, 2021, 398（10295）：171-184.

第2章
放射治疗设备

第一节 X线模拟定位机

X线模拟定位机于20世纪60年代末开始用于放射治疗。此前,诊断X线机虽用于肿瘤诊断和定位,但存在诸多不足:一是,患者检查体位与放疗体位不符,影像无法直接用于定位和计划设计;二是,诊断X线机的焦点到荧光屏或胶片盒的距离通常为70cm,而放疗机的源轴距在80～100cm,导致影像难以用于计划设计;三是,基于诊断影像设计的治疗计划难以在治疗前模拟和验证。为满足放疗需求,基于X线机改进的专用X线模拟定位机应运而生(图2-1)。

X线模拟定位机主要应用:在二维放射治疗阶段,X线模拟定位机在放射治疗计划设计过程中主要完成以下六大重要功能。①靶区及重要器官的定位;②确定靶区或危及器官的运动范围;③确认治疗方案;④勾画射野和定位、摆位参考标记;⑤拍摄射野定位片或正式片;⑥检查照射野挡块的形状及位置。

随着精准放射治疗技术的发展,特别是调强放射治疗的普及,X线模拟定位机因只能获取二维影像,不能采集精准放疗所需的三维影像,其主要功能已逐渐被CT模拟机取代,X线模拟定位机的主要功能向质控、质保及提高精确放射治疗技术等方向转变,目前主要使用的功能,归纳起来主要有三个方面:①X射线透视下的精确体位固定;②辅助精准放射治疗计划验证及运动器官的运动幅度测量;③个别情况下继续开展原有的二维放射治疗定位。

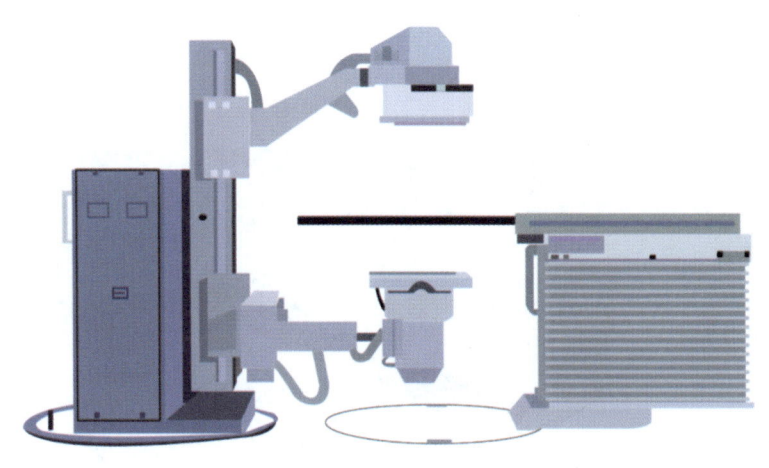

图2-1 X线模拟定位机

第二节　CT模拟定位机

得益于计算机技术和医学影像技术的不断发展和进步，肿瘤的放射治疗也开启了"精确定位、精确计划、精确治疗"的"三精"时代，三维适形放射治疗、调强放射治疗等更为精准的放射治疗技术逐渐替代了二维常规放疗技术。精准放射治疗的实施需要获取人体的三维解剖结构信息及组织的电子密度信息，只能采集二维影像的X线模拟定位机已经不能满足精准放射治疗的需求，逐渐被CT模拟定位机取代（图2-2）。CT模拟定位机首先具有诊断机的功能，是一台能够高速扫描的螺旋CT机，具备大孔径、扫描速度快、扫描层厚薄、重建的CT图像质量高等特点。CT模拟定位机不仅能够提供诊断级的清晰影像，而且能够提供表征组织密度信息的CT值，由CT值获取电子密度信息用于剂量计算。随着放射治疗技术的发展，CT模拟定位机（CT-Sim）已是现代放射治疗技术不可分割的一部分，从肿瘤定位、治疗计划设计到治疗计划模拟和实施，CT-Sim的应用贯穿于整个放射治疗过程。

CT应用于放射治疗的模拟定位经历了三个阶段：第一阶段，放疗工作人员带着患者及放射治疗用的固定装置到放射科的诊断CT上进行扫描，再将扫描后的图像传到放疗计划系统进行放疗计划的设计。第二阶段，放疗科独立配置诊断CT机，这给放疗工作人员和定位工作提供了方便。但常规CT 70cm的孔径和以诊断为目的的各种设置制约了患者的放疗体位和适应证，于是CT模拟定位机的发展进入第三阶段：放疗科在购买CT时开始选择专为放射治疗设计的大孔径CT模拟定位机（CT-Sim）。大孔径CT模拟定位机来源于诊断CT，与诊断CT有明显不同，其最大改变在于机械孔径增大，一般为80～85cm。

CT模拟定位机主要应用：CT模拟定位机除了能够完成常规X线模拟定位机的6大主要功能外，主要应用还包括以下方面。①定义肿瘤靶区和重要器官；②设计射野；③组织密度不均匀计算；④治疗疗效的观察。

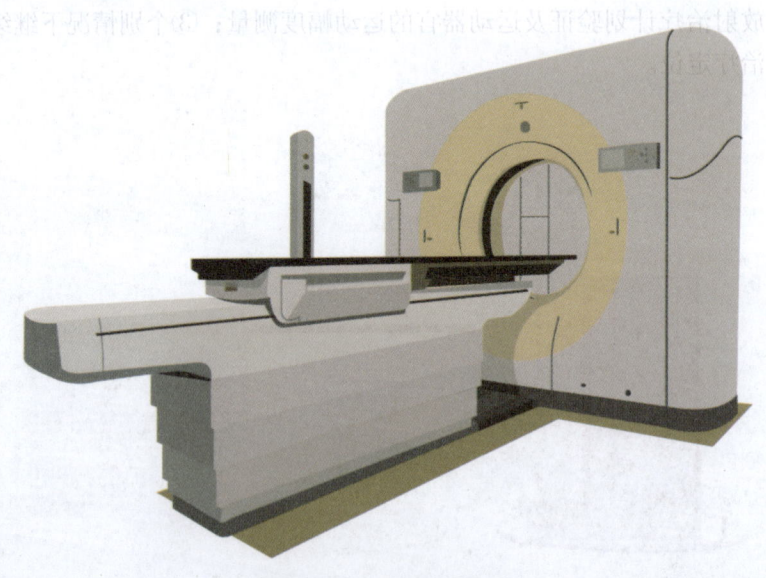

图2-2　CT模拟定位机

第三节　MR模拟定位机

随着放疗技术的发展，对于肿瘤放射治疗精准定位的要求越来越高，相对于常规X射线和CT，磁共振成像（magnetic resonance imaging，MRI）因其成像原理不同，可以获得CT无法达到的优异软组织对比度和解剖成像精度。结合MR扫描可以弥补CT定位扫描中软组织分辨率低，病变范围显示不清晰的不足。MR模拟定位技术的应用是为了能更准确定义靶区与正常组织的边界，从而能够增加肿瘤部位的放疗剂量，且同时减少正常组织的受照剂量，降低放射治疗的副作用，提高患者的生活质量。相对于CT模拟定位机，MR模拟定位机在生物功能评估中展现出独特优势（图2-3）。例如，通过前列腺波谱成像，其通过检测前列腺组织内胆碱、枸橼酸盐等特征性代谢物浓度变化，可无创性反映细胞增殖与代谢状态异质性。通过区分代谢活跃的恶性病灶与正常组织，为靶区勾画提供分子水平依据。

目前，公认在中枢神经系统肿瘤、软组织肉瘤、盆腔肿瘤、头颈部等复杂部位肿瘤的放疗定位过程中，通过MR与CT图像的融合，利用各自优势，可以为精准放射治疗提供更加可靠的信息，特别在靶区勾画和外扩边界评估等步骤上获益明显。

MR模拟定位机在放射治疗中的主要应用有：①对肿瘤、重要器官及正常组织进行精确定位。MR-Sim图像与CT-Sim图像配准融合后进行治疗靶区的勾画，能够弥补CT图像对软组织分辨率的不足，提高剂量计算的精度，从而提高肿瘤放射治疗的精准度。②疗效评估。③提供丰富的功能影像，多参数信息支持，以便医学物理师制订更具有针对性的个体化治疗计划。

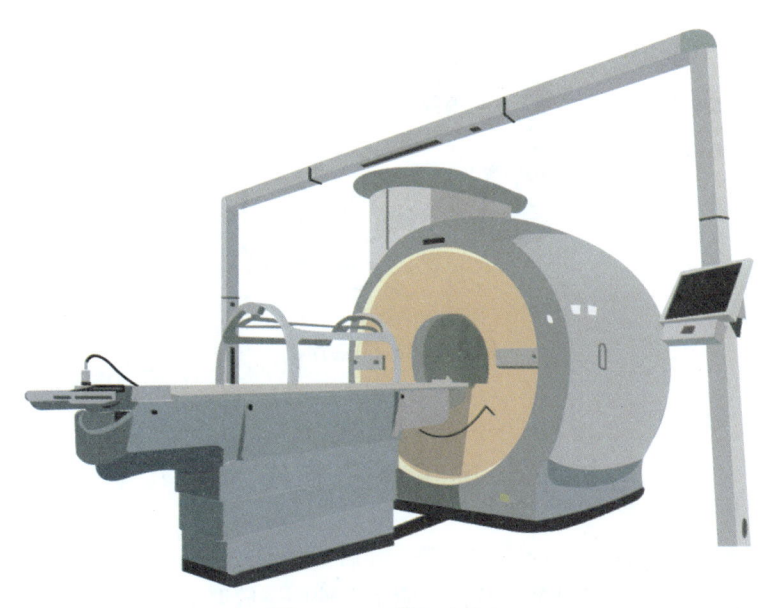

图2-3　MR模拟定位机

第四节 钴-60治疗机

钴-60是一种人工放射性核素,是由无放射性的金属钴-59在核反应堆中经过热中子照射轰击使其原子核捕获一个中子而生成的不稳定的放射性核素。钴-60核内的中子不断转变为质子并放出能量为0.31MeV的β射线,核中过剩的能量以γ辐射的形式释放出,包括能量为1.17MeV及1.33MeV两种γ射线。衰变的最终产物是镍的稳定核素镍-60。钴-60的半衰期为5.27年,即每月约衰减1.1%。钴-60放出的β射线能量低,易被容器吸收;放出的γ射线平均能量为1.25MeV,和一般深部X射线机(200～400kV)相比,能量更高,具有更强的穿透能力,不但可以治疗浅表组织病变,还适合于治疗较为深处的病变。钴-60放出的γ射线最大能量吸收发生在皮肤下4～5mm深度,皮肤剂量相对千伏(kV)级X射线小。给予肿瘤靶区同样的剂量,钴-60引起的皮肤反应比kV级X射线要轻。以钴-60作为放射源的外照射放射治疗机,结构比较简单,制造和运行成本都比较低,因此20世纪60年代起,外照射钴-60治疗机就逐步取代了kV级X线治疗机而成为当时临床放射治疗设备的主流机型(图2-4)。自钴-60治疗机问世以来,约有5000万肿瘤患者受益。

钴-60治疗机主要应用:在医用电子直线加速器普及应用以前,钴-60治疗机曾广泛用于肺癌、乳腺癌、淋巴瘤、骨肉瘤等多种肿瘤的外照射放射治疗。

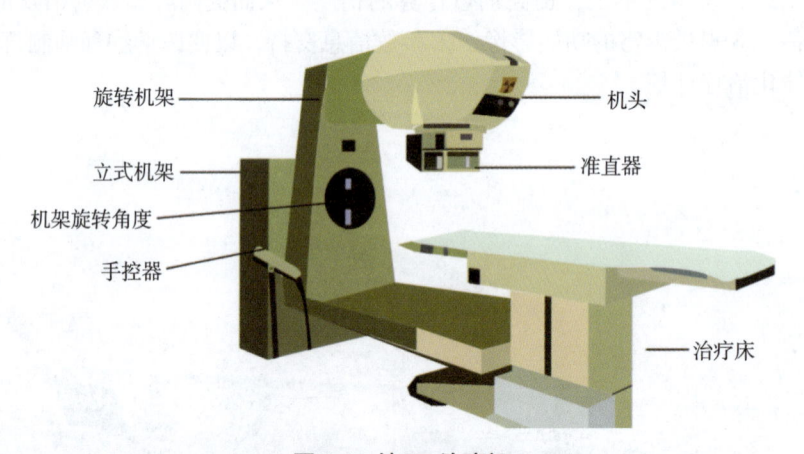

图2-4 钴-60治疗机

第五节 医用电子直线加速器

电子直线加速器在放射治疗中的应用,开启了肿瘤放射治疗的新篇章。在电子直线加速器出现之前,人类做了很多尝试,发明了多种用于放射治疗的设备和装置。1895年,德国物理学家Wilhelm Röntgen发现X射线;1899年,医师们第一次用电离辐射治疗癌症,并开启了放射治疗的热潮;1910年,Coolidge研制成钨丝热阴极X线管;1922年,Coolidge研制成200kV的X射线机用于放射治疗;1931年,Van de Graff发明静电加速器;

1940年，Kerest发明电子感应加速器；1944年，Veksler提出电子回旋加速器原理；1949年，美国用电子感应加速器进行放射治疗；1950年，加拿大利用核反应堆生产的人工放射性核素钴-60成功研制远距离放射治疗机，用于放射治疗。这一阶段人类对放射治疗设备的探索，主要是寻找适合用于放射治疗的放射线，以及产生该射线的设备或装置。射线能量低，无法用来治疗深部肿瘤，皮肤反应严重等是这一阶段困扰放射治疗的主要问题。医用电子直线加速器可以输出不同能量的高能X射线和电子线，基本可以满足治疗不同深度肿瘤的需求，设备购置和运维成本远低于质子、重离子等粒子治疗设备。医用电子直线加速器产生的兆伏（MV）级X射线已经成为放射治疗应用最为广泛的射线类型，医用电子直线加速器是目前最重要放射源装置（束流装置）。

近几十年，放射治疗技术在医用电子直线加速器的基础上获得了突飞猛进的发展，出现了IMRT、IGRT、VMAT、SBRT、自适应放射治疗（ART）等更先进、更精准的放射治疗技术（图2-5）。为了满足不断提高的临床需求，放射治疗设备也在不断更新换代，在电子直线加速器的基础上又涌现出了许多形式多样、功能强大的新机型。

放射治疗设备发展到今天，绝大部分治疗设备的放射源（束流源）都是电子直线加速器，"医用电子直线加速器"这一概念除了能让人联想到该设备的放射源是电子直线加速器外，很难跟设备其他的特点联系起来。现在，用设备的型号、商品名或主要特色功能来称呼一台设备的情况已经日趋普遍。

医用电子直线加速器主要应用：医用电子直线加速器因其技术成熟、建造和运行成本低、应用灵活、治疗效果好和适应范围广，已成为肿瘤放射治疗中应用最广泛的设备。随着放射治疗技术的不断发展和进步，医用直线加速器系统也出现了多种形式，各种机载图像引导设备、六维床、光学体表系统、无均整技术（FFF）等的出现更是将直线加速器在治疗肿瘤方面的应用推向了前所未有的高度。以医用电子直线加速器为核心的放射治疗系统适用于多种肿瘤的治疗，包括但不限于头颈部肿瘤（如鼻咽癌、喉癌）、胸部肿瘤（如肺癌、食管癌）、腹部肿瘤（如肝癌、胰腺癌）、盆腔肿瘤（如前列腺癌、宫颈癌）以及淋巴系统肿瘤（如恶性淋巴瘤）等。

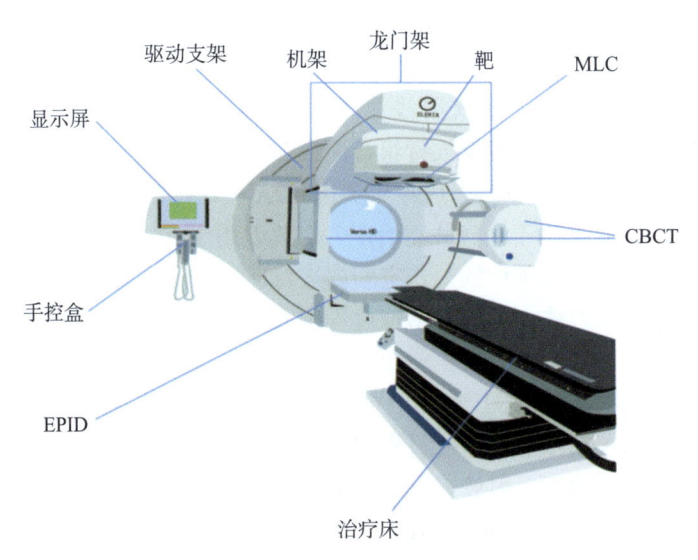

图2-5　一种具有图像引导功能的直线加速器外观结构

第六节 伽马刀立体定向放射治疗设备

伽马刀（γ knife）是一种融合现代计算机技术、立体定向技术和放射治疗技术一体的立体定向放射治疗设备。1951年，瑞典卡罗林斯卡学院的神经外科教授Lars Leksell首先提出放射外科的概念，之后参与研制出了世界第一台伽马刀。经过多年的发展，γ刀已经成为一种可靠的立体定向放射神经外科治疗装置（图2-6）。

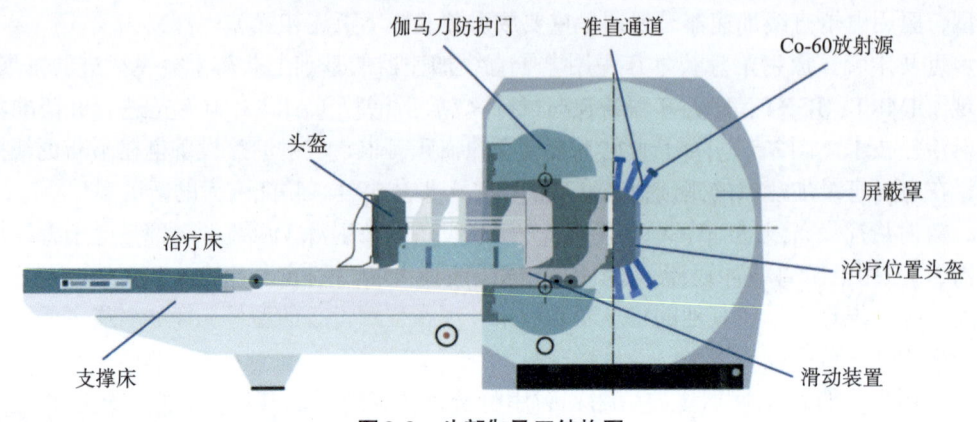

图2-6 头部伽马刀结构图

伽马刀立体定向放射治疗设备主要应用：头部γ刀系统主要用于颅脑部良性或恶性肿瘤、脑血管畸形等功能性疾病的治疗。体部γ刀用于体部各种脏器或器官的原发性及转移性恶性肿瘤；不能手术或不适合手术的恶性肿瘤；手术后复发、残留或未控制的肿瘤治疗。

第七节 射波刀立体定向放射治疗设备

射波刀（cyberknife）是一种X射线立体定向放射外科治疗系统（图2-7），主要结构是由电子直线加速器和六轴机器人臂组合而成。射波刀于1987年由John Adler教授设计研发，1994年治疗第一例患者。1999年美国FDA正式批准上市，用于头部及颅底肿瘤治疗，2001年再次获批用于全身肿瘤治疗。射波刀用于立体定向放射外科治疗无须专门的立体定位框架，可以在预设的工作空间内进行非等中心、非共面照射。实时影像定位系统和多种靶区追踪方式，可以在治疗过程中实时追踪、定位靶区位置，实时补偿靶区位置的变化。

相较其他系统，射波刀的优势有：①治疗精度更高，具体实时图像引导功能及多种靶区追踪方式，可以在治疗前及治疗过程中验证肿瘤靶区的位置；②无须定位框架，治疗无痛无创；③治疗疗程短，射波刀可以从更多的角度照射靶区，再加上其治疗的精度高，可以提高每次照射的分割剂量，减少了治疗次数，一般常见肿瘤仅需1～5次治疗。

射波刀立体定向放射治疗设备主要应用：射波刀作为立体定向放射治疗的专用设

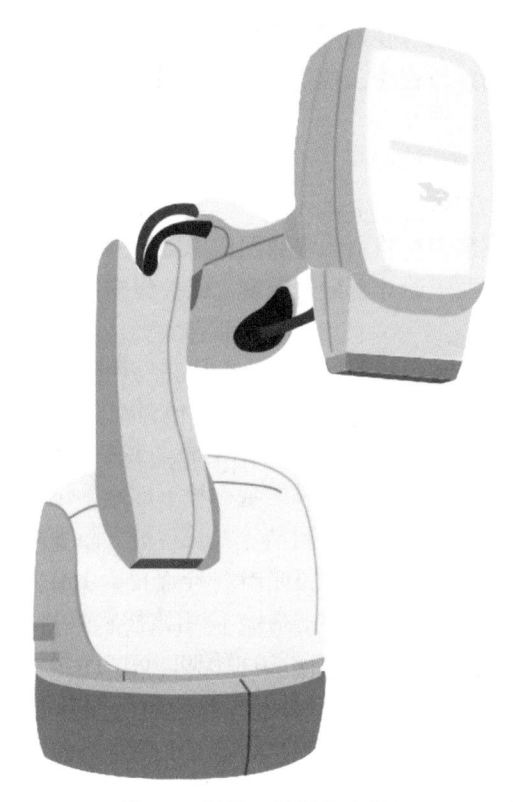

图2-7 射波刀放射治疗设备

备，适用于需要亚毫米定位精度的神经外科放疗患者，也可以治疗常规的小体积肿瘤。治疗范围涵盖从颅内至胸腹部绝大部分小体积肿瘤。

1. 主要临床应用

（1）颅内肿瘤：包括脑膜瘤、听神经瘤、神经鞘膜瘤、垂体瘤、颅咽管瘤、视网膜瘤、脊索瘤等。

（2）脊柱肿瘤：颈椎、胸椎、腰椎、尾椎肿瘤及髓内肿瘤。

（3）胸部肿瘤：肺癌、纵隔肿瘤。

（4）腹部肿瘤：肝癌、胰腺癌、肾癌、肾上腺肿瘤。

（5）盆腔肿瘤：前列腺癌、宫颈癌。

（6）其他病变：血管畸形（如动静脉畸形、海绵状血管瘤）、癌性疼痛（如肿瘤侵犯椎体、肋骨等引起的骨痛）。

射波刀适用于多种类型的肿瘤，尤其在治疗靠近重要器官（如眼球、脑干、脊髓等）的肿瘤、手术后复发的肿瘤、难以通过外科手术切除的复杂肿瘤以及患者身体虚弱难以接受手术或拒绝手术的情况下，具有显著优势。

2. 技术优势

（1）无创治疗：不麻醉、无疼痛、不出血、无伤口，治疗过程舒适，不影响日常生活和工作。

（2）精准治疗：治疗误差小于1mm，能够精准定位并杀灭肿瘤。

（3）高度适形：治疗范围与肿瘤形状高度一致，更好地保护正常组织。

（4）实时追踪：在治疗过程中，通过影像追踪系统实时追踪肿瘤位置，纠正患者移位导致的误差，确保治疗的精准性。

（5）高效治疗：由于治疗精度高，可提高每次照射的分割剂量，缩短照射时间，常见肿瘤仅需1～5次治疗。

（6）多角度照射：射波刀的机器人手臂可以从数千个不同角度进行照射，实现非共面非等中心的"剂量雕刻"式治疗，最大限度地保护周围器官。

第八节　术中放射治疗设备

术中放射治疗（intraoperative radiation therapy，IORT）是对暴露瘤体或瘤床区进行单次大剂量照射，其优点是在医师视觉和触觉引导下准确确定照射范围和深度，同时通过将正常组织移出靶区范围或放置铅片阻挡等方式，最大限度降低正常组织剂量。术中放疗由Abe教授在1964年首次成功应用于临床，至今已有100多年的历史，然而早期因手术室、仪器操作和消毒技术等因素的限制，使用该技术的并发症明显高于单纯手术，导致该技术未能在临床上广泛使用。直到20世纪90年代首台移动式术中放疗加速器在美国投入使用，该设备具有体积小、重量轻和防护要求低等优势，可直接在手术室使用，促进了该技术的广泛发展。

目前，临床IORT设备主要包括MV级电子术中放射治疗系统、外置kV级X射线机和腔内kV级X射线机（图2-8）。

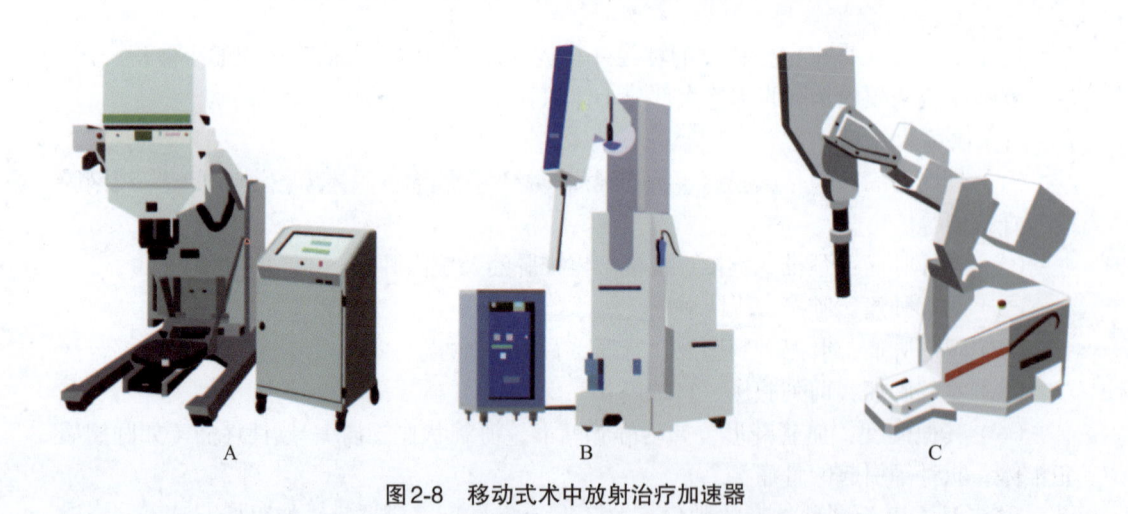

图2-8　移动式术中放射治疗加速器

术中放射治疗设备主要应用：治疗乳腺癌、胰腺癌、软组织瘤、食管癌、消化系统肿瘤等多种肿瘤，与传统的放射治疗相比，在某些应用中能够减少治疗时间，降低副作用、并发症，提高患者的生活质量。

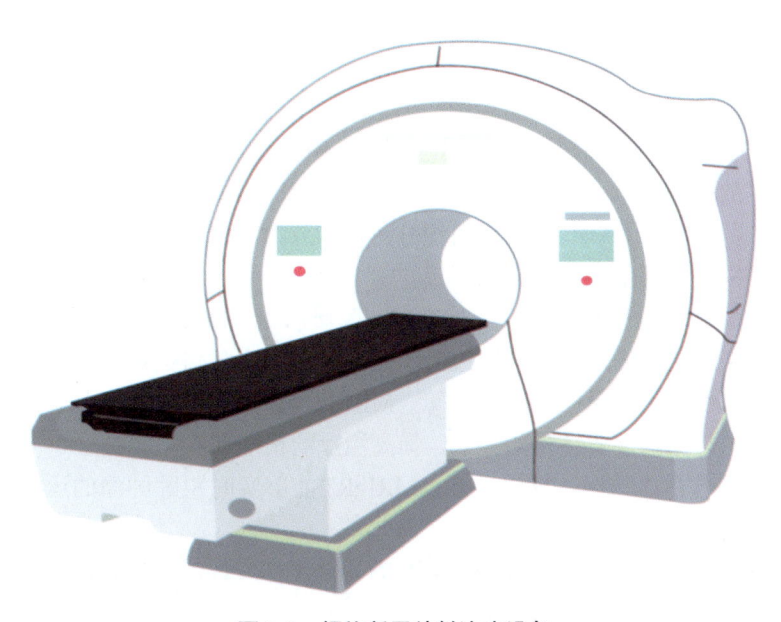

第九节 螺旋断层放射治疗设备

螺旋断层放射治疗系统（TomoTherapy，TOMO），是从1990年开始由美国威斯康星大学和后来组建TomoTherapy公司的Rockwell Mackie和Paul Reckwerdt一起研发的放射治疗设备，2005年正式在美国上市。TomoTherapy螺旋断层放疗系统是一种在CT图像引导下，以调强治疗为主的现代放疗设备（图2-9）。其360°全角度照射概念、单次照射多达2万的子野数目、薄层照射理念，二元气动多叶光栅，实时IGRT影像引导，独创的自适应计划等创新科技及专利技术，被公认为现代影像引导放疗的代表之作。螺旋断层放射治疗的临床应用范围广，既可以用无创、无框架的立体定向方式精确治疗小到0.6cm左右的单个或多个颅内外的小肿瘤病灶，也能对60cm直径的横断面和160cm长的全身范围内的大肿瘤进行影像引导下的调强治疗（如全脑脊髓和全身骨髓调强照射）。其适应证几乎覆盖所有适合放射治疗的病例，特别是调强治疗的病症。

螺旋断层放射治疗设备主要应用：TOMO放射治疗系统（螺旋断层放射治疗系统）是一种先进的放射治疗技术，广泛应用于多种肿瘤的治疗，特别适用于多发病灶和紧邻重要器官或组织的肿瘤治疗。其临床应用范围非常广泛，几乎覆盖了所有适合放射治疗的病例，尤其在处理复杂病例和多发病灶方面表现出色。主要临床应用包括：①颅内肿瘤：如脑胶质瘤、脑膜瘤等；②头颈部肿瘤：如鼻咽癌、喉癌等；③胸部肿瘤：如肺癌、食管癌等；④腹部肿瘤：如肝癌、胰腺癌等；⑤盆腔肿瘤：如宫颈癌、直肠癌等；⑥全身多发转移：包括全脑、全脊髓、全骨髓、全淋巴结照射等复杂治疗；⑦特殊治疗：如全中枢神经系统照射、全骨髓照射等。

图2-9 螺旋断层放射治疗设备

第十节 磁共振引导放射治疗设备

图像引导放射治疗（image-guided radiation therapy，IGRT）能够提高放射治疗精度，是实现精准放射治疗的必要技术手段。IGRT自诞生以来就广受关注，并且获得了快速的发展。目前，已经出现了多种形式的图像引导放射治疗方案，如电子射野影像（electronic portal imaging device，EPID）引导、千伏级锥形线束CT（cone beam CT，CBCT）图像引导、兆伏级（MV）CT图像引导、超声图像引导、螺旋CT图像引导、MRI图像引导等。其中，EPID、千伏级CBCT、兆伏级CT、螺旋CT图像引导均为放射影像图像引导，在图像引导放射治疗过程中会产生额外的放射剂量，对软组织的分辨率也低，而磁共振引导放射治疗（MRIgRT）能够很好弥补这些不足（图2-10）。

MRIgRT技术的发展经历了从早期的探索阶段到技术发展阶段，再到现在的成熟应用阶段。早期的研究主要集中在利用MRI图像进行放射治疗计划的设计，但尚未实现MRI引导下的实时放射治疗。长期以来，放射治疗领域都在追求像电子直线加速器的机载放射影像设备一样把磁共振影像系统和放射治疗的计划执行设备融合为一体。但由于磁共振和医用直线加速器这两种设备设计原理中有很多方面相互冲突，如直线加速器中的电子束射线在强磁场下会发生偏转，而磁共振的工作需要进行磁场匀场及严格的射频（RF）屏蔽和磁场兼容性，这些都在技术上带来了不小的挑战。全球首台MRIgRT系统是基于钴-60治疗机与磁共振影像设备的融合，而随后出现的电子直线加速器与磁共振影像设备融合的放射治疗系统（MR-Linac）标志着MRIgRT时代的真正来临。随着技术的不断进步，现在已有多种成熟的MRIgRT系统投入市场，如Elekta Unity、MRIdian等。

通过将磁共振影像设备与电子直线加速器两种先进的技术整合在一起，以前放疗中看不到或者看不清楚的区域，应用MR-Linac可以实时获取MR图像，并确定治疗中是否准确照射。治疗中可以精确监控肿瘤的运动，从而缩小照射范围，减少正常组织的受照剂量，减低放疗损伤和减少不良反应。针对不同的需要，还可以利用不同的扫描序列，得到不同的生物信息，为靶区的精准勾画和治疗提供依据。

MRIgRT设备结合了MRI的高软组织分辨率和放射治疗的精确性，广泛应用于多种肿瘤的治疗。以下是其主要临床应用领域。

（1）颅内肿瘤：包括脑膜瘤、听神经瘤、胶质瘤等。MRIgRT能够提供高分辨率的软组织成像，帮助更精确地勾画肿瘤边界，减少对周围正常脑组织的损伤。

（2）头颈部肿瘤：如鼻咽癌、喉癌等。MRI的多序列成像（如T_1、T_2加权成像）能够清晰显示肿瘤与周围重要结构的关系，提高治疗的精准性。

（3）胸部肿瘤：如肺癌、纵隔肿瘤。MRIgRT能够实时跟踪肿瘤的运动，减少因呼吸运动导致的治疗误差。

（4）腹部肿瘤：如肝癌、胰腺癌。MRI的高对比度成像能够更好地显示肿瘤与周围血管和器官的关系，提高治疗的安全性和有效性。

（5）盆腔肿瘤：如前列腺癌、宫颈癌。MRIgRT在前列腺癌治疗中表现出色，能够显著降低泌尿生殖系统和胃肠道的毒性。

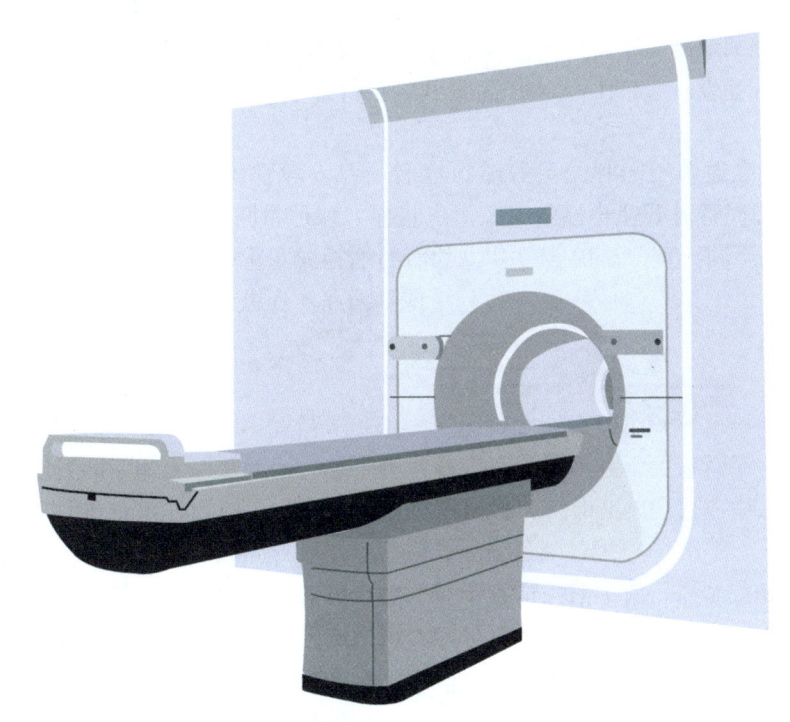

图2-10　磁共振引导放射治疗设备

（6）其他病变：如脊柱肿瘤、软组织肉瘤等。MRIgRT能够提供详细的解剖信息，帮助制订更精准的治疗计划。

第十一节　质子和重离子治疗设备

粒子放射治疗是利用质子、重离子、中子、电子等粒子治疗肿瘤的放射治疗技术，其中质子和重离子放射治疗是目前国际公认的尖端肿瘤放射治疗技术。质子和重离子束的布拉格峰（Bragg peak）特性使得其能够在肿瘤内部形成高剂量区，从而精准地杀死肿瘤细胞，同时最大限度地减少周围正常组织的损伤。质子束和重离子束固有的布拉格峰特性为治疗肿瘤提供了十分理想的治疗性能，治疗精度高，正常组织保护性好。重离子（如碳离子）不仅具有布拉格峰的高精度特性，还具有更高的相对生物学效应（RBE），对肿瘤细胞的杀伤能力更强，特别是对乏氧癌细胞也有很强的杀伤作用。

从美国伯克利辐射实验室于1954年首次对患者使用了质子治疗到现在，全球接受质子刀治疗的患者数目超过了10万人。这一数目远远少于常规光子放射治疗，这是由于质子和重离子治疗设备的造价非常昂贵，治疗费用也远高于光子治疗。即使有这些限制，大量的临床证据还是支持质子放疗的临床使用，并鼓励进行持续的研究。随着经济的发展、质子放疗系统的成本下降和临床获益的增加，质子和重离子放射治疗获得了高速发展的机遇，越来越多的患者将使用质子放射治疗（图2-11）。目前，质子放射治疗技术比较成熟，重离子治疗还有待发展。

质子治疗的主要临床应用如下。

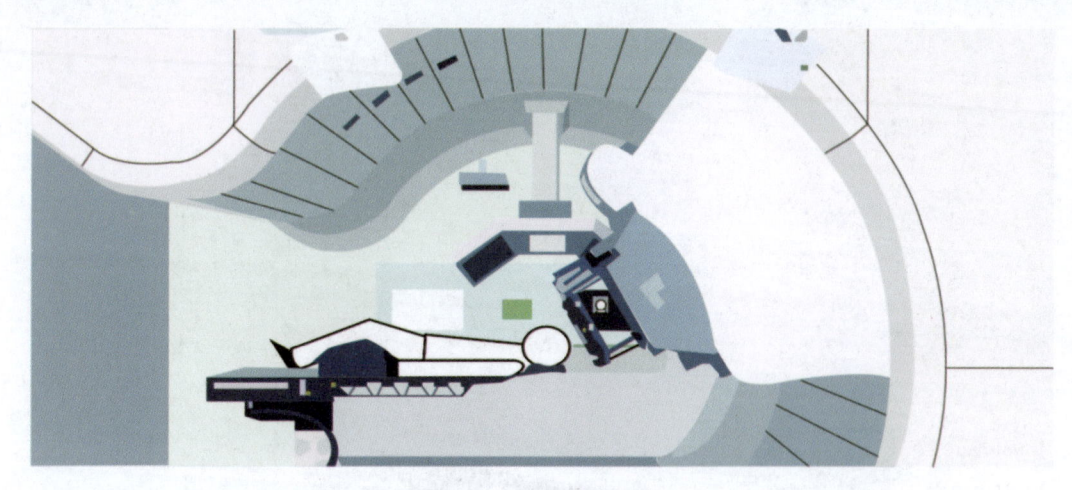

图2-11 质子治疗系统

（1）头颈部肿瘤：质子治疗可减少对邻近危及器官和正常组织的辐射暴露，降低治疗相关毒性反应，改善患者生活质量。如在鼻咽癌治疗中，质子和光子联合放疗可获得良好的局部控制效果，且接受质子调强治疗的患者胃管放置率低，可能是因为口腔照射剂量较低。此外，对于颅底脊索瘤、软骨肉瘤和脑膜瘤、垂体瘤、听神经鞘瘤、头颈部腺癌等，质子治疗也能发挥重要作用。

（2）前列腺癌：质子治疗前列腺癌可减少对膀胱、直肠等周围正常组织的损伤，降低尿道狭窄、直肠出血等并发症的发生率，同时提高肿瘤的局部控制率。

（3）乳腺癌：与传统放疗相比，质子放疗在乳腺癌治疗中能减少对心脏的放射剂量，降低放射治疗几年后心脏照射剂量和缺血性心脏病之间的相关性，从而减少心脏相关并发症。

（4）肺癌：对于非小细胞肺癌患者，质子治疗可降低3级或更严重的放射性肺炎和局部复发的风险，同时减少对肺部正常组织的损伤，提高患者的生活质量。

（5）食管癌：接受质子治疗的食管癌患者发生不良事件的风险和严重程度显著降低，且两组间的无进展生存期相似。

（6）儿童肿瘤：儿童肿瘤患者是质子治疗获益最大的人群之一。因为儿童身体还在发育，放射治疗带来的晚期副反应问题如发育异常、甲状腺功能低下、晚期肺功能低下、心肌病、颅脊髓照射后的认知和行为障碍等，以及放射治疗诱发的第二原发肿瘤等问题都与照射剂量直接相关。质子治疗能降低这些晚期副反应，免除肿瘤周围正常组织的照射。

重离子放射治疗的主要应用如下。

（1）脑胶质瘤：重离子治疗适合不宜或不愿手术切除的脑胶质瘤患者，其精准、微创、副反应少的特点，可有效杀灭肿瘤细胞，同时保护脑部正常组织。

（2）肺癌：对于一些不能手术切除或手术风险较大的肺癌患者，重离子治疗可作为一种有效的治疗手段，精准打击肿瘤，减少对肺部正常组织的损伤。

（3）肝癌：重离子治疗肝癌可实现对肿瘤的高剂量照射，同时尽量避开周围正常肝脏组织，降低肝损伤等并发症的发生率，提高患者的生存率和生活质量。

（4）胰腺癌：胰腺癌位置较深，周围有较多重要脏器，手术难度大且预后差。重离子治疗可为胰腺癌患者提供一种新的治疗选择，精准照射肿瘤，减少对胰腺周围正常组织和器官的损伤。

（5）脊索瘤：脊索瘤生长位置特殊，常与周围重要结构紧密相连，手术难以完全切除。重离子治疗可将高剂量区精准嵌合在肿瘤上，有效控制肿瘤生长，同时保护脊柱等重要结构。

（6）其他实体肿瘤：重离子治疗还可用于多种全身实体肿瘤，如胸腺癌、鼻咽癌等，对于传统方法治疗无效的肿瘤患者，重离子治疗也具有一定的疗效。

第十二节　近距离放射治疗设备

1905年，罗伯特·阿贝（Robert Abbe）在切除肿瘤后进行了首次镭的植入，将先前植入赛璐珞管中的镭胶囊放入肿瘤床，开创了美国镭治疗的近距离照射技术。1962年，在斯德哥尔摩Radium Hemmet的物理学家Rune Walstam推出了"远程后装"装置。这套单通道装置是以泰勒姆装置的放射源运输系统为基础的，通过一根可弯曲的电缆将铯-137放射源远程输送到一个空心施放器中。1964年，Hensch提出了基于铱-192的高剂量率（high dose rate，HDR）后装治疗。1967年，Connell首次提出了HDR后装机，最早的HDR后装机使用的是钴-60源，由于铱-192的高比活度使得其可以制成1mm的胶囊源，而后逐渐被铱-192源所替代，后装放射治疗机的出现减少了医护人员职业照射剂量使得近距离放射治疗得以广泛应用。

近距离放射治疗是一种将放射源直接放置在肿瘤内部或接近肿瘤位置的放射治疗方法，具有局部辐射剂量高、对周围正常组织损伤小等优点。以下是其主要的临床应用。

1.宫颈癌　近距离放射治疗是宫颈癌放射治疗的重要组成部分，常与外照射结合使用，可提高局部控制率和总体生存率。低剂量率、脉冲式或高剂量率近距离治疗均可用于宫颈癌，其中高剂量率治疗因可门诊进行、治疗时间短而更具优势。

2.子宫内膜癌　近距离放射治疗可用于子宫内膜癌的治疗，通过将放射源放置在子宫腔内，对肿瘤进行高剂量照射，同时减少对周围正常组织的损伤。

3.前列腺癌　近距离放射治疗是前列腺癌的重要治疗手段之一，可通过永久性低剂量率粒子植入或短时性高剂量率近距离治疗来实现。永久性近距离治疗将小的低剂量率放射性粒子植入前列腺内，放射性逐渐衰减，几周或几个月后放射源放出的放射性水平趋近于零。

4.乳腺癌　近距离放射治疗可用于乳腺癌的保乳治疗，通过将放射源放置在肿瘤床附近，对局部病灶进行高剂量照射，提高局部控制率，同时减少对周围正常组织的损伤。一些乳腺癌近距离放射治疗装置将组织间和腔内治疗的特点相结合，如SAVI装置，具有多根治疗导管，仅通过单一入口进入乳腺，可更精确地照射靶区。

5.口腔癌、喉癌　近距离放射治疗可作为口腔癌、喉癌等头颈部肿瘤的治疗手段，通过腔内照射或组织间插植技术，对肿瘤进行高剂量照射，同时减少对周围正常组织的损伤。

6.鼻咽癌　利用腔内照射技术，将施源器放置在鼻咽部，对肿瘤进行近距离放射治疗，可有效控制局部病灶，减少对周围正常组织的辐射损伤。

7.食管癌　采用管内照射技术，将施源器置入食管内，对肿瘤进行近距离放射治疗，可提高肿瘤局部控制率，改善患者吞咽困难等症状。

8.直肠癌　通过管内照射或组织间插植技术，对直肠癌进行后装治疗，可减少对周围正常组织的辐射损伤，降低治疗相关并发症的发生率。

9.皮肤癌　高剂量率近距离治疗对于非黑素瘤的皮肤癌，如基底细胞癌和鳞状细胞癌，提供了手术治疗以外的另一种治疗方式。尤其适用于鼻、耳、眼睑或唇等，进行手术会导致毁容或需要大面积重建的部位。可借助多种施源器，保证放射源与皮肤的近距离接触，与皮肤的曲面适形，并可有助于优化照射剂量的精确传输。

第十三节　剂量验证设备

随着放疗技术的迅速发展，调强放射治疗（intensity-modulated radiation therapy，IMRT）和容积弧形调强放射治疗（volumetric modulated arc therapy，VMAT）等技术已广泛地应用于临床，靶区内剂量分布均匀、靶区外剂量适形度高以及剂量跌落迅速。靶区剂量的准确性很大程度上决定了放疗的成功与失败。因此，放疗流程中的质量控制（quality assurance，QA）是保障放疗整个过程中的各个环节准确安全执行的必要措施。物理技术方面的QA主要包括四部分，治疗机和模拟机的机械和几何参数的检测与调整、加速器剂量监测系统和钴-60计时系统的检测与校对、计划系统以及近距离治疗。本节主要介绍放疗计划的剂量验证设备，用于验证计划系统计算出的体模内的剂量和实际照射时剂量的一致性。

剂量验证设备可分为点剂量验证设备、二维剂量验证设备和三维剂量验证设备。点剂量验证设备主要有电离室、热释光剂量计和半导体剂量仪。二维剂量验证设备是验证平面内的剂量，主要有胶片剂量仪、二维电离室/半导体矩阵以及电子射野影像装置。三维剂量验证设备是验证三维内的剂量，主要有ArcCHECK、Compass和Delta4等。电离室是最早的电离辐射探测器，通过测量电离辐射与物质相互作用产生的次级粒子的电离电荷量计算出吸收剂量。热释光剂量计的基本原理是根据固体能带理论，当热释光剂量计中价带上的电子受到辐射场中的射线照射后，跃迁到导带，不稳定而落入因晶格缺陷形成的"陷阱"。通过加热该物质，使电子重回价带并释放可见光，并通过光电倍增管测量可见光的输出即可读出辐射剂量值。胶片剂量仪的原理是当可见光或电离辐射照射，胶片内的银离子还原为银原子，银原子形成潜影。半导体剂量仪是一种特殊的PN型二极管，受到电离辐射时产生新的电子和空穴对，并在电场的作用下形成脉冲信号。

目前国内临床上普遍使用的电离室为Farmer型指形电离室。电离室主要由外部的导电室壁和中心测量电极组成，室壁内是充满空气的空腔。通常电离室中的灵敏体积在0.1～1cm^3，空腔长度不超过25mm，内直径不超过7mm。电离室室壁材料一般为原子序数小于空气的石墨。电极的材料一般为铝。二维矩阵由电离室/半导体面板、接口电路、控制器和数据采集处理软件等部分组成。比利时IBA公司的Matrixx二维电离室矩阵由1020个电离室所构成，平面矩阵的尺寸为32cm×32cm，该矩阵的有效测量面积为24.3cm×24.3cm，电离室的直径为4.5mm，灵敏体积则为0.07cm^3，电离室之间的距离为7.62mm。美国Sun Nuclear公司的MapCHECK二维半导体矩阵由445个二极管探测器构成，该矩阵的有效测量面积为22cm×22cm，每个探测器有效测量范围为0.8cm×0.8cm，在中心10cm×10cm范围内每个探测器之间的距离为7.07mm，外围的距离为14.14mm。美国Sun Nuclear公司的ArcCHECK三维半导体探测器，探测器是外径266mm × 高442.9mm的圆柱体，有效探测器面积为210mm × 210mm，包含1386个半导体探测器，灵敏体积为0.019mm³（探头截面积0.64mm²），探测器各方向间隔均为10mm。

参考文献

[1] 余晓锷，龚剑等CT原理与技术[M]．科学出版社，2017．
[2] 石继飞，何乐民．放射治疗设备学[M]．人民卫生出版社，2019．
[3] 林承光，郭跃信，翟福山，放射治疗设备与放射治疗技术学[M]．科学出版社，2024．
[4] 卢洁，巩贯忠，李小波现代放射治疗设备学[M]．科学出版社，2023．
[5] 宫良平，放射治疗设备学[M]．人民军医出版社，2015．
[6] 徐向英，曲雅勤．肿瘤放射治疗学[M]．人民卫生出版社，2017．
[7] 程东峰，李鸿哲，赵胜光，等．移动式直线加速器术中放射治疗进展期胰腺癌[J]．中华肝胆外科杂志，2016，22（3）：4．
[8] 王丹，贺青卿，朱见，等．INTRABEAM放疗系统在乳腺癌保乳术中的研究进展[J]．国际外科学杂志，2018（1）：4．
[9] 王宇翔，张红雁．质子治疗的临床应用和技术进展[J]．Chinese Journal of Clinical Healthcare，2024，27（6）．
[10] 唐劲天，左焕琮．质子治疗肿瘤的现状与发展趋势[J]．2016，23（01）．
[11] 高琳，韦天有，覃伟光．磁共振模拟定位及磁共振诊断影像与定位CT融合的精准性比较[J]．中国科技期刊数据库医药，2023（12）：000．
[12] 段学章，何卫平，李文刚．射波刀肿瘤治疗新技术[M]．科学出版社，2019．
[13] 王军良，周振山，杨国山．射波刀技术及临床应用[J]．医疗卫生装备，2012，33（10）：3．
[14] 谢陈晨，孟璐珈，蒋元林．射波刀设备的精度和误差分析研究[J]．中国设备工程，2023（3）：131-133．
[15] 李晓婷，朱海涛，陈伟梁，等．MR模拟定位技术用于肿瘤放射治疗进展[J]．中国医学影像技术，2023，39（7）：1089-1092．
[16] 常浩宇，赵改花，田龙，等．功能磁共振成像在前列腺癌放疗中应用进展[J]．肿瘤影像学，2023，32（2）：194-199．
[17] 肖娟，李睿，刘敏，等．磁共振引导自适应放疗在直肠癌中的应用前景[J]．中华放射肿瘤学杂志，2025，34（1）：29-35．
[18] 孙良超，孙佳新，孟雪．质子放疗的研究进展和前景[J]．中国肿瘤临床与康复，2024，31（12）：764-774．
[19] 李晓婷，朱海涛，陈伟梁，等．MR模拟定位技术用于肿瘤放射治疗进展[J]．中国医学影像技术，2023，39（7）：1089-1092．
[20] 杨章孺，程妍，蔡述伟．体部立体定向放射治疗在早期非小细胞肺癌中的研究进展[J]．肿瘤，2024，44（6）：642-653．
[21] 黄仁，卢仁泉．重离子放疗用于治疗鼻咽癌的现状[J]．抗癌，2023，36（1）：21．
[22] 王康，徐福昊，袁双虎．食管癌质子和重离子治疗现状与展望[J]．中华肿瘤防治杂志，2024（9）．

第3章
放射治疗技术

放射治疗技术利用先进的计算机技术和影像学手段，对影像学数据进行处理和分析，设计出最佳的治疗方案，包括照射野的设置、剂量分布计算等，实现对肿瘤的高精度定位和精确照射。从技术上主要分为外照射放射治疗（如三维适形放射治疗、调强放射治疗、立体定向放射治疗）和内照射放射治疗（如近距离放射治疗）。

放射治疗技术在胸部肿瘤治疗里至关重要。就肺癌而言，早期非小细胞肺癌可用体部立体定向放射治疗（SBRT）精准根治，局部晚期常采用同步放化疗结合调强放射治疗（IMRT），晚期伴转移时姑息性放疗能缓解痛苦；食管癌治疗中，术前放疗助力手术，术后放疗防复发，不可手术的局部晚期就靠同步放化疗搭配三维适形放射治疗（3D-CRT）控制病情；胸腺瘤根据切除情况决定是否放疗，若切除不彻底或有高危因素，术后放疗可降低风险。

第一节　外照射放射治疗

外照射放射治疗是放射治疗的主要方式之一，利用位于身体外部的放射源，如医用直线加速器、钴-60治疗机等产生的高能射线，透过皮肤和正常组织，聚焦于体内的肿瘤靶区，对肿瘤细胞进行远距离"精准打击"。其核心在于通过精确的定位、计划设计以及剂量调控，在给予肿瘤足够致死剂量的同时，最大限度地保护周围正常组织，减少不必要的辐射损伤，以达到控制肿瘤生长、缓解症状、提高患者生活质量与生存率的目的。常用的外照射治疗设备有X线机、电子直线加速器、伽马刀以及射波刀等。

一、技术原理

外部放射装置产生的高能射线（如X射线、γ射线）可穿透人体组织抵达肿瘤部位。不同组织对射线吸收能力不同，肿瘤组织对射线的吸收特性有别于正常组织，可利用该特性使射线在肿瘤区域沉积更多能量，实现对肿瘤细胞的选择性杀伤。例如，胸部放疗中，肺组织密度低，对射线吸收少，肿瘤组织密度高，能吸收更多射线能量，形成高剂量区。

放射治疗计划系统基于射线物理特性及设备机械结构，通过多叶准直器（multileaf collimator，MLC）、楔形板、补偿器等辅助装置，对外照射线束进行塑形和调制，优化肿瘤靶区及周围正常组织的剂量分布。MLC由多个可独立运动的叶片组成，能动态调整射野形状，贴合肿瘤轮廓，避免照射正常组织；楔形板可改变射线强度分布，使肿瘤不同深度剂量均匀；补偿器用于校正因人体组织不均匀性（如胸部骨骼与软组织密度差异）导致的剂量偏差，确保肿瘤各处接受均匀且足够的辐射剂量，提高肿瘤局部控制效果。

二、技术分类

目前临床上运用的外照射技术有常规放射治疗（2D-RT）、三维适形放射治疗（3D-CRT）、调强放射治疗（IMRT）、容积弧形调强放射治疗（VMAT）等。

1. 常规外照射放疗　采用固定野照射，即从几个特定的固定角度向肿瘤靶区出束。早期多使用单一固定野，适用于浅表、形状规则且体积较小的肿瘤，如部分皮肤癌。随着技术发展，对穿野、成角野等照射方式逐渐应用，通过从两个或多个相对或成一定角度的方向照射肿瘤，利用射线在肿瘤内的叠加效应提高肿瘤剂量，同时分散正常组织受量，常用于胸部中央型肺癌、食管癌等深部肿瘤的姑息性放疗，在有限条件下平衡肿瘤控制与正常组织保护。

2. 三维适形放射治疗（3D-CRT）　基于患者的三维影像资料（如CT图像），精确勾画肿瘤靶区及周围正常组织轮廓，放疗计划系统根据这些信息设计多个非共面的照射野，使射线束在三维空间上的形状与肿瘤靶区高度契合，实现从多个方向对肿瘤的适形照射。相较于常规外照射放射治疗，3D-CRT显著提高了剂量分布的适形度，减少了正常组织受高剂量照射的体积，适用于各种形状复杂、紧邻重要器官的胸部肿瘤，如纵隔肿瘤、肺癌术后纵隔淋巴结转移灶等，有效提升肿瘤局部控制率，降低并发症风险。

3. 调强放射治疗（IMRT）　在3D-CRT基础上，IMRT进一步注重射线强度在射野内的精确调控。通过逆向计划设计，结合复杂算法与计算机强大运算能力，根据肿瘤靶区及周围正常组织的剂量要求，动态调整MLC叶片运动、射线能量及剂量率等参数，实现肿瘤内部高剂量均匀覆盖，周边正常组织剂量陡降。这种高度精准的剂量调控能力，使其在胸部肿瘤放疗中表现卓越，尤其适用于乳腺癌保乳术后放疗、肺癌伴肺不张或空洞等复杂情况，既能保证肿瘤靶区得到有效治疗，又能最大程度保护心脏、肺等重要器官功能，显著提高患者生活质量。

4. 容积弧形调强放射治疗（VMAT）　作为IMRT的进阶版，VMAT将旋转照射与动态调强完美融合。治疗机架以恒定角速度连续旋转，射线在旋转过程中，实时动态优化能量、剂量率以及MLC叶片位置，从全方位、多角度对肿瘤进行螺旋式适形照射。VMAT在保证剂量精准的前提下，大幅缩短治疗时间，减少患者长时间固定体位带来的不适，提高放疗设备利用率。在胸部肿瘤放疗中，对于肺癌、食管癌等受呼吸运动影响较大的肿瘤，VMAT凭借其高效、精准的特点，有效应对肿瘤位置动态变化，确保剂量均匀性与适形度，为患者提供更优治疗选择。

三、操作流程

（一）治疗前准备

1. 患者评估与准备　全面收集患者病史，综合评估心肺功能、肝肾功能、血常规等指标，精准判断患者对放疗的耐受程度。向患者及其家属阐释外照射放疗流程、潜在风险与预期获益，获取知情同意。依据肿瘤部位定制体位固定装置，保障治疗过程体位重复性，为精准放疗奠定基础。

2.设备与影像准备　校准放疗设备，包括直线加速器的能量、剂量率、射野平整度等参数，确保射线输出精准稳定。同步校准影像引导设备，如锥形线束CT（CBCT）、MRI等，优化图像采集参数，提升图像清晰度与分辨率，为精准定位筑牢根基。

（二）治疗计划制订

1.影像采集与靶区勾画　运用多种影像模态，胸部肿瘤优先选用胸部CT平扫＋增强，结合PET-CT精准定位肿瘤，肺癌聚焦肺部结节、纵隔淋巴结，食管癌留意食管肿物及外侵范围；辅以MRI影像辅助判断肿瘤软组织边界、浸润程度。放疗医师依据丰富的影像资料，界定肿瘤区（GTV），充分考量肿瘤生物学行为、潜在浸润范围划定临床靶区（CTV），并外放一定边界生成计划靶区（planning target volume，PTV），同时精细勾画出肺、心脏、脊髓、食管等危及器官轮廓。

2.剂量处方与计划设计　根据肿瘤特性、患者身体状况及治疗目的，拟定个性化剂量方案，肺癌根治性放疗PTV剂量通常设定为60～70Gy，分30～35次给予；食管癌根治性放疗剂量类似，依据肿瘤位置、长度微调。物理师将靶区与危及器官信息导入治疗计划系统，依据肿瘤特点、患者体位稳定性等因素，选择合适的外照射放疗方式。

（三）治疗过程实施

1.患者摆位与影像引导验证　患者依照预定体位固定于治疗床，缓缓推送进入放疗设备孔径。设备自动采集CBCT等实时影像，与治疗计划的参考影像进行精准配准。通过治疗床的三维平移、旋转微调，精准校正患者体位偏差。

2.放疗实施与实时监测　摆位校正无误后，启动放疗程序，若为常规外照射放射治疗，按预设固定角度依次出束；若为3D-CRT，按设计好的多个非共面照射野依次出束；若为IMRT，按逆向计划动态调制MLC叶片、射线能量及剂量率；若为VMAT，机架开始连续旋转，射线能量、剂量率及MLC叶片协同运动。

四、在胸部肿瘤放射治疗中的应用

（一）在肺癌治疗中的应用

1.早期肺癌根治性放疗　对于因心肺功能差、高龄等因素无法耐受手术或拒绝手术的早期肺癌患者，3D-CRT、IMRT或VMAT等外照射放射治疗技术提供了可靠的根治性治疗手段。通过精准的剂量调控，紧密贴合肺部小结节形状，以足够剂量彻底摧毁肿瘤细胞，局部控制率可达80%～90%，患者5年生存率显著提升，同时避免了手术创伤及术后并发症，为患者带来高效、微创的治疗选择。

2.局部晚期肺癌综合治疗　在局部晚期肺癌的多学科治疗中，外照射放射治疗扮演关键角色。针对肿瘤原发灶及纵隔淋巴结转移灶，精准设计照射野，运用IMRT或VMAT技术给予高剂量照射，同时依托精准剂量调控保护周围正常肺组织、心脏及脊髓等。配合化疗、靶向治疗等手段，提高肿瘤局部控制效果，延长患者生存期，改善生活质量，临床研究表明联合治疗较单纯放射治疗显著提高患者生存获益。

（二）在乳腺癌治疗中的应用

1. 保乳术后放疗优化　保乳手术后，外照射放射治疗尤其是IMRT和VMAT技术可精准实现全乳照射与瘤床补量。利用其精细的剂量分布能力，确保全乳均匀受照达到预防复发剂量，同时对瘤床区域精准加量，凭借陡峭的剂量梯度，有效减少周围正常乳腺组织辐照损伤，降低乳腺纤维化、外形改变等并发症发生率。研究显示，采用外照射放射治疗的保乳术后患者乳腺外形满意度超80%，局部复发率控制在5%以下，兼顾美观与疗效。

2. 区域淋巴结放疗提升　对于腋窝、锁骨上淋巴结需放射治疗的患者，VMAT优势突出。通过动态调整照射野与剂量分布，避开肩部关键运动结构与上肢淋巴引流区域，减少上肢淋巴水肿、肩部活动受限等并发症，同时保证淋巴结区域得到有效控制，降低局部复发风险，提高患者术后生活质量，临床实践中腋窝放疗相关并发症发生率降低约25%。

（三）在食管癌治疗中的应用

1. 根治性放疗突破　食管癌根治性放疗中，IMRT和VMAT可沿食管纵轴方向实现精准的剂量覆盖，确保肿瘤全长得到有效控制，避免常规放疗因射野衔接不当产生的"冷点"，提高肿瘤完全缓解率。临床跟踪发现，采用外照射放射治疗的食管癌患者肿瘤完全缓解率较传统放疗提高8%～12%，为患者带来更好的生存希望。

2. 术后辅助放疗升级　食管癌术后，针对可能残留的肿瘤细胞或高危复发区域，外照射放疗能精准定位，给予适当剂量照射，降低局部复发风险。同时，通过优化剂量分布，减少对食管周围正常组织如心脏、肺的辐射损伤，中重度放射性食管炎发生率从40%～50%降至20%～30%，心脏损伤风险显著降低，改善患者术后康复质量。

五、优势

1. 广泛的适用性　外照射放射治疗技术多样，涵盖常规外照射、3D-CRT、IMRT、VMAT等，可针对不同分期、病理类型、部位及个体差异的肿瘤，灵活选择最佳方案。从早期微小肿瘤到晚期累及多器官的复杂肿瘤，都能精准适配，满足胸部肿瘤患者的个体化治疗需求。

2. 精准的剂量调控　凭借影像引导设备、多叶准直器和逆向计划设计系统，外照射放射治疗可实现肿瘤靶区高剂量均匀覆盖，周边正常组织剂量陡降。在胸部肿瘤放射治疗中，相比传统放疗，大幅减少正常肺组织、心脏等受高剂量照射体积，显著提高治疗增益比，最大程度保护重要器官功能，提高患者生活质量和长期生存。

3. 高效的治疗效率　VMAT等技术在保证剂量精准的前提下，大幅缩短治疗时间，减少患者长时间固定体位带来的不适，提高放疗设备利用率。

4. 非侵入性　作为一种非侵入性的治疗手段，外照射放射治疗避免了手术带来的创伤、出血、感染等风险，尤其对于高龄、体弱或合并多种基础疾病的患者，是一种相对安全、耐受良好的治疗选择。

第二节 近距离放射治疗

近距离放射治疗也称内照射治疗，是把放射源放置于治疗区附近，或直接置于组织内、天然体腔内进行照射的治疗方法。与远距离放射治疗不同，它能在肿瘤局部形成高剂量区，同时借助距离衰减特性，使周边正常组织受照剂量迅速降低，以最小的"附带损伤"实现对肿瘤细胞的有效打击。近距离放射治疗主要分为组织间插植照射、腔内照射、表面照射及术中放射。

一、技术原理

放射源释放的射线在组织中传播时，依据平方反比定律，辐射剂量随距离增加而迅速衰减。当放射源贴近肿瘤组织时，肿瘤细胞处于高剂量辐射区域，随着远离放射源，周边正常组织所受剂量急剧下降，形成陡峭的剂量梯度。

近距离放射治疗的照射方式灵活多样，可根据肿瘤特性、患者耐受程度等因素，选择一次性高剂量率照射（如HDR，常用于肺部寡转移瘤快速控制），或采用低剂量率持续照射（如LDR，类似"温水煮青蛙"，适用于缓慢生长肿瘤，给予持续细胞毒性打击）。不同的时间-剂量模式通过调整辐射对肿瘤细胞的累积损伤效应，优化治疗效果，兼顾肿瘤杀伤与正常组织修复的平衡。

二、技术分类

1. 腔内照射　借助特制的导管、施源器等器械，将放射源引入人体自然腔道内，靠近肿瘤部位进行照射。在胸部肿瘤治疗中，常用于食管癌、气管癌等累及管腔的肿瘤。例如食管癌，通过食管支架式施源器将放射源送达肿瘤所在食管段，对肿瘤及周边浸润组织进行近距离照射，既精准打击肿瘤，又避免对食管周围大面积正常组织造成不必要损伤，提高局部控制率，缓解吞咽困难症状。

2. 组织间照射　将放射源直接植入肿瘤组织内部或其周边，如微小放射性粒子（如碘-125粒子）植入。对于肺癌，尤其是周围型肺癌，在影像学引导下，经皮穿刺将粒子精准植入肿瘤结节内，粒子持续释放低能量射线，全方位"扫射"肿瘤细胞，实现肿瘤原位灭活，且因粒子辐射范围有限，对周围正常肺组织影响极小，降低放射性肺炎等并发症发生率。

3. 术中照射　在手术过程中，当肿瘤暴露后，直接将放射源置于肿瘤床或残留肿瘤部位进行一次性大剂量照射。对于胸部肿瘤手术中发现切缘阳性或肿瘤侵犯重要结构无法彻底切除的情况，术中照射可作为补充手段，当场给予肿瘤高剂量辐射，降低局部复发风险，提高手术根治效果，为后续综合治疗创造有利条件。

三、操作流程

（一）治疗前准备

1. 患者评估与准备　详见外照射放射治疗患者评估与准备。依据肿瘤部位、治疗方式,量身定制体位固定及麻醉方案,如胸部肿瘤行组织间照射时,采用局部麻醉配合精确体位固定,确保植入过程平稳、精准。

2.设备与器械准备　校准放射源活度、剂量率等参数,确保辐射输出稳定、精准。准备适配的施源器、导管、植入器械等,依据不同肿瘤部位、大小挑选合适规格,并进行严格消毒处理。同时,调试影像引导设备,如超声、CT、MRI等,保障在放疗实施过程中能够实时、精准定位肿瘤及放射源位置。

(二)治疗计划制订

1.影像采集与靶区勾画　详见外照射放射治疗影像采集与靶区勾画。

2.剂量处方与计划设计　根据肿瘤特性、患者身体状况及治疗目的,拟定个性化剂量方案,如肺癌组织间粒子植入,依据肿瘤大小、位置,粒子活度通常在0.5~1.0mCi,总活度及分布经复杂计算确保肿瘤周边剂量达到100~160Gy;食管癌腔内照射,参考点剂量依据肿瘤分期、长度等设定在18~24Gy。物理师将靶区与危及器官信息导入治疗计划系统,结合所选近距离放射放疗方式,利用专业软件模拟放射源分布、剂量分布,经多次迭代优化,生成满足靶区剂量覆盖要求、严格控制正常组织受照剂量的放疗计划。

(三)治疗过程实施

1.患者摆位与影像引导定位　患者依照预定体位固定于治疗床,缓缓推送进入影像设备扫描区域。依据治疗方式,如腔内照射启动食管镜、气管镜等内镜引导,组织间照射运用超声、CT等实时影像引导。通过影像反馈,精准确定肿瘤位置及施源器、植入器械的入路,确保初始定位误差控制在亚毫米级,为后续精准放疗筑牢根基。

2.放射源植入与照射　定位准确无误后,按计划将放射源或施源器缓缓植入肿瘤部位。腔内照射时,轻柔操作导管、施源器,使其准确就位;组织间照射则在影像监控下,经皮穿刺将粒子逐颗植入肿瘤,严格控制植入深度、间距,确保剂量均匀分布。放射源就位后,依据预设方案启动照射,无论是高剂量率的HDR模式,还是低剂量率的LDR模式,全程密切监测患者生命体征、体位变化,确保放疗安全、有序进行。

四、在胸部肿瘤放射治疗中的应用

(一)在肺癌治疗中的应用

1.早期肺癌根治性治疗　对于无法耐受手术切除或拒绝手术的早期肺癌患者,组织间粒子植入近距离放射治疗提供了一种有效的替代方案。通过将放射性粒子精准植入肿瘤内部,以持续低剂量辐射实现肿瘤细胞的杀伤,局部控制率可达80%~90%,患者5年生存率显著提升,同时避免了开胸手术带来的创伤、术后并发症及漫长的康复期,为患者带来高效、微创的治疗选择。

2.寡转移肺癌的局部控制　当肺癌出现寡转移灶,如肺部、脑部、骨骼等部位仅有单个或少数几个转移瘤时,针对肺部寡转移瘤,可采用高剂量率的腔内照射或组织间粒子植入。精准的局部放疗可控制肿瘤生长,缓解症状,甚至有望延长患者生存期。临床实践发现，部分患者在接受肺部寡转移瘤近距离放射治疗后，转移灶得到长期控制，生活质量明显改善，为后续综合治疗争取了宝贵时间。

（二）在乳腺癌治疗中的应用

1. 保乳术后瘤床补量　保乳手术后，瘤床区域是复发高危区，近距离放射治疗采用组织间粒子植入或腔内照射技术对瘤床进行局部补量照射，在确保全乳均匀受照达到预防局部复发剂量的基础上，对瘤床给予更高剂量，且凭借精准定位与剂量陡降特性，有效减少周围正常乳腺组织受照，降低乳腺纤维化、外形改变等并发症。研究显示，采用近距离放射治疗保乳术后患者乳腺外形满意度超80%，局部复发率控制在5%以下，实现了美观与疗效的双赢。

2. 腋窝淋巴结局部放疗　对于腋窝淋巴结转移风险较高或已发生转移的乳腺癌患者，在腋窝清扫或前哨淋巴结活检后，可利用组织间粒子植入对腋窝局部区域进行精准放疗。通过精细设计粒子分布，避开肩部关键运动结构与上肢淋巴引流区域，减少上肢淋巴水肿、肩部活动受限等并发症，同时确保腋窝淋巴结区域得到有效控制，降低局部复发风险，提高患者术后生活质量。

（三）在食管癌治疗中的应用

1. 根治性放射治疗突破　食管癌根治性放疗中，腔内照射近距离放射治疗可沿食管纵轴方向实现精准的剂量覆盖，确保肿瘤全长得到有效控制，避免常规放射治疗因射野衔接不当产生的"冷点"，提高肿瘤完全缓解率。临床跟踪发现，采用近距离放射治疗的食管癌患者肿瘤完全缓解率较传统放射治疗提高8%～12%，为患者带来更好的生存希望。

2. 术后辅助放疗升级　食管癌术后，针对可能残留的肿瘤细胞或高危复发区域，近距离放射治疗能精准定位、给予适当剂量照射，降低局部复发风险。同时，通过优化剂量分布，减少对食管周围正常组织如心脏、肺的辐射损伤，中重度放射性食管炎发生率从40%～50%降至20%～30%，心脏损伤风险显著降低，改善患者术后康复质量。

五、优势

1. 局部剂量精准投递　与外照射放射治疗相比，近距离放射治疗的实现方式完全不同，通过将放射源直接贴近肿瘤组织，能够在肿瘤局部形成极高的剂量区域，确保肿瘤细胞受到足够的辐射杀伤，同时周边正常组织受照剂量因距离衰减而迅速降低，剂量梯度陡峭，如在肺癌粒子植入中，肿瘤内部剂量可高达100～160Gy，而相邻肺组织受照剂量控制在安全范围内，极大提高治疗增益比。

2. 有效保护周围正常组织　相较于远距离外照射放射治疗，近距离放射治疗对周围正常组织的辐射范围小、剂量低。以乳腺癌保乳术后放疗为例，组织间粒子植入或腔内照射在给予瘤床高剂量补量时，可使周围正常乳腺组织受照体积和剂量大幅减少，降低乳腺纤维化、外形改变等并发症发生率，切实保护患者身体外观与功能。

3. 多样化的治疗模式　涵盖腔内照射、组织间照射、术中照射等多种方式，可根据肿瘤部位、大小、分期以及患者身体状况等因素灵活选择。如食管癌既可以用腔内照射缓解吞咽困难，又能在术后用组织间粒子植入降低复发风险；肺癌手术中发现切缘阳性可用术中照射当场补救，满足不同临床需求，实现个体化治疗。

4.可与其他治疗手段协同　能与手术、化疗、外照射放射治疗等多种治疗手段紧密配合。在肺癌治疗中，组织间粒子植入可在手术切除困难时作为替代方案，也可在外照射放射治疗后对残留肿瘤进行补充照射；食管癌腔内照射可在术前减轻肿瘤负荷，改善吞咽功能，为手术创造条件，全方位提升肿瘤综合治疗效果。

第三节　二维放射治疗

二维放射治疗（2-dimensional radiation therapy，2D-RT）是最早的放疗技术，应用X线模拟机定位，体位固定装置简单，多数采用矩形照射野且对穿等少野照射，只能在二维平面上进行调整，无法进行三维空间上的调整，一般适用于四肢骨转移和浅表肿瘤的治疗。所以常规放射治疗技术虽然能在一定程度上杀灭肿瘤细胞，但同时也会让一定正常组织不可避免受到侵害。同时，因为肿瘤形态多不规则，而常规放射治疗无法做到良好的肿瘤靶区适形，为了防止正常组织受到严重侵害，某些情况下不得不减少剂量，以致目标组织无法取得足够的照射剂量而无法达到预期的治疗目的。随着计算机技术、医学影像技术和图像处理技术的不断发展，放射治疗设备不断开发和更新，逐渐发展出更先进的三维适形放射治疗（3D-CRT）、调强放射治疗（IMRT）、图像引导放射治疗（IGRT）等技术。这些新技术在提高治疗精度、减少副作用方面具有显著优势，因此二维放射治疗在临床上的使用逐渐减少。

一、技术原理

直线加速器产生X射线束，从预定固定角度射向患者身体。基于人体不同组织对X射线的吸收差异，在胶片或电子探测器上形成明暗对比影像，以此确定肿瘤及周围组织轮廓。放疗医师依据该二维影像，规划照射野大小、形状，使射线集中覆盖肿瘤区域，尽量避开关键正常组织，如胸部放疗时，避开脊髓、心脏等。

放射治疗计划系统根据照射野面积、射线能量、源皮距（射线源到皮肤距离）等参数，结合组织吸收特性，利用简单数学模型估算肿瘤及正常组织剂量。早期多依靠经验公式，随着研究深入，逐渐引入更精准的算法，但受限于二维信息，难以精确考量肿瘤内部及周边复杂剂量分布，旨在保证肿瘤基本剂量覆盖，减少正常组织高剂量暴露。

二、技术分类

1.常规二维放射治疗　采用单一固定野或对穿野照射，单一固定野常用于浅表肿瘤，如皮肤癌，射线从一侧垂直入射肿瘤。对穿野则针对深部肿瘤，如胸部部分中央型肺癌，从身体两侧相对方向照射，利用射线叠加提高肿瘤剂量，同时分散正常组织受量，在有限条件下平衡肿瘤控制与正常组织保护。

2.楔形板技术辅助放射治疗　为改善深部肿瘤剂量分布不均问题，引入楔形板。它由不同厚度金属或合金制成，放置在射线束路径，使射线强度不均匀衰减，调整剂量分布，让肿瘤不同深度区域剂量更均匀。如食管癌放疗，使用楔形板优化食管纵向剂量，确保肿瘤全长受照相对均匀，提升局部控制效果。

三、操作流程

（一）治疗前准备

1.患者评估与准备　详见外照射放射治疗患者评估与准备。

2.设备与影像准备　校准直线加速器X射线参数，包括能量、剂量率、射野平整度，确保射线输出稳定精准。准备X线胶片、电子探测器等影像采集设备，调试成像参数，保障获取清晰二维影像用于定位与剂量验证，虽精度有限，却是二维放射治疗的关键依据。

（二）治疗计划制订

1.影像采集与靶区勾画　利用模拟定位机拍摄患者肿瘤部位正侧位X线片，必要时加拍特殊体位片。放疗医师依据影像，结合体格检查、临床经验，确定肿瘤区（GTV），简单外放一定边界生成临床靶区（CTV），因缺乏三维信息，外放边界相对较大。手工或借助简单计算机软件勾画出危及器官轮廓，如胸部放疗时的肺、心脏、食管，初步规划照射野。

2.剂量处方与计划设计　根据肿瘤病理类型、分期、患者身体状况，拟定个体化剂量方案，如肺癌姑息放疗剂量一般20～30Gy，分5～10次给予；根治性放疗剂量适当提高，分多次照射。利用剂量计算表或简易计划系统，结合照射野设置，计算肿瘤及正常组织剂量，调整参数至满足基本剂量要求，虽无法像三维放疗精细优化，但力求平衡疗效与毒性。

（三）治疗过程实施

1.患者摆位与影像验证　患者按预定体位固定于治疗床，由技术员借助体表标记线、激光定位灯将患者粗略摆位，使其与模拟定位时体位一致。利用X线胶片或电子成像板在治疗前拍摄验证片，与定位片比对，通过平移治疗床校正较大体位偏差，确保肿瘤位置大致符合预期，误差控制在可接受范围，保障放疗初始精准度。

2.放疗实施与监测　摆位校正后，启动直线加速器按预设参数出束。治疗期间，技术员定期透过铅玻璃观察患者有无异常移动，借助简单剂量监测仪监测射线剂量稳定性。由于技术局限，难以实时监测肿瘤与正常组织细微变化，依经验判断放疗进程，确保每次照射按计划执行，保障基本治疗效果。

四、在胸部肿瘤放射治疗中的应用

（一）在肺癌治疗中的应用

1.早期肺癌探索　在部分基层医院或经济欠发达地区，缺乏高端放疗设备时，二维放射治疗曾用于早期肺癌治疗。利用精准摆位、优化照射野，对部分早期、肿瘤较小且位置相对表浅肺癌，给予根治性剂量照射，一些病例取得较好局部控制效果，为当地患者提供就近治疗选择，积累早期肺癌放射治疗经验。

2.姑息治疗　对于晚期肺癌患者，身体状况差、无法耐受复杂治疗，二维放射治疗发挥了重要作用。通过简单对穿野照射，给予肺部肿瘤局部镇痛、止血等姑息治疗，可缓解呼吸困难、咳嗽咯血等症状，提高患者临终生活质量，部分患者经姑息放射治疗后症状显著减轻，生存时间也有所延长，虽不能根治，但可给予人文关怀。

（二）在乳腺癌治疗中的应用

1.术后辅助放射治疗简化　早期乳腺癌保乳术后，在放疗资源有限时，二维放射治疗可提供简化辅助方案。采用切线野照射全乳，利用楔形板优化剂量分布，保证乳腺组织基本剂量覆盖，降低局部复发风险。虽美观效果、正常组织保护不及三维放射治疗，但在特定条件下满足治疗刚需，助力患者康复，降低医疗成本。

2.转移性乳腺癌缓解　针对乳腺癌骨转移、胸壁转移等局部病灶，二维放射治疗能快速缓解疼痛、控制肿瘤进展。通过单一固定野或小范围对穿野照射转移灶，减轻患者痛苦，改善生活质量，为全身综合治疗争取时间，增强患者对抗病魔信心。

（三）在食管癌治疗中的应用

1.早期探索与辅助　早期食管癌放疗探索阶段，二维放射治疗参与治疗，为后续技术改进积累经验。术后对可能残留肿瘤区域行二维辅助放射治疗，虽精度受限，也在一定程度降低局部复发风险，推动食管癌放疗发展，为如今精准放射治疗奠定基础。

2.姑息性减症放射治疗　食管癌晚期出现吞咽困难、食管梗阻，二维放射治疗可作为姑息手段。对食管局部肿瘤进行照射，一定程度减轻肿瘤压迫，缓解吞咽梗阻症状，使患者能进食流食或半流食，维持营养摄入，提高生存末期生活质量，为患者及其家属带来慰藉。

五、优势

1.设备简易成本低　相较于三维适形放射治疗、调强放射治疗等先进技术，二维放射治疗所需设备简单，主要依赖常规直线加速器与基础影像设备，无须复杂多叶准直器、影像引导系统等高额配置，设备购置、维护成本低，在基层医疗机构、经济欠发达地区易普及，让更多患者有机会接受放射治疗。

2.操作便捷易上手　基于平面影像的操作流程相对直观，放疗医师、技术员经短期培训即可掌握基本技能。从靶区勾画、计划设计到治疗实施，步骤简洁，不涉及复杂算法、软件操作，在紧急情况下，如应对突发肿瘤压迫症状，能快速启动放疗，缓解患者痛苦。

3.适用部分姑息场景　在晚期肿瘤患者姑息治疗中，二维放射治疗聚焦症状缓解，不求肿瘤根治。通过简单照射野设置，有效减轻肿瘤引起的疼痛、出血、梗阻等症状，为患者临终关怀助力，提升生存末期舒适度，以最小代价换取患者生活质量改善。

第四节 适形放射治疗

适形放射治疗（conformal radiation therapy，CRT）又称三维适形放射治疗（3D-CRT），是一种高精度的放射治疗技术，其核心运用各种技术手段，从多个方向将射线束精准投射至肿瘤部位，确保肿瘤受到致死剂量照射的同时，最大限度降低周围正常组织不必要的辐射损伤。

一、技术原理

1.射野适形原理　基于肿瘤的三维解剖结构信息，通过多叶准直器（MLC）、挡铅等物理装置对射线束进行塑形。MLC由众多可独立操控的叶片构成，如同精巧的百叶窗，依据肿瘤轮廓，在不同照射角度下灵活调整叶片位置，精准限定射线照射范围，确保射野形状与肿瘤在该角度下的投影高度一致，让射线如精准制导的"导弹"，直击肿瘤靶点，避免脱靶造成正常组织误伤。

对于一些特殊形状或不规则的肿瘤，还可定制个体化挡铅，利用其对射线的阻挡特性，进一步雕琢射野形状，使辐射剂量更精准地覆盖肿瘤，不放过任何一个肿瘤细胞隐匿角落，保障治疗效果。

2.剂量均匀性原理　在实现射野适形基础上，借助补偿器、组织不均匀性校正等技术手段优化剂量分布。补偿器能够调整射线在不同深度组织中的衰减差异，确保肿瘤内部剂量均匀，避免出现因剂量不均导致的肿瘤局部控制失败。同时，考虑人体组织密度不均匀性，如胸部的骨骼、肺组织密度差异显著，利用先进算法进行校正，使剂量计算与实际照射情况精准匹配，保证肿瘤各处接受足量且均匀的辐射，为彻底杀灭肿瘤细胞筑牢根基。

二、技术分类

1.常规适形放射治疗　采用静态或动态固定野照射方式。静态适形放射治疗是在每个照射角度预先设定好固定的射野形状，利用挡铅或MLC静态限定射线范围，依次从多个角度照射肿瘤，适用于形状相对规则、运动幅度小的肿瘤，如部分早期肺癌。动态适形放射治疗则在照射过程中，根据肿瘤位置变化或预先设定程序，动态调整MLC叶片位置，一定程度上适应肿瘤的微小位移，提升照射精准度，常用于邻近重要器官且有轻微活动的肿瘤，如纵隔肿瘤。

2.调强适形放射治疗（IMRT）　追求射野形状与肿瘤适形，同时注重射线强度在射野内的精准调控。通过逆向计划设计，结合复杂算法与计算机强大运算能力，根据肿瘤靶区及周围正常组织的剂量要求，动态调整MLC叶片运动、射线能量及剂量率等参数，实现肿瘤内部高剂量均匀覆盖，周边正常组织剂量陡降，适用于各种复杂形状、紧邻重要器官的肿瘤，如乳腺癌保乳术后瘤床及周围组织放疗，在保障疗效同时兼顾美观与功能保护。

3.容积弧形放射治疗（VMAT）　在IMRT基础上融合旋转照射技术的创新成果。治疗机架以特定角速度连续旋转，射线在旋转过程中，实时动态优化能量、剂量率以及

MLC叶片位置，从全方位、多角度对肿瘤进行螺旋式适形照射。这种方式在提升治疗效率的同时，凭借其对运动器官肿瘤卓越的适应性，如肺癌、食管癌等胸部肿瘤放疗，即使在呼吸、吞咽等生理运动影响下，仍能精准追踪肿瘤，保障剂量均匀性与适形度，为胸部肿瘤患者带来更优治疗选择。

三、操作流程

（一）治疗前准备

1.患者评估与准备　详见外照射治疗患者评估与准备。

2.设备与影像准备　精细校准放疗设备，包括直线加速器的能量、剂量率、射野平整度等参数，确保射线输出精准稳定。同步校准影像引导设备，如锥形束CT（CBCT）、MRI等，优化图像采集参数，提升图像清晰度与分辨率，为精准定位与靶区勾画提供坚实保障。

（二）治疗计划制订

1.影像采集与靶区勾画　详见外照射治疗影像采集与靶区勾画。

2.剂量处方与计划设计　详见外照射治疗剂量处方与计划设计。

（三）治疗过程实施

1.患者摆位与影像引导验证　详见外照射治疗患者摆位与影像引导验证。

2.放疗实施与实时监测　详见外照射治疗患者摆位与影像引导验证实施与实时监测。

四、在胸部肿瘤放射治疗中的应用

详见外照射治疗在胸部肿瘤放射治疗的应用。

五、优势

1.精准的剂量适形　无论是常规适形放疗的静态塑形，还是IMRT、VMAT的动态优化，均能紧密贴合肿瘤三维形状，实现肿瘤内部高剂量均匀覆盖，周边正常组织剂量陡降。在胸部肿瘤放疗中，相较于传统放疗，可大幅减少正常肺组织、心脏等受高剂量照射体积，提高治疗增益比，为患者生存预后增添有力保障。

2.可靠的影像引导　结合锥形线束CT（CBCT）等影像引导设备，在放疗全程实时监测患者体位、肿瘤位置变化，及时校正偏差，将放疗精度从传统毫米级提升至亚毫米级，确保射线始终精准聚焦肿瘤，极大减少因位置偏差导致的"漏照"与"误照"，保障放疗效果万无一失。

3.灵活的方案适配　凭借多种照射方式（常规适形、IMRT、VMAT）及丰富的剂量调控手段，能为不同分期、病理类型、部位的胸部肿瘤量身定制最优放疗方案。从早期规则肿瘤到晚期复杂、累及多器官的肿瘤，均可找到适配策略，满足个体化治疗需求，为患者提供最贴心治疗关怀，助力患者抗击病魔。

4.高效的治疗过程　VMAT尤为突出，在保证剂量精准的前提下，大幅缩短治疗时间，减少患者长时间固定体位带来的不适，提高放疗设备利用率。如胸部复杂肿瘤放疗，相较于常规调强放疗，VMAT治疗时间可缩短30%～50%，提升患者就医体验，让患者轻松接受治疗，加快康复进程。

第五节　调强放射治疗

调强放射治疗（intensity-modulated radiation therapy，IMRT）是三维放射治疗的拓展。理想的放射治疗技术应该是肿瘤病灶内放射剂量最高，尽量保护周围组织，而IMRT就是一种较为理想的放疗技术。IMRT需要高级计算机控制加速器的多叶光栅中的每一个叶片，在治疗过程中，这些多叶光栅的叶片可以独立运动，在一次治疗完成之后，可以同时给予不同区域所需要的不同剂量，这就是剂量强度调节。IMRT技术使用了现有的三维适形的所有技术，并通过基于计算机的各种优化算法，根据临床剂量需求，逆向生成非均匀的射束强度。因此，IMRT比三维适形放射治疗技术要求更高，肿瘤所接受的照射剂量分布更加适形，更容易得到足够的控制剂量，同时对正常组织保护也更好，患者获益也更多。

一、技术原理

1.射线调制原理　在IMRT实施中，直线加速器产生的高能X射线束通过多叶准直器（MLC）进行精细"裁剪"。MLC由众多可独立运动的叶片组成，依据预先设计的剂量分布计划，叶片在不同照射角度下迅速调整开合状态，对射线束进行强度调制，使射野内不同区域的剂量得到精确控制，如同用精密的模具塑造光线，让射线精准适配肿瘤复杂形状，确保肿瘤各处获得足够剂量，避免"冷点"残留肿瘤细胞。

VMAT在此基础上更进一步，治疗机架以恒定角速度旋转，射线在旋转过程中，不仅MLC叶片动态运动，射线能量、剂量率也协同变化。通过复杂算法实时优化，使得在任意时刻、任意角度，射线都能精准聚焦肿瘤，实现从各个方向对肿瘤的无缝贴合照射，如为不规则形状的胸部肿瘤打造定制化的"能量包围圈"。

2.剂量优化原理　基于患者的影像学资料，物理师利用逆向计划设计系统设定肿瘤靶区的剂量要求及周围正常组织的剂量限值。计算机通过复杂的迭代算法，不断调整射野参数、MLC叶片序列、剂量率等变量，寻找满足条件的最优剂量分布方案。这一过程摒弃传统正向计划的试错模式，以高效精准著称，确保肿瘤得到有效杀伤的同时，将正常组织的受照剂量控制在最低限度。例如，在肺癌放射治疗中严格限制肺部正常组织、心脏及脊髓的剂量，保障患者器官功能。

二、技术分类

1.固定野调强放射治疗（IMRT）　从多个固定角度（通常5～9个）向肿瘤靶区出束，每个角度的射野形状和强度通过MLC调制。优点是技术成熟，剂量分布精准度高，适用于各种复杂形状肿瘤，尤其对邻近重要器官、形状不规则且运动幅度小的胸部肿瘤，如纵隔肿瘤，能精细保护周围组织；缺点是治疗时间相对较长，患者需长时间保持固定体位。

2.容积弧形调强放射治疗（VMAT） 机架围绕患者连续旋转出束，射线能量、剂量率及MLC叶片运动实时动态优化。优势在于治疗效率大幅提升，可在较短时间内完成照射，减少患者不适，同时对运动器官肿瘤适应性强，如肺癌、食管癌等胸部肿瘤，在呼吸运动影响下仍能精准追踪肿瘤，保证剂量均匀性；局限性在于设备技术要求高，对数据处理和质量控制更为严格。

三、操作流程

详见外照射放射治疗的操作流程。

四、在胸部肿瘤放射治疗中的应用

详见外照射放射治疗在胸部肿瘤放射治疗中的应用。

五、优势

1.卓越的剂量适形性　无论是IMRT从固定角度精细调制，还是VMAT在旋转过程中的动态优化，均能紧密贴合肿瘤三维形状，实现肿瘤内部高剂量均匀覆盖，周边正常组织剂量陡降。在胸部肿瘤放疗中，相较于传统放疗，可大幅减少正常肺组织、心脏等受高剂量照射体积，提高治疗增益比，为患者生存预后加分。

2.精准的影像引导保障　结合锥形线束CT（CBCT）等影像引导设备，在放疗全程实时监测患者体位、肿瘤位置变化，及时校正偏差，将放疗精度从传统毫米级提升至亚毫米级，确保射线始终精准聚焦肿瘤，极大减少因位置偏差导致的"漏照"与"误照"，保障放疗效果万无一失。

3.灵活的治疗方案适配　凭借多种照射方式（IMRT、VMAT）及丰富的剂量调控手段，能为不同分期、病理类型、部位的胸部肿瘤量身定制最优放疗方案。从早期规则肿瘤到晚期复杂、累及多器官的肿瘤，均可找到适配策略，满足个体化治疗需求，为患者提供最贴心的治疗关怀。

4.相对高效的治疗过程　VMAT尤其突出，在保证剂量精准的前提下，大幅缩短治疗时间，减少患者长时间固定体位带来的不适，提高放疗设备利用率。

第六节　立体定向放射治疗

立体定向放射治疗（stereotactic radiation therapy，SRT）整合了前沿的立体定位技术、高精度的剂量投递系统以及缜密的治疗计划策略。SRT使用3D成像将多个小野三维聚焦在病灶区实施单次大剂量照射治疗，病灶区域剂量极高，等剂量曲线在病灶以外迅速跌落，病灶与正常组织剂量分明，最大程度地保护周围正常组织。

一、技术原理

1.多野聚焦原理　在治疗实施环节，直线加速器或伽马刀等放疗设备依据预先设定的计划，从多个非共面的角度向肿瘤靶区发射射线。相较于传统单野或共面照射，多野聚焦能显著提高肿瘤靶区的剂量均匀性，有效规避"冷点"（剂量不足区域），确保肿瘤细胞无处遁形。以肺癌为例，针对肺部小结节，多野聚焦可紧密贴合结节复杂形状，实现精准覆盖。

2.剂量陡降原理　得益于精准的定位与巧妙的射野设计，SRT技术使得辐射剂量在肿瘤边缘迅速下降，形成陡峭的剂量梯度。这意味着在给予肿瘤高剂量"剿灭"的同时，周边正常组织所受剂量急剧降低。例如，在乳腺癌保乳术后瘤床放疗中，通过立体定向技术，瘤床区域接受足量照射以预防复发，而周围正常乳腺组织受照剂量则被控制在极低水平，有效减少乳腺纤维化、外形改变等并发症风险。

3.定位与影像引导原理

（1）立体定位框架技术：早期SRT常依赖立体定位框架，患者需佩戴特制的金属框架固定头部或身体相应部位。框架上设有精确的坐标标记，配合CT、MRI等影像扫描，放疗医师能够依据这些坐标精准确定肿瘤在三维空间中的位置，为后续放疗计划制订提供精准坐标。这种方式在脑部肿瘤放疗中曾广泛应用，确保射线精确指向微小病灶。

（2）无框架影像引导技术：随着技术革新，无框架影像引导技术蓬勃发展。它利用实时X射线成像、锥形线束CT（CBCT）、MRI等先进手段，在放疗过程中持续捕捉患者体位、肿瘤位置的动态变化。通过图像配准算法，将实时影像与治疗计划影像精准匹配，一旦发现偏差，立即自动调整放疗设备参数，确保射线始终精准聚焦肿瘤。如在胸部肿瘤放疗时，CBCT可实时监测因呼吸运动导致的肿瘤位移，及时校正，保障放疗精度。

二、操作流程

详见外照射放射治疗的操作流程。

三、在胸部肿瘤放射治疗中的应用

（一）在肺癌治疗中的应用

1.早期肺癌根治性治疗　对于无法耐受手术或拒绝手术的早期肺癌患者，SRT如同希望之光。多项临床研究表明，SRT治疗早期肺癌的局部控制率可高达90%以上，与手术疗效相当。通过精准聚焦肺部小结节，以数次高剂量照射，彻底摧毁肿瘤细胞，患者5年生存率显著提升，同时避免了开胸手术带来的创伤、术后并发症及漫长的康复期，为患者提供了高效、便捷的治疗新选择。

2.寡转移肺癌的局部治疗　当肺癌出现寡转移灶，如肺部、脑部、骨骼等部位仅有单个或少数几个转移瘤时，SRT可发挥独特优势。针对肺部寡转移瘤，精准的局部放疗可控制肿瘤生长，缓解症状，甚至有望延长患者生存期。临床实践发现，部分患者在接受肺部寡转移瘤SRT治疗后，转移灶得到长期控制，生活质量明显改善，为后续综合治疗争取了宝贵时间。

（二）在乳腺癌治疗中的应用

1.保乳术后瘤床补量　保乳手术后，瘤床区域是复发高危区，SBRT可在此精准发力。采用SBRT技术对瘤床进行局部补量照射，在确保全乳均匀受照达到预防局部复发剂量的基础上，对瘤床给予更高剂量，且凭借精准定位与剂量陡降特性，有效减少周围正常乳腺组织受照，降低乳腺纤维化、外形改变等并发症。研究显示，采用SBRT保乳术后患者乳腺外形满意度超80%，局部复发率控制在5%以下，实现了美观与疗效的双赢。

2.腋窝淋巴结局部放疗　对于腋窝淋巴结转移风险较高或已发生转移的乳腺癌患者，在腋窝清扫或前哨淋巴结活检后，SBRT可针对腋窝局部区域进行精准放疗。通过精细设计射野，避开肩部关键运动结构与上肢淋巴引流区域，减少上肢淋巴水肿、肩部活动受限等并发症，同时确保腋窝淋巴结区域得到有效控制，降低局部复发风险，提高患者术后生活质量。

（三）在食管癌治疗中的应用

1.术后吻合口复发的挽救治疗　食管癌术后吻合口复发是棘手难题，SBRT为患者带来新希望。针对吻合口复发病灶，SBRT能够精准聚焦，以高剂量照射控制肿瘤进展，缓解吞咽困难等症状。临床案例表明，部分患者经SBRT治疗后，吻合口肿瘤缩小，吞咽功能改善，生活质量得以提升，为后续姑息治疗或联合其他治疗手段创造了条件。

2.纵隔淋巴结寡转移的治疗　当食管癌出现纵隔淋巴结寡转移时，SBRT可作为重要治疗手段。通过对转移淋巴结精准定位、高剂量照射，抑制肿瘤细胞增殖，减轻压迫症状，如缓解纵隔器官受压导致的呼吸困难、胸痛等。与传统放疗相比，SBRT对周围正常组织损伤更小，患者耐受性更好，有望延长生存期，提高生存质量。

四、优势

1.超高的放疗精度　通过立体定位与影像引导协同，SRT将放疗精度推向极致，从传统毫米级跃升至亚毫米级甚至更高。无论是颅内微小病灶还是胸部隐匿肿瘤，都能精准锁定，极大减少因定位偏差导致的"漏照"与"误照"，确保射线直击肿瘤靶心，保障放疗效果。

2.高效的肿瘤杀伤　凭借多野聚焦与单次或数次高剂量照射策略，SRT能在短时间内给予肿瘤致命打击，肿瘤细胞在高剂量辐射下迅速凋亡。对于早期肿瘤可实现根治性治疗，对于寡转移瘤也能有效控制，显著提高肿瘤局部控制率，为患者带来更好的生存预后。

3.低毒副作用　精准的剂量投递与陡峭的剂量梯度，使得SRT在摧毁肿瘤的同时，最大程度保护周围正常组织。与传统放疗相比，放射性肺炎、食管炎、乳腺纤维化等并发症发生率大幅降低，患者在治疗后生活质量得以保障，减轻了身心负担。

4.便捷的治疗模式　多数SBRT方案为门诊治疗或短期住院治疗，无须长时间住院。如早期肺癌SBRT，患者通常只需数次门诊就诊即可完成治疗，避免了长期住院带来的不便、感染风险及高额费用，提升患者就医体验，回归正常生活节奏更快。

第七节　螺旋断层放射治疗

螺旋断层放射治疗（helical tomotherapy，HT）将兆伏级CT成像和调强放射治疗（IMRT）集成到一起，在患者平稳通过治疗机器的环形机架时，螺旋加速器围绕人体持续旋转并精准出束。治疗的同时，迅速采集断层影像，实时监测患者体内解剖结构的细微变化。依据这些动态信息，可以灵活调整放疗剂量的分布情况，形成高度适形、极致精准化的放疗方案，从而实现对肿瘤靶区的精准打击。

一、技术原理

1. 螺旋照射原理　相较于传统加速器，螺旋断层放射治疗采用环形机架，直线加速器固定在环形机架上。患者躺在环形机架中心的治疗床上，加速器围绕患者，在环形机架上旋转出束，按照放疗计划实现对肿瘤靶区的照射。相较于传统放疗技术，螺旋照射能够让剂量更加均匀地覆盖靶区，巧妙地避开剂量"冷点"与剂量"热点"。

2. 兆伏级CT成像原理　采用加速器产生的兆伏级X射线束作为成像源，当X射线束穿过患者身体时，不同密度的组织对射线产生不同程度的衰减。探测器阵列在机架旋转和治疗床移动过程中，持续记录不同角度和不同床位，采集X射线穿过患者后的射线强度分布作为投影数据并传输到后端服务器进行数据重建，使用滤波反投影算法或其他先进的迭代重建算法，将投影数据转换为横断面图像。兆伏级CT成像原理的特点是使用治疗射线源进行成像。射线路径、散射环境与治疗时高度一致，消除了kV级锥形束CT（kV-CBCT）中因射线能量和几何路径不同可能引入的系统误差。

二、剂量调控原理

1. 动态螺旋调强原理　通过机架连续旋转与治疗床匀速平移的时空耦合实现螺旋断层放射治疗的动态调强。治疗机架以360°持续旋转同步治疗床线性移动，形成螺旋状照射轨迹。运动过程中，64对二进制多叶准直器（MLC）以毫秒级速度动态调制射线束，在机架每旋转1°角度内完成高达50次开闭动作，将射线分解为数千个微束流（beamlets），通过四维时空剂量雕刻——即在机架旋转角度（空间）与叶片开合时序（时间）两个维度上精确控制每个体素的曝光时长，从而在复杂靶区内实现高梯度的适形剂量分布，同时确保危及器官的快速剂量衰减。

2. 逆向优化算法原理　治疗计划系统（TPS）以靶区覆盖度、危及器官限量及剂量均匀性为硬性约束条件，通过投影空间降维技术将三维剂量分布映射至机架旋转角度的二维投照平面（BEV视角）；基于卷积/叠加剂量算法实时计算每个机架角度下64对二进制多叶准直器（MLC）的叶片开闭序列与MU权重，并采用随机优化策略（如模拟退火算法）在数百万组参数组合中搜索最优解——通过调整螺距因子（0.25-0.5）控制螺旋照射重叠度、调制因子（MF>2.5）调节叶片开合复杂度，最终在满足临床约束前提下，实现靶区高适形度与危及器官剂量最小化的精准平衡。

三、操作流程

详见外照射放射治疗的操作流程。

四、在胸部肿瘤放射治疗中的应用

（一）在肺癌治疗中的应用

中央型肺癌伴纵隔淋巴结转移及大血管侵犯的放射治疗中，螺旋断层放疗（HT）

凭借其动态调强技术展现显著优势。通过360°旋转照射与二进制多叶准直器（MLC）的毫秒级调制，实现高剂量区与肿瘤靶区（包括不规则形态及毗邻危及器官）的三维空间剂量适形。以肺动脉受侵病灶为例，在确保处方剂量覆盖靶区（D95≥95%）的同时，可建立陡峭剂量梯度，显著降低血管放射损伤风险，提升局部控制率（LC）。

呼吸运动管理方面，HT整合兆伏级CT（MVCT）影像引导与呼吸门控技术，通过实时追踪肿瘤靶区在呼吸周期中的位移，动态优化剂量分布。针对周围型肺癌，呼吸门控系统在呼气末/吸气末时相触发束流照射，将靶区运动范围控制在＜5mm，有效减少计划靶区（PTV）外扩边界，使正常肺组织受照体积（V20）降低15～30%，从而显著降低放射性肺炎（RP）发生率（CTCAE≥2级），改善患者肺功能预后。

（二）在乳腺癌治疗中的应用

1. 保乳术后全乳与瘤床同步放疗　螺旋断层放疗（HT）通过多靶区优化技术实现全乳照射与瘤床加量的同步整合。于二进制多叶准直器（MLC）的毫秒级调制，在确保全乳均匀受照、达到预防局部复发剂量的同时，对瘤床区域精准加量，且巧妙避开乳腺组织剂量"热点"，大幅降低乳腺纤维化、外形改变等并发症。研究表明，采用HT保乳术后患者乳腺外形满意度超过80%，局部复发率控制在5%以下。

2. 区域淋巴结放疗优化　针对腋窝及锁骨上淋巴结引流区放疗，HT可根据淋巴结分布特点，灵活调整照射野形状与剂量分布，巧妙避开肩部关键运动结构与上肢淋巴引流区域，减少上肢淋巴水肿、肩部活动受限等并发症，显著提高患者术后生活质量。临床数据表明腋窝放疗相关并发症发生率降低约25%。

（三）在食管癌治疗中的应用

1. 长靶区剂量分布优化　针对累及长度>5cm的食管癌（AJCC T3-4期），螺旋断层放疗（HT）通过连续床移与360°旋转照射实现纵轴方向剂量均一性控制。其螺旋照射模式消除传统多野衔接的剂量冷点，确保临床靶区全长满足根治剂量覆盖。剂量学分析显示：相较分段调强放疗，HT将靶区均匀性指数（HI）提升至≤0.07，临床研究证实其使病理完全缓解率提高8～12%。

2. 食管与毗邻器官保护　凭借实时影像引导与动态MLC精细雕刻剂量，HT能实时监测食管蠕动、位置变化，精准避开食管正常黏膜过度受照，同时降低对心脏、脊髓等毗邻器官的辐射损伤。中重度放射性食管炎发生率从40～50%降至20～30%，心脏损伤风险显著降低，为患者减轻痛苦、改善预后。

五、优势

1. 高度适形的剂量分布　螺旋断层放射治疗结合螺旋照射与动态MLC调节，加速器能从各个方向精准出束，实现肿瘤内部高剂量均匀覆盖，周边正常组织剂量陡降，剂量线与肿瘤的三维形状高度适形。相较于传统放疗，可显著减少正常肺组织、心脏等受高剂量照射体积，大幅提高治疗增益比。

2. 精准的影像引导　兆伏级CT成像功能，能实时检测患者影像信息，反馈患者解剖结构变化情况，配合呼吸门控、吞咽监测等技术，及时捕捉肿瘤与正常组织动态变化，将放疗精度从传统毫米级跃升至亚毫米级，减少因摆位误差导致的"漏照"与"误照"情况，实现对肿瘤靶区的精准照射。

3.临床适应性广泛　螺旋断层放射治疗凭借多种治疗模式、灵活的剂量调控，为不同分期、病理类型、部位的胸部肿瘤，根据每位患者的个性化解剖机构，量身定制最优放疗方案。同时，螺旋断层放射治疗采用环形机架照射，打破传统加速器照射范围的局限，能照射更大范围的肿瘤靶区（常规加速器治疗区域一般小于40cm，而螺旋断层放射治疗长度可达160cm）。

六、结论

螺旋断层放射治疗（Tomotherapy）集影像引导与调强放射治疗于一体，通过治疗机架360°连续旋转同步治疗床匀速平移，形成螺旋照射轨迹；多叶准直器（MLC）配合兆伏级CT（MVCT），实现毫秒级时间-空间剂量雕刻，最终在复杂靶区中形成高适形度和高均匀性的剂量覆盖，为精准放疗提供全流程一体化解决方案。

第八节　图像引导放射治疗

图像引导放射治疗（image-guided radiation therapy，IGRT）是一种在影像图像引导下进行的放疗技术。它通过在患者进行治疗前和治疗中利用各种先进的影像设备（如CT、MRI、PET）对肿瘤及正常器官进行实时监控，可以纠正放疗期间摆位、器官运动、肿瘤体积变化带来的误差，并能根据器官位置的变化调整治疗条件，使照射野紧紧"追随"靶区，实现真正意义上的精确治疗。用于放射治疗系统的图像引导多种多样，有二维和三维之分，也有有辐射和无辐射之分。常见的有验证胶片、EPID、X线透视、X线片、超声、电磁、视频、CBCT、红外线定位系统、MR-Linac、光学体表成像等。每种引导方式都有其自身的优缺点，在临床实际治疗中，医师会根据患者的实际需要选择合适的引导方式。目前来说应用最为广泛的是锥形线束CT（CBCT），可以使用千伏级CT图像进行图像配准，保证位置精确。另外Clarity超声引导系统使用超声图像进行位置确认。光学体表VisionRT依据身体体表轮廓进行位置确认。在无法使用CBCT的非共面放疗时，可以使用正交成像系统。

一、技术原理

1.影像获取原理

（1）X射线成像：基于人体不同组织对X射线吸收差异，穿透人体后形成明暗对比影像，如传统X线片、CBCT。CBCT围绕患者旋转扫描，采集多角度X射线信息，经重建生成三维断层影像，清晰展现肿瘤与周围结构空间关系，常用于放疗前摆位验证。

（2）磁共振成像（MRI）：利用氢原子核在强磁场下共振特性，施加射频脉冲激发后采集信号，经复杂算法转换为高分辨率解剖与功能图像。其软组织对比度卓越，能精准勾勒肿瘤边界、识别肿瘤内部异质性，对脑部、头颈部及盆腔等软组织丰富部位肿瘤放疗意义重大，新兴的磁共振直线加速器（MR-Linac）更是将放疗与实时MRI完美融合。

（3）正电子发射断层扫描（PET）：借助特定放射性核素标记的示踪剂，肿瘤细胞因代谢旺盛摄取示踪剂增多，PET探测其衰变产生的伽马射线，构建反映组织代谢活性的影像，有助于精准识别肿瘤活性区域，在肺癌、淋巴瘤等全身性疾病放疗分期与靶区勾画中作用突出。

2. 图像配准与引导原理

（1）图像配准：将治疗前计划影像（如定位CT）与治疗中实时或重复获取影像进行空间匹配，通过特征点识别、灰度值匹配等算法，精确找到对应解剖结构，计算二者位置偏差，为后续调整提供依据。

（2）引导放疗实施：依据配准结果，若发现肿瘤位置偏移或正常组织位移超出允许范围，放疗设备控制系统自动微调照射野方向、大小，或移动治疗床，纠正偏差，确保射线精准命中靶区，如肺癌放疗时应对呼吸运动导致的肿瘤位移。

二、技术方法

（一）基于X射线的图像引导方法

1. 二维X射线透视

（1）原理：发射低剂量X射线穿透人体，在荧光屏或数字探测器上实时显示平面影像，可动态观察体内金属标记物或高对比结构运动轨迹，如在前列腺癌放疗中追踪植入的金标，监测其随器官蠕动位移。

（2）应用：常用于放疗摆位初步校验，以快速判断患者体位大致准确性，为进一步精细调整提供方向，操作简便、成像迅速，但二维影像信息有限，难以完整呈现复杂解剖结构。

2. 锥形线束CT（CBCT）

（1）原理：围绕患者旋转X射线源与探测器，多角度采集数据后重建出三维体层影像，分辨率可达亚毫米级，清晰呈现肿瘤、骨骼、软组织全貌，且辐射剂量较传统诊断CT低。

（2）应用：广泛用于放疗各环节，治疗前精确摆位，对比计划CT纠正患者三维空间位置偏差；治疗中定期复查，监测肿瘤体积、形状及位置变化，如鼻咽癌放疗期间每周CBCT扫描，及时发现肿瘤退缩或复发迹象，调整放疗计划。

（二）磁共振成像（MRI）引导方法

1. 介入性MRI引导

（1）原理：在开放式MRI系统中，利用实时MRI影像引导介入操作，如穿刺活检、粒子植入等，凭借卓越软组织分辨率，精准避开血管、神经等关键结构，确保介入路径安全。

（2）应用：在脑部肿瘤活检及部分难以手术切除肿瘤的局部治疗中优势显著，提高活检阳性率，降低并发症风险，为后续放疗精准靶区确定提供可靠病理依据。

2. 磁共振直线加速器（MR-Linac）引导

（1）原理：将直线加速器与MRI系统有机整合，实现放疗同时实时获取高清MRI

影像，动态监测肿瘤对射线响应，如肿瘤受照后血供、代谢变化，依此即时优化放疗剂量与射野。

（2）应用：处于前沿研究与临床探索阶段，初步应用于前列腺癌、宫颈癌等盆腔肿瘤放疗，有望突破传统放疗分次治疗局限，依肿瘤实时变化给予剂量，最大化肿瘤控制与正常组织保护。

（三）正电子发射断层扫描（PET）引导方法

1. PET-CT融合引导

（1）原理：将PET代谢影像与CT解剖影像同机融合，兼顾肿瘤生物学活性与精确解剖定位，精准识别肿瘤活性灶、勾画靶区，克服单纯CT或PET成像弊端。

（2）应用：在肺癌、食管癌等胸部肿瘤放疗前精准分期、靶区规划中起关键作用，精准筛选出真正需放疗的肿瘤组织，避免对无活性肿瘤组织或炎性假瘤过度照射，提高放疗疗效，降低毒副作用。

2. 治疗中PET监测

（1）原理：利用便携式PET设备或特殊设计的PET兼容放疗床，在放疗过程中适时监测肿瘤代谢变化，判断放疗即时效果，为是否调整放疗策略提供参考。

（2）应用：目前临床应用较少，处于研究拓展阶段，有望成为未来自适应放射治疗重要支撑，实现放疗全程动态优化，尤其针对放疗抵抗肿瘤，及时追加剂量或改变照射方式。

三、操作流程

详见外照射放射治疗的操作流程。

四、在胸部肿瘤放射治疗中的应用

（一）在肺癌治疗中的应用

1. 精准定位与呼吸运动管理　肺癌放疗因呼吸运动致使肿瘤位置持续波动，IGRT技术借助CBCT、四维CT（4DCT）等精准捕捉肿瘤运动轨迹，构建呼吸运动模型，实现个体化呼吸门控放疗。如4DCT可将肺癌放疗靶区从传统静态PTV细化为包含肿瘤呼吸动程的内靶区（ITV），配合呼吸门控装置，确保射线仅在肿瘤处于预设照射窗时发射，大幅提高肿瘤照射精准度，降低正常肺组织受照体积。

2. 靶区勾画与剂量优化　PET-CT引导下肺癌靶区勾画更精准，有效区分肿瘤活性组织与肺不张、炎性病变，避免靶区误扩或漏勾，使放疗剂量更集中于肿瘤。同时，MR-Linac实时监测肺癌放疗中肿瘤血供、代谢变化，对放疗抵抗区域及时追加剂量，优化剂量分布，提高肿瘤局部控制率。临床研究表明，采用IGRT肺癌患者局部复发率较传统放疗降低10%～15%。

（二）在乳腺癌治疗中的应用

1. 保乳术后放疗精准施照　保乳手术后瘤床精准定位是放射治疗的关键，IGRT结合乳腺MRI高分辨率影像，清晰勾勒瘤床边界，通过CBCT实时摆位校正，保证放疗射野精准覆盖瘤床，减少对周围正常乳腺组织照射，降低乳腺纤维化、外形改变等并发症发生率，提升患者乳房美观满意度，研究显示采用IGRT保乳术后患者乳腺外形满意度超80%。

2.腋窝淋巴结放疗精准控制　对于腋窝淋巴结放疗患者，IGRT利用X射线透视或CBCT实时监测腋窝区域，精准控制放疗剂量，避免上肢淋巴水肿、肩部活动受限等并发症。如通过实时影像引导，调整射野避开腋窝血管、神经密集区，使腋窝放疗剂量分布更合理，临床实践证实腋窝放疗相关并发症发生率降低约25%。

（三）在食管癌治疗中的应用

1.放疗全程食管保护　食管癌放疗易诱发食管黏膜损伤，IGRT技术实时监测食管蠕动、位置变化，通过CBCT扫描或食管内超声引导，调整放疗射野，避开食管正常黏膜过度受照，降低放射性食管炎、食管狭窄发生率。临床数据表明，应用IGRT后，中重度放射性食管炎发生率从40%～50%降至20%～30%，食管狭窄发生率降低约15%。

2.肿瘤剂量精准递增　借助PET-CT精准识别食管癌肿瘤活性部位，IGRT在放疗过程中依据肿瘤退缩情况，实时优化放疗剂量，对残留肿瘤活性灶精准加量，提高肿瘤局部控制率。临床跟踪发现，采用IGRT的食管癌患者肿瘤完全缓解率较传统放疗提高8%～12%。

五、优势

1.提高放疗精准度　通过实时、动态影像监测与精准配准，确保放疗射线精确聚焦肿瘤靶区，从传统毫米级精度提升至亚毫米级，减少肿瘤边缘"漏照"与正常组织"误照"，如肺癌放疗中呼吸运动管理使肿瘤照射误差显著减小。

2.优化剂量分布　依据影像反馈，实时调整放疗参数，实现肿瘤内部剂量均匀分布，同时降低正常组织高剂量受照区域，如乳腺癌保乳术后放疗借助IGRT实现瘤床与正常乳腺组织间理想剂量梯度，提高治疗比。

3.实现个体化放疗　综合患者个体解剖、生理、肿瘤生物学特征，借助多样影像技术，为每位患者量身定制放疗方案，适应不同肿瘤分期、部位、病理类型需求，如食管癌不同浸润深度、长度对应差异化放疗策略。

4.降低并发症风险　精准定位与剂量控制有效减少正常组织受照剂量、体积，降低放射性损伤发生率，改善患者生活质量，如胸部肿瘤放疗中放射性肺炎、食管炎等并发症显著减轻，患者耐受放疗程度提高。

第九节　剂量引导放射治疗

剂量引导放射治疗（dose-guided radiation therapy，DGRT）是近年来肿瘤放疗领域的一个新兴概念，是指在放射治疗实施过程中，通过实时或准实时监测患者体内实际接收的辐射剂量，重建剂量分布，并与预先设定的治疗计划剂量进行对比、分析，依据反馈信息动态调整放疗参数，从而解决摆位误差、器官运动、多叶光栅运动误差等造成的剂量传输失真，确保肿瘤靶区获得精准且足够的辐射剂量，同时最大限度降低正常组织受照剂量的一种先进放疗技术。其核心是将几个疗程放疗后测得的物理剂量分布与方案设计中设计的物理剂量分布要求进行比对，调整下一个放疗方案，使整个疗程后的最终物理剂量分布与方案设计要求一致。它打破了传统放疗仅依据治疗前计划"按部就班"执行的模式，引入动态管控理念，提升放疗精准性与安全性。

一、技术原理

1.剂量监测原理

（1）体内探测器：采用植入式或可穿戴式微型电离室、半导体探测器等，放置在靠近肿瘤靶区或关键正常组织处，直接测量辐射剂量。这些探测器依据电离辐射使介质电离产生电荷的原理工作，电荷经收集、放大、转换后传输至数据处理系统。例如，植入式电离室在肺癌放疗时可置于肿瘤周边，精准捕捉辐射剂量变化。

（2）体外探测器：利用环绕患者身体的大面积阵列探测器，如二维或三维闪烁探测器阵列，通过探测辐射与闪烁体相互作用产生的荧光信号强度来推算辐射剂量。其优点是能覆盖较大范围，实时监测体表及浅层组织剂量，为体内剂量分布推算提供边界条件。

2.剂量反馈与调整原理

（1）数据传输与分析：监测到的剂量数据通过有线或无线传输方式迅速送达放疗控制系统。系统内置专业软件，依据预先设定的剂量误差阈值、剂量体积直方图（DVH）等指标，对比实际剂量与计划剂量。若偏差超出允许范围，软件自动启动优化算法。

（2）放疗参数调整：优化算法根据分析结果对放疗设备的参数进行调整，如改变直线加速器的照射角度、射野大小、剂量率，甚至调整多叶准直器（MLC）叶片位置，确保后续照射剂量精准纠正。例如，当发现肿瘤某区域剂量不足，算法可指令设备增加该区域射野权重，精准补足剂量。

二、技术方法

（一）基于电离室的剂量监测方法

电离室作为传统且可靠的剂量监测设备，在DGRT中有广泛应用。其结构包含两个电极及填充气体，当辐射穿过时，气体电离产生离子对，在电场作用下形成电流，电流大小与辐射剂量成正比。在胸部肿瘤放疗中，可将小型电离室经皮穿刺植入肿瘤内部或邻近组织，精确测量肿瘤核心及周边剂量。其优势在于测量精度高、稳定性好，对高能辐射响应线性佳；缺点是植入有创，需专业操作，且可能影响肿瘤微环境，不适用于所有患者。

（二）半导体探测器监测方法

半导体探测器利用半导体材料的电离特性，如硅、锗等，辐射作用下产生电子-空穴对，其收集形成的信号与剂量相关。相较于电离室，半导体探测器体积更小、灵敏度更高，响应速度快，可实现高剂量率下的实时监测。在乳腺癌放疗时，可将半导体探测器置于乳腺组织表面或腋窝附近，快速反馈局部剂量变化，便于及时调整放疗策略。然而，其受温度、偏置电压等环境因素影响较大，需配套精密的校准与温控系统。

（三）光学剂量监测方法

1.荧光剂量监测

（1）原理：某些荧光物质在受到辐射照射后，内部能级结构改变，产生特征荧光发射，荧光强度与辐射剂量存在定量关系。将荧光探测器置于放疗区域，通过光纤传输荧光信号至光电探测器，经转换、放大后得到剂量信息。

（2）应用：在食管癌放疗中，可将荧光探测器通过内镜通道放置在食管肿瘤旁，实时监测食管黏膜受照剂量，预防放射性食管炎发生。优点是可实现微创甚至无创监测，能深入体内复杂部位；缺点是荧光物质存在光漂白、光稳定性差等问题，长期监测精度受限。

2.切伦科夫辐射剂量监测

（1）原理：当高能带电粒子（如放疗中的电子束）在介质（人体组织）中高速运动时，会产生切伦科夫辐射，其光强与粒子能量、运动轨迹及辐射剂量相关。利用光学成像系统捕捉体表或浅层组织的切伦科夫光，经图像处理算法推算体内剂量。

（2）应用：在胸部放疗时，可在患者体表安装切伦科夫光成像设备，快速直观地监测放疗过程中胸部体表的剂量分布，辅助判断体内剂量均匀性，为调整放疗参数提供依据。但该方法对光学系统灵敏度、背景光屏蔽要求高，且深层组织剂量推算存在一定误差。

三、操作流程

详见外照射放射治疗的操作流程。

四、在胸部肿瘤治疗中的应用

（一）在肺癌治疗中的应用

1.提高局部控制率　肺癌放疗中，呼吸运动使肿瘤位置实时变动，传统放疗难以精准锁定。DGRT技术借助植入式电离室等监测手段，实时跟踪肿瘤剂量，动态调整放疗参数，确保肿瘤在不同呼吸相位均能获得足量照射。临床研究表明，采用DGRT技术的肺癌患者，局部复发率较传统放疗降低15%～20%，肿瘤控制时间延长3～6个月。

2.降低放射性肺炎发生率　通过体外探测器实时监测肺部及心脏周边剂量，避免肺组织尤其是功能良好的肺叶过度受照。当监测到某区域肺组织接近耐受剂量时，及时调整射野或降低剂量率，减少放射性肺炎风险。数据显示，DGRT应用后，肺癌患者放射性肺炎发生率从30%～40%降至15%～20%，患者呼吸功能得以更好维持，生活质量提高。

（二）在乳腺癌治疗中的应用

1.优化保乳术后放疗　保乳手术后，准确界定瘤床靶区至关重要。DGRT技术结合乳腺MRI影像，利用半导体探测器精准监测瘤床剂量，保证放疗覆盖完整又不过度照射周围正常乳腺组织。研究发现，采用DGRT的保乳术后患者，局部复发率低于5%，乳腺外形满意度达80%以上，在提高肿瘤治愈率的同时兼顾了乳房美观。

2.减轻腋窝放疗并发症　对于腋窝淋巴结需放疗的患者，DGRT通过光学剂量监测等方法，精确控制腋窝区域剂量，防止上肢淋巴水肿、肩部活动受限等并发症。临床实践证实，应用DGRT后腋窝放疗相关并发症发生率降低约30%，患者上肢功能恢复更快，日常活动受影响更小。

（三）在食管癌治疗中的应用

1.保护食管正常组织　食管癌放疗易引发放射性食管炎、食管狭窄等并发症。DGRT技术运用荧光剂量监测等，实时监测食管黏膜剂量，调整放疗策略，使食管正常组织受照剂量控制在安全阈值内。据统计，DGRT应用后，中重度放射性食管炎发生率从50%～60%降到30%～40%，食管狭窄发生率降低约20%，患者进食梗阻等症状减轻，营养状况改善。

2.提升肿瘤治疗效果　通过实时剂量引导，确保食管肿瘤靶区得到充分照射，尤其对肿瘤浸润深度不同的区域，可依据剂量反馈精准加量，提高肿瘤局部控制率。临床跟踪发现，采用DGRT的食管癌患者，肿瘤完全缓解率较传统放疗提高10%～15%，患者生存周期有望延长。

五、优势

1.卓越的剂量精准性　无论是基于体表监测还是体内植入式监测，DGRT都能在放疗全过程实时掌握肿瘤及正常组织剂量动态。通过即时调控射线参数，确保肿瘤内部剂量均匀、足量，周边正常组织剂量严格受限，在胸部肿瘤放疗中，相较于传统放疗，可大幅减少正常肺组织、心脏等受高剂量照射体积，提高治疗增益比，为患者生存预后加分。

2.高效的治疗进程保障　凭借实时监测与自动调整功能，DGR极大减少治疗中断次数与重复摆位时间。如胸部复杂肿瘤放疗，相较于常规放疗，单次治疗时间可缩短30%～50%，提高放疗设备利用率，减轻患者长时间固定体位不适，提升就医体验，让患者轻松接受治疗，加快康复进程。

3.可靠的正常组织保护　精准的剂量控制使周围正常组织免受过量辐射，如胸部放疗时，肺、心脏、食管等器官功能得以悉心呵护。以肺癌放疗为例，放射性肺炎、心脏损伤等并发症发生率显著降低，患者放疗后生活质量得以保障，减轻了身心负担。

4.个性化的治疗方案适配　基于每位患者独特解剖、肿瘤特性与生理功能，DGRT全程收集剂量数据，经复杂算法生成个性化剂量方案，从早期规则肿瘤到晚期复杂、累及多器官的肿瘤，均可找到最优放疗策略，满足个体化治疗需求，为患者提供最贴心治疗关怀。

第十节 生物影像引导放射治疗

生物影像引导放射治疗（biological image-guided radiation therapy，BgRT）是将生物影像技术与放射治疗相结合的一种精准放疗技术。该技术利用生物影像手段获取肿瘤及正常组织的生物学、功能和解剖信息，在放射治疗的全过程中，实时或定期地对肿瘤靶区和周围正常组织进行监测和定位，同时考虑肿瘤的代谢、乏氧、增殖等生物学特征，从而更精确地实施放射治疗，提高肿瘤控制率，降低正常组织的放射损伤。

一、技术原理

放射治疗前，需对患者进行多种生物影像检查，如PET-CT、MRI等，获取肿瘤及周围组织的详细图像，为后续的靶区勾画和治疗计划制订提供基础数据，如下所述。

1. 核素显像　如正电子发射断层显像（PET），利用肿瘤细胞对某些放射性核素标记的代谢底物摄取增加的特性，如氟代脱氧葡萄糖（FDG），通过探测放射性核素在体内的分布来显示肿瘤的代谢活性。肿瘤细胞代谢旺盛，会摄取更多的FDG，在PET图像上表现为高代谢灶，从而帮助区分肿瘤组织与正常组织。

2. 磁共振成像（MRI）　基于人体内氢质子在磁场中的磁共振现象，通过施加不同的射频脉冲和梯度磁场，获取组织的质子密度、T_1、T_2等参数信息，生成高分辨率的软组织图像。MRI还可进行功能成像，如扩散加权成像（DWI）能反映水分子的扩散运动，用于评估肿瘤细胞的密度和活性；磁共振波谱成像（MRS）可检测组织内的代谢物变化，辅助判断肿瘤的性质和代谢状态。

3. 计算机断层扫描（CT）　通过X射线对人体进行断层扫描，根据不同组织对X射线吸收程度的差异，重建出人体的三维解剖图像，能清晰显示肿瘤的形态、大小、位置及与周围组织的关系。同时，通过注射造影剂进行增强CT扫描，可进一步观察肿瘤的血供情况等。

二、技术分类

1. 基于功能代谢影像引导　以PET为代表，在放疗计划制订阶段，将PET影像与CT解剖影像融合，精准勾勒出肿瘤生物靶区轮廓，为剂量设计提供依据。治疗过程中，部分设备可实时采集PET影像，动态监测肿瘤代谢变化，及时调整放疗策略。常用于肺癌、头颈部肿瘤等，对于识别肿瘤残留、复发灶有独特优势，如肺癌术后纵隔淋巴结可疑转移，PET引导放疗可精准打击隐匿病灶，避免不必要的大范围照射。

2. 基于分子影像引导　利用特异性分子探针标记肿瘤细胞特定分子靶点，如表皮生长因子受体（EGFR）、人表皮生长因子受体-2（HER-2）等，通过光学成像、单光子发射计算机断层扫描（SPE-CT）或PET等技术可视化靶点分布。放射治疗时，针对这些高表达靶点区域给予强化照射，实现分子靶向放疗。在乳腺癌、结直肠癌等肿瘤治疗中，对于HER-2阳性乳腺癌，分子影像引导可聚焦癌细胞关键靶点，提高放疗靶向性，增强局部控制效果，同时减少对周围正常乳腺组织及心肺的损伤。

3. 多模态影像融合引导　整合解剖影像（CT、MRI）、功能影像（PET、fMRI）及分子影像，发挥各自优势，全方位呈现肿瘤全貌。例如，在胸部肿瘤放疗中，CT提供精细解剖结构用于靶区勾画与正常组织定位，PET揭示肿瘤代谢活性，MRI补充软组织分辨信息，三者融合生成的综合影像指导放疗计划，确保射线从多角度、多层次精准锁定肿瘤，适用于复杂胸部肿瘤，如食管癌累及周围多器官，精准避开脊髓、心脏、气管等重要结构，提高治疗安全性与有效性。

三、操作流程

详见外照射放射治疗的操作流程。

四、在胸部肿瘤治疗中的应用

（一）在肺癌治疗中的应用

1.早期肺癌精准放疗　对于因心肺功能差、高龄等因素无法耐受手术或拒绝手术的早期肺癌患者，BgRT提供了超精准的根治性放疗方案。通过PET影像精准识别肺部小结节的代谢活性，确保射线精准聚焦肿瘤细胞富集区，局部控制率可达85%~95%，患者5年生存率显著提升，同时大幅减少对周围正常肺组织的辐射损伤，避免术后肺功能下降等并发症，为患者带来微创、高效的治疗选择。

2.局部晚期肺癌综合治疗　在局部晚期肺癌多学科联合治疗中，BgRT发挥关键协同作用。针对肿瘤原发灶及纵隔淋巴结转移灶，利用多模态影像融合精准勾勒生物靶区，给予高剂量照射，同时实时监测肿瘤细胞代谢、乏氧等状态变化，及时调整放疗策略，配合化疗、靶向治疗等手段，提高肿瘤局部控制效果，延长患者生存期，改善生活质量。临床研究表明，联合治疗较单纯放疗显著提高患者生存获益。

（二）在乳腺癌治疗中的应用

1.保乳术后放疗优化　保乳手术后，BgRT可实现全乳照射与瘤床精准补量的完美结合。借助分子影像技术定位瘤床区域癌细胞残留的潜在分子靶点，如HER-2等，对该区域进行靶向强化照射，在确保全乳均匀受照达到预防复发剂量的基础上，有效减少周围正常乳腺组织受照，降低乳腺纤维化、外形改变等并发症发生率。研究显示，采用BgRT的保乳术后患者乳腺外形满意度超85%，局部复发率控制在4%以下，兼顾美观与疗效。

2.区域淋巴结放疗提升　对于腋窝、锁骨上淋巴结需放疗的患者，BgRT优势尽显。通过功能代谢影像实时监测淋巴结代谢活性，精准识别转移淋巴结，避开正常腋窝结构，减少上肢淋巴水肿、肩部活动受限等并发症，同时保证淋巴结区域得到有效控制，降低局部复发风险，提高患者术后生活质量，临床实践中腋窝放疗相关并发症发生率降低约30%。

（三）在食管癌治疗中的应用

1.根治性放疗突破　食管癌根治性放疗中，BgRT可沿食管纵轴方向实现精准的剂量覆盖。利用PET影像精准定位肿瘤代谢活跃区，确保射线集中打击肿瘤细胞，避免常规放疗因射野衔接不当产生的"冷点"，提高肿瘤完全缓解率。临床跟踪发现，采用BgRT的食管癌患者肿瘤完全缓解率较传统放疗提高10%～15%，为患者带来更好的生存希望。

2.术后辅助放疗升级　食管癌术后，针对可能残留的肿瘤细胞或高危复发区域，BgRT能精准定位、给予适当剂量照射。通过多模态影像融合避开食管周围正常组织如心脏、肺的敏感区域，降低中重度放射性食管炎发生率从40%～50%降至20%～30%，心脏损伤风险显著降低，改善患者术后康复质量。

五、优势

1.精准靶向肿瘤生物特性　凭借先进生物影像技术，突破传统解剖影像局限，精准锁定肿瘤细胞代谢活跃区、乏氧区、分子靶点高表达区等生物学关键特征，引导射线精准打击这些放疗抵抗核心区域，提高肿瘤细胞杀伤效率。如在肺癌放疗中，针对肿瘤乏氧区强化照射，克服乏氧导致的放疗抵抗，提升局部控制效果。

2.实时动态调整放疗策略　在放疗全程，基于实时生物影像反馈，及时察觉肿瘤及微环境变化，动态调整放疗参数，包括射野、剂量率、射线能量等，确保射线始终精准追踪肿瘤靶区。如胸部肿瘤受呼吸运动影响，实时影像引导可即时校正肿瘤位移偏差，保障放疗精度，减少对正常组织的误照。

3.个体化治疗方案的定制　充分考虑每位患者肿瘤生物学异质性、机体功能状态等个体差异，结合多模态生物影像信息，量身打造最适配的放疗方案。从早期肿瘤到晚期复杂病例，均能为患者制订个性化方案，提高治疗效果与患者耐受性。

4.有效保护周围正常组织　通过精准识别肿瘤边界及生物学特征，严格控制射线在正常组织的涉足范围，大幅减少正常组织受照体积与剂量，降低放射性损伤风险，如乳腺癌放疗中减少乳腺及心肺并发症，保障患者生活质量与长期生存。

参考文献

［1］王绿化，朱广迎．肿瘤放射治疗学［M］人民卫生出版社，2021．
［2］鄂明艳，董丽华．肿瘤放射治疗学［M］．人民卫生出版社，2022．
［3］埃里克·福特．肿瘤放射物理学基础［M］．清华大学出版社，2024．
［4］乔尔·E.泰珀，罗伯特·L.富特等．临床放射肿瘤学［M］．中国科学技术出版社，2023．
［5］邵志敏，沈镇宙，徐兵河．乳腺肿瘤学［M］．3版．复旦大学出版社，2022．
［6］魏世鸿，陈学忠．乳腺癌放射治疗［M］．甘肃科学技术出版社，2012．
［7］许亚萍，毛伟敏．胸部肿瘤放射治疗策略［M］．军事医学科学出版社，2013．
［8］王绿化，于金明，傅小龙，等．中国非小细胞肺癌放射治疗临床指南（2020版）［J］．中华放射肿瘤学杂志，2020，29（8）：599-607．
［9］中国抗癌协会整合肿瘤学分会，中国抗癌协会肿瘤标志专业委员会．非小细胞肺癌放疗联合免疫治疗中国专家共识（2024版）［J］．中国癌症防治杂志，2024，16（5）：505-515．
［10］中国医师协会放射肿瘤治疗医师分会，李晔雄，王玉，等．乳腺癌放射治疗指南（中国医师协会2020版）［J］．中华放射肿瘤学杂志，2021，30（4）：321-342．

第4章
放射治疗固定技术

第一节 体位固定方式

一、体位固定的意义

放射治疗的体位固定是根据每位患者放射治疗的需求，按照其身体轮廓制作的"个性化"模具。该模具的作用是在放射治疗时固定患者的体位，并使患者在每次治疗时可以保持相同的体位。

体位固定是放射治疗流程中一个重要的环节，固定效果的好坏直接影响肿瘤靶区受照的范围、剂量的精度以及危及器官的受量。合理的体位固定可以提高患者治疗中的舒适度，增加每次摆位的重复性，减少工作人员的摆位时间，从而提高治疗的精准度和工作效率。

体位固定贯穿于整个放射治疗过程中，如何通过合适的体位固定增加每次放射治疗摆位的重复性，减小摆位误差？有研究分析采用体位固定分次间的方法，使体位移动偏差＜1mm，而无体位固定分次间的体位移动偏差＞3mm。如果位置偏差造成临床靶区（clinical target volume，CTV）部分体积少接受200cGy（处方剂量5000cGy的4%），肿瘤的控制率就可能降低5%～8%。因此，高精度的放射治疗离不开高精度的体位固定，体位固定直接影响到治疗的摆位误差以及治疗效果的优劣。

目前用于体位固定的固定装置和辅助装置较多，常见的有热塑头膜、热塑头颈肩膜、热塑体膜、真空垫、发泡胶、热塑型口咬器、牙模型口咬器、3D打印口咬器、固定体架、乳腺托架等。

二、体位固定的方式

（一）热塑膜

热塑膜（图4-1）是一种医用低温热塑特殊合成的高分子材料，常温下呈坚硬状态，在65～70℃的热水中加热后变柔软，可根据患者体型进行塑形，冷却20～25min后成形。被广泛应用于放射治疗中患者各部位的体位固定。

热塑膜的应用不仅可以减少患者不自主身体移动，使放射线对靶区的照射更加准确，又可以为放射治疗的摆位提供更加准确的位置信息。

热塑膜的品种繁多，不同厂家生产设计的材料、型号各不相同。根据固定部位可分为热塑头膜、热塑头颈肩膜、热塑体膜（图4-2）等。可根据不同的需求选择合适的热塑膜。

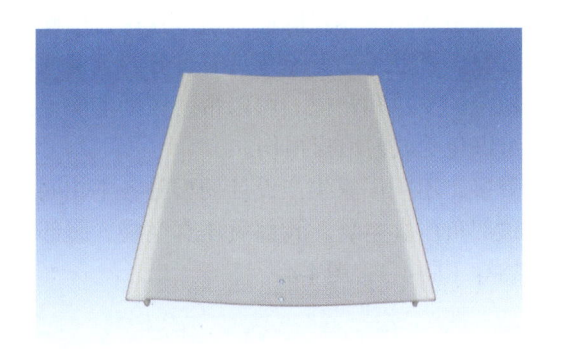

图4-1　胸腹部热塑膜

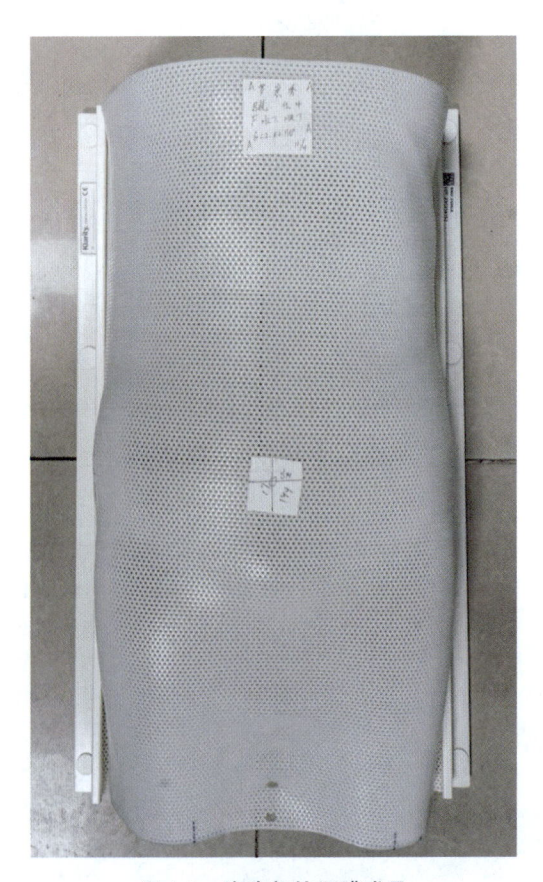

图4-2　胸腹部热塑膜成品

（二）负压真空袋

负压真空袋通常由密封的囊状面料制成，内部充满微小的泡沫颗粒。正常状态下呈松软状，抽气状态下可根据患者的身体轮廓进行塑形且保持坚硬的状态，是一种常见的放射治疗体位固定装置。负压真空袋的特点是具有良好的气密性和支撑性，能够与患者的身体紧密贴合，提供稳定的支撑和定位。可以帮助医师准确地确定放射治疗的靶区位置，同时保护周围正常组织免受放射治疗损伤。

负压真空袋的品种繁多，不同厂家生产设计的型号各不相同。根据固定部位不同可分为头部负压真空袋、颈部负压真空袋、胸部负压真空袋、腹部负压真空袋、骨盆负压真空袋和四肢负压真空袋等（图4-3、图4-4）。

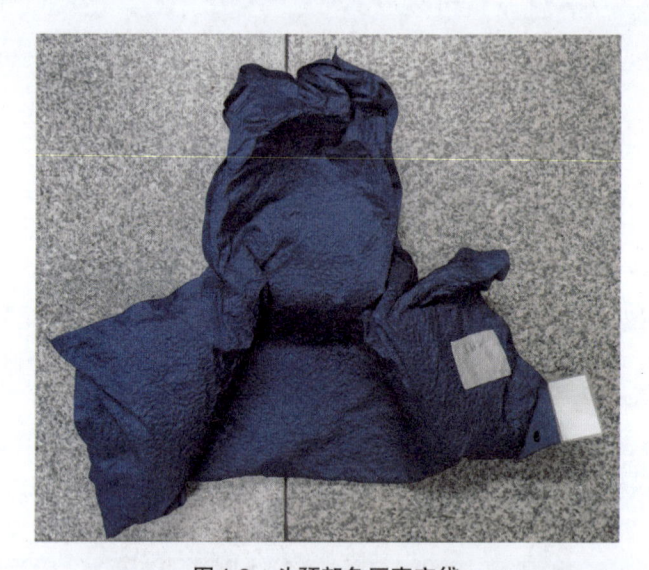

图4-3 头颈部负压真空袋

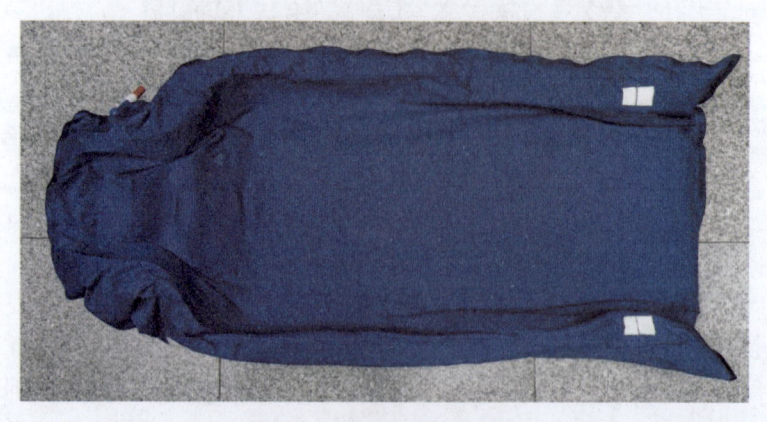

图4-4 胸腹部负压真空袋

（三）发泡胶

发泡胶（图4-5），其化学构成较为特殊，主要由氰酸聚亚甲基聚亚苯基酯（A料）和复合聚醚多元醇（B料）这两种关键化学物质组成。当这两种物质相互混合后，会迅速引发一系列复杂的化学反应。

在混合的瞬间，两种物质分子间的化学键开始重新组合，释放出能量，促使材料开始发泡膨胀。随着反应的持续进行，内部的气体不断产生，使得体积迅速增大。这个过程中，材料的温度会有所变化，在经过一段时间的发泡膨胀后，逐渐进入冷却阶段。随着温度的降低，发泡胶的分子运动逐渐减缓，开始进入塑形阶段。此时，它能够依据周围环境的形状，尤其是与人体体表接触时，自动贴合人体的轮廓，展现出卓越的适应性。经过一系列的反应与变化，发泡胶完成固化过程，形成聚氨酯结构。这种固化后的聚氨酯不仅具备自动塑形的独特固定方式，还拥有诸多显著优点。其结构强度极高，能够承受一定程度的外力挤压而不轻易变形，这使得它在固定人体部位时，可以提供可靠的支撑。同时，它还具有可任意切割的特性，方便根据实际需求进行形状调整，以更好地满足不同患者的个体化需求。此外，发泡胶的穿透性良好，能够在不破坏整体结构的前提下，实现与其他材料的良好结合。最重要的是，它与人体表面高度适形，能够紧密贴合人体轮廓，为患者提供舒适且稳固的固定体验，有效避免了因固定不当而可能引发的不适或位移等问题（图4-6）。

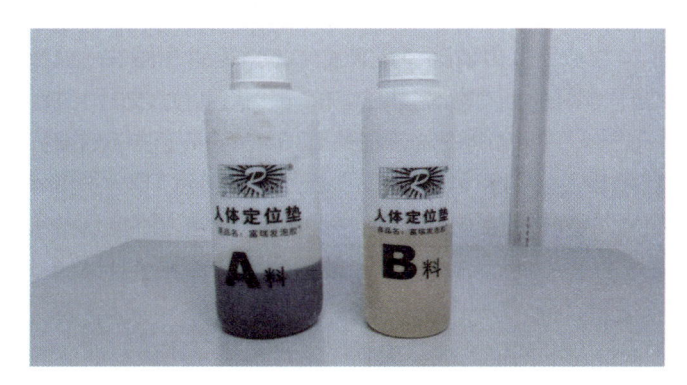

图4-5 发泡胶（A、B料）

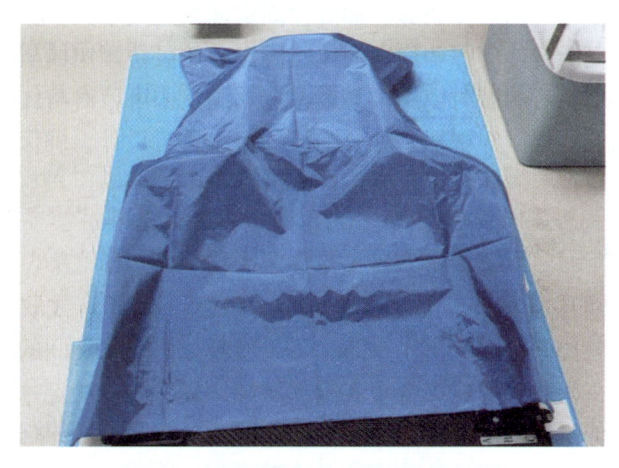

图4-6 头颈肩发泡垫（未注入发泡胶）

三、体位固定装置

在放射治疗领域，体位固定装置起着至关重要的作用，而这类装置通常选用碳纤维材料制作。碳纤维材料具有诸多独特优势，使其成为制作体位固定装置的理想选择。

首先，它对放射线具备极高的穿透性。这一特性极为关键，因为在放射治疗过程中，放射线需要精准地抵达靶区，以破坏肿瘤细胞。若固定装置对放射线的穿透性不佳，就可能会吸收或散射部分放射线，从而影响靶区所接收到的剂量，降低治疗效果。而碳纤维材料凭借其出色的穿透性，能最大限度减少对靶区剂量的影响，确保放射线顺利到达肿瘤部位，实现精准治疗。

其次，碳纤维材质的体位固定装置十分轻便。在实际临床操作中，医护人员常需要根据治疗需求对固定装置进行移动和调整。若装置过于笨重，不仅会增加医护人员的工作负担，还影响治疗的顺利进行。而轻便的特性使得这些装置易于搬动，提高了治疗过程的便捷性与效率。

再者，该装置具有强度高的特点，不易变形。放射治疗往往需要多次进行，每次治疗时患者的体位都必须保持高度一致，以确保放射线能准确作用于靶区。碳纤维材料制成的固定装置能够承受患者在治疗过程中的各种压力，始终保持稳定的形状，为患者提供可靠的体位固定，避免因装置变形导致体位偏差，从而保障治疗效果的稳定性与可靠性。

从分类来看，依据放射治疗时固定部位的差异，体位固定装置可细分为多种类型。头颈部固定体架专门用于固定患者的头颈部，考虑到头颈部器官的复杂性和敏感性，这类体架设计精巧，能够精准贴合头颈部轮廓，提供稳固的支撑，同时确保患者在治疗过程中的舒适度。

体部固定体架则主要针对患者的躯干部位，能有效固定身体，减少体部的移动。乳腺托架是为乳腺疾病患者设计的特殊固定装置，它充分考虑了乳腺的生理结构和治疗需求，在保证固定效果的同时，尽量减少对乳腺组织的压迫。一体化体架则整合了多种功能，能够适用于不同部位的固定需求，为临床治疗提供了更大的灵活性。

此外，根据放射治疗时患者的体位不同，体位固定装置又可分为仰卧位固定体架、俯卧位固定体架和侧卧位固定体架等。仰卧位固定体架适用于大多数需要仰卧进行治疗的患者，能提供全面的身体支撑和稳定的体位固定。俯卧位固定体架则针对一些特定疾病或治疗方案，要求患者俯卧时使用，其设计能够满足俯卧位时身体各部位的支撑与固定需求。侧卧位固定体架同样根据侧卧位治疗的特点进行设计，确保患者在侧卧位时身体的稳定性，为实现精准的放射治疗提供有力保障。

（一）头颈部固定体架

在放射治疗过程中，头颈部固定体架（图4-7）发挥着不可或缺的关键作用，它通常与头膜和头颈肩膜协同配合使用。头膜和头颈肩膜如同亲密无间的伙伴，与头颈部固定体架相辅相成。头膜能够紧密贴合患者头部轮廓，提供初步的定位与稳定作用；而头颈肩膜则进一步延伸至颈部与肩部区域，通过更广泛的覆盖范围，强化了整体的固定效果，三者共同构建起一个稳固且精准的固定体系。

该头颈部固定体架适用范围较为广泛，涵盖了多种疾病类型。其中，对于头颈部肿瘤患者而言，由于头颈部区域解剖结构复杂，包含众多重要的神经、血管以及敏感组织，在放射治疗时，精准的体位固定至关重要。头颈部固定体架能够确保在治疗过程中，肿瘤部位始终处于精确的照射位置，避免因体位移动而导致的照射偏差，从而提高治疗效果，降低对周围正常组织的损伤风险。

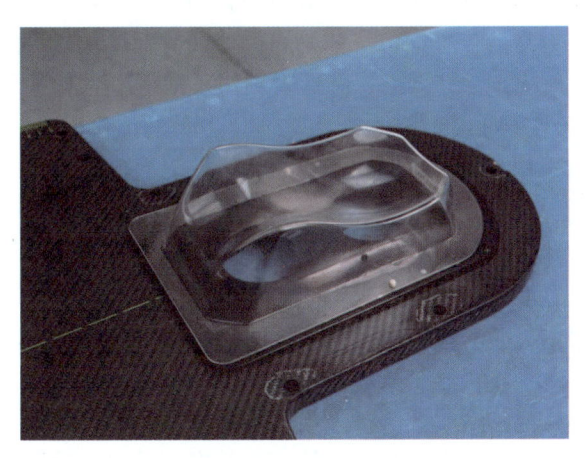

图4-7　头颈部固定体架

（二）体部固定架

体部固定架（图4-8）在放射治疗过程中扮演着关键角色，它通常与体膜、负压真空袋协同配合使用。体膜能够紧密贴合患者身体躯干部分的轮廓，为患者提供初步的定位和稳定支撑，如同为身体量身定制的"保护壳"。而负压真空袋则通过抽气形成负压，

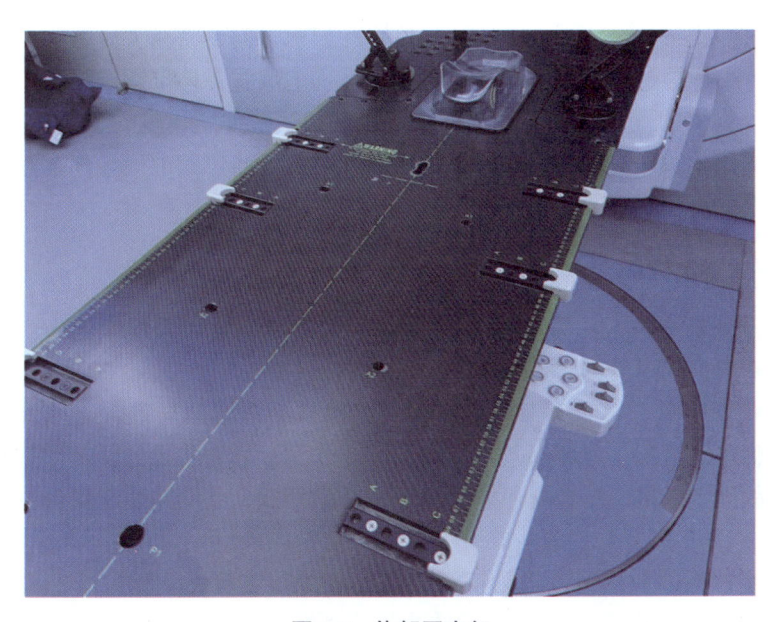

图4-8　体部固定架

进一步紧密包裹患者身体，增强固定效果，如同给身体穿上一层"紧致防护服"，三者紧密配合，共同为患者构建起稳固且可靠的体位固定体系。

体部固定架主要适用于胸部、腹部肿瘤患者的体位固定。胸部和腹部包含了众多重要的脏器，如心脏、肺、肝脏、肠胃等，这些部位的肿瘤治疗对体位的精准度要求极高。在放射治疗时，哪怕极其微小的体位变动，都可能导致射线照射偏离肿瘤靶区，从而影响治疗效果，甚至对周围正常组织造成不必要的损伤。体部固定架凭借其出色的固定性能，能够确保患者在治疗过程中身体始终保持在精确位置，使得放射线可以准确地聚焦在肿瘤部位，有效提高治疗效果，降低对周边正常组织的伤害风险。

此外，体部固定架还可用于肢体或特殊体位患者的体位固定。对于肢体部位的肿瘤治疗，尽管肢体结构相对简单，但在进行高精度放射治疗时，同样需要精准的体位固定。体部固定架通过其可调节的特性，能够满足肢体不同部位、不同角度的固定需求，确保射线准确无误地照射到病变部位。而对于一些因病情特殊需要采用特殊体位进行治疗的患者，体部固定架也能发挥其独特优势，依据患者特殊体位的要求进行灵活调整，为这部分特殊患者提供可靠的体位固定保障，使治疗得以顺利开展。

体部固定架在实际使用过程中展现出了极高的便利性。其设计充分考虑了医护人员的操作流程，整体结构简洁明了，医护人员无须经过复杂的操作培训，即可完成对患者的固定操作。这种便捷性不仅大大节省了治疗前的准备时间，提高了治疗效率，还降低了因操作复杂而可能引发的误差风险，为放射治疗的顺利进行提供了有力支持。

体部固定架的中间镂空部分设计独具匠心，对射线的影响极小。在放射治疗中，射线需要顺利穿透固定架抵达肿瘤靶区，若固定架对射线产生过多的阻挡、散射或吸收，将会严重影响治疗效果。体部固定架的中间镂空设计，巧妙地减少了固定架对射线的阻碍，使射线能够最大限度地保持其原有的能量和方向，精准地作用于肿瘤部位，确保了放射治疗的精准性和有效性。

在摆位方面，体部固定架依赖于体表标记线。体表标记线是在患者身体表面绘制的特定线条，这些线条与治疗计划中的肿瘤位置和照射方向紧密相关。医护人员在为患者进行摆位时，会依据这些体表标记线，将患者准确地放置在体部固定架上，确保患者的体位与治疗计划中的预设体位高度一致。体表标记线就如同导航的"坐标"，为体部固定架的摆位提供了明确的指引，保证了每次治疗时患者体位的准确性和重复性，从而有力地保障了放射治疗的精准性和稳定性。

（三）一体架定位板

一体架定位板（图4-9）通常与头膜、体膜以及真空袋协同配合使用，通过多样化的组合方式，满足不同患者的个体化需求。

头膜能够紧密贴合患者头部轮廓，为头部提供精准定位与稳定支撑；体膜则依据患者身体轮廓进行适配，对体部起到良好的固定作用；真空袋通过抽气形成负压，进一步强化整体的固定效果，三者与一体架定位板相辅相成，共同构建起稳固且可靠的固定体系。

一体架定位板的应用范围极为广泛，尤其在颈段食管癌、肺尖部肿瘤以及乳腺癌的放射治疗中发挥着重要作用。对于颈段食管癌患者，由于病变部位特殊，在放射治

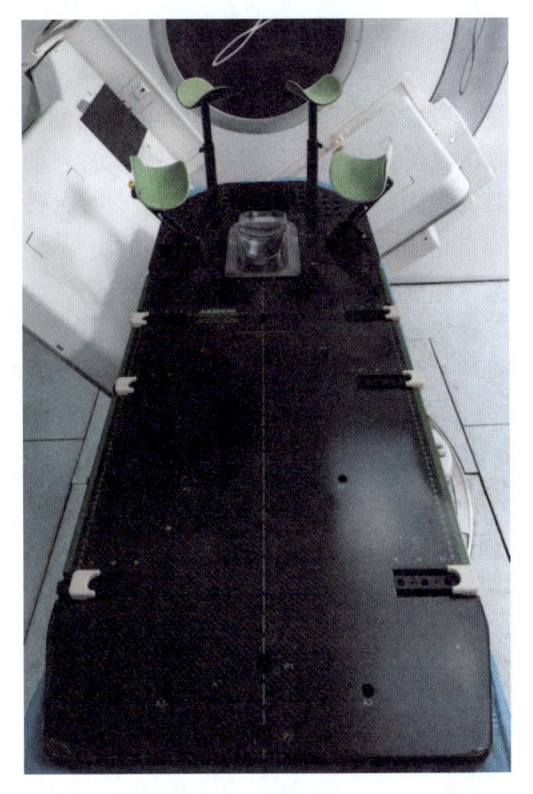

图4-9 一体架定位板

疗时，不仅需要精确固定头部，避免因头部移动影响照射精度，还需对体部进行稳定固定，确保在治疗过程中患者身体的任何细微变动都不会干扰到射线对肿瘤部位的精准打击。一体架定位板恰好能同时满足这两个需求，通过合理的组合方式，将患者的头部与体部紧密固定，为治疗提供可靠保障。

在肺部肿瘤的治疗中，由于肺尖位置靠近颈部，同样需要对头颈部和体部进行同步固定。一体架定位板凭借其独特的设计，能够实现对头部和体部的有效固定，保证在治疗过程中，肺尖部肿瘤始终处于射线的精准照射范围内，提高治疗效果，降低对周围正常组织的损伤风险。

对于乳腺癌患者，一体架定位板展现出了其独特的优势。它可通过特定的固定方式，将患者的腋窝固定，同时引导患者头部偏向健侧，从而充分暴露患侧颈部。这样的固定方式，一方面有助于在放射治疗时，使射线能够准确覆盖患侧乳腺及颈部可能存在的转移淋巴结区域，提高治疗的准确性；另一方面，也能在一定程度上减少对健侧乳腺及其他正常组织的不必要照射，降低并发症的发生率。

一体架定位板多种组合方式的存在，使得医护人员能够根据患者的具体病情、身体状况以及治疗方案的要求，灵活选择最适合的固定组合。这种灵活性大大提高了放射治疗体位固定的精准度和适应性，为不同患者提供了更加个体化、专业化的治疗支持，确保放射治疗能够更加安全、有效地进行。

(四）俯卧位专用固定架

俯卧位专用固定架是一款设计精巧、功能强大的医疗辅助设备，其主要配合体膜一同使用，能为患者提供精准且舒适的俯卧位固定。当患者准备使用该固定架时，需采取俯卧姿势。值得一提的是，在固定架的面部区域，精心设计了镂空的呼吸孔。这些呼吸孔的存在，充分考虑到患者在俯卧位时的呼吸顺畅问题，有效避免了因长时间俯卧可能导致的呼吸不畅等状况，为患者提供了基本的舒适保障。

此外，这款固定架具备高度的灵活性，能够依据患者的身高差异，灵活调整至适宜的位置。无论患者身材高矮，都能通过调整固定架，找到最适合的俯卧位姿态，进一步提升了使用的舒适度与精准度。

在临床应用方面，该固定架（图4-10）展现出显著的优势。尤其对于乳腺癌患者保乳术后的康复治疗，具有不可忽视的作用。当患者俯卧于固定架上时，患侧乳房能够自然下垂，而健侧乳房则稳稳地置于平台之上。这种独特的设计，不仅有助于保护健侧乳房，减少因治疗过程中可能产生的二次伤害，同时也为患侧乳房的恢复提供了相对适宜的空间和条件。

同时，俯卧位专用固定架的应用范围并不局限于乳腺癌患者。在宫颈癌、前列腺癌、直肠癌等盆腔肿瘤的治疗过程中，它同样发挥着重要作用。当患者俯卧于固定架时，腹部能够自然下垂，下腹部恰好置于横条之上。通过这样的体位设置，能够有效地减少小肠在放射治疗过程中的受照剂量。小肠作为人体重要的消化器官，对射线较为敏感，过多的照射可能引发一系列不良反应。而这款固定架通过合理的体位设计，最大限度地保护了小肠这一正常组织，降低了对小肠造成损伤的风险，为患者的治疗过程提供了更全面的保障，有助于提升整体治疗效果与患者的生活质量。

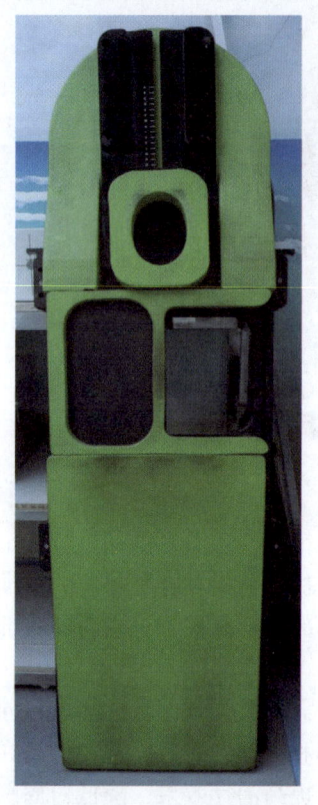

图4-10 俯卧位乳腺托架的固定体架

（五）乳腺托架

乳腺托架（图4-11）是一种针对乳腺相关治疗具有重要作用的辅助设备。它具体为高度可调节的楔形托架，这种独特的形状设计与可调节功能，使其具备卓越的适应性。通过调节托架高度，能够将患者的肩背部抬高至适宜的高度，从而达成使胸壁接近水平状的理想效果。当胸壁处于这样的状态时，放射治疗时涉及剂量分布的治疗过程中，能使剂量分布更加均匀。均匀的剂量分布对于乳腺疾病的治疗效果有着至关重要的影响，它可以确保治疗区域内的各个部位都能接收到相对一致的治疗剂量，避免因剂量不均而

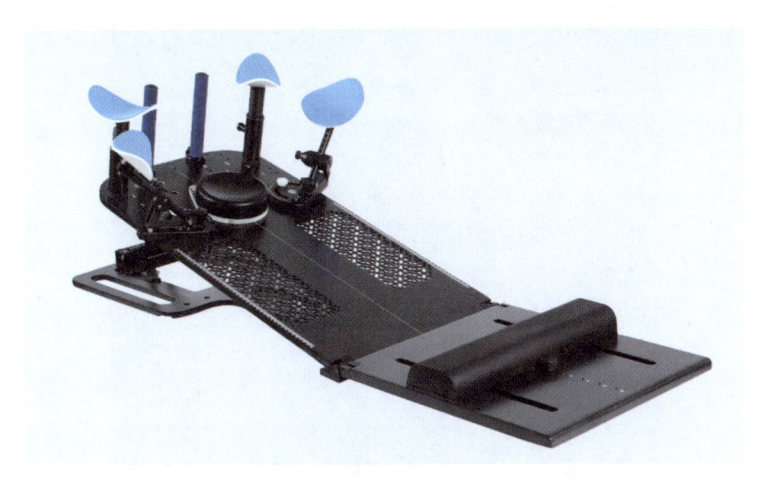

图 4-11 乳腺托架

导致部分区域治疗不足，部分区域又因剂量过高而产生不良反应，有效提升了治疗的精准性与安全性。

而在使用乳腺托架进行定位时，通常会采用在体表标记或者文身的方式。体表标记是一种较为常见且相对便捷的定位方法，医护人员会使用特定的标记笔在患者体表准确标记出治疗所需的关键位置，这些标记能够帮助在后续的治疗过程中，精准地将乳腺托架放置在合适的位置，确保患者的体位符合治疗要求。文身定位则是一种更为持久的定位方式，它通过将特定的标记图案纹刻在患者体表，为长期或多次进行治疗的患者提供了稳定且准确的定位标识，避免了因体表标记可能出现的模糊、消失等问题，进一步保证了治疗定位的准确性与一致性。

（六）特殊固定体架

由于不同的加速器在性能、结构以及治疗要求等方面存在差异，所以会运用到各种各样特定的特殊固定体架（图 4-12、图 4-13）。以先进的 MR-Linac 设备为例，它就需要配备与之相适配且带有刻度标识的体架板。

这种带有刻度标识的体架板对于精准治疗有着关键作用。刻度标识能够为医护人员提供精确的位置参考，确保在治疗过程中，患者的体位摆放达到极高的精准度要求。具体操作时，会将真空袋放置在该体架板之上。值得注意的是，为了进一步保障真空袋在治疗过程中的稳定性，避免因患者轻微移动或其他外力因素导致真空袋位置偏移，从而影响治疗效果，需要在真空袋的下面，分别在上下各放置一根卡条。这两根卡条看似简单，却有着不可或缺的作用。它们能够紧紧地卡住真空袋，使其牢固地固定在体架板上，无法在固定板上随意滑动。这样一来，就为患者在治疗过程中维持稳定的体位提供了可靠保障，进而确保治疗剂量能够准确地作用于预定的治疗区域，提高治疗效果与安全性。

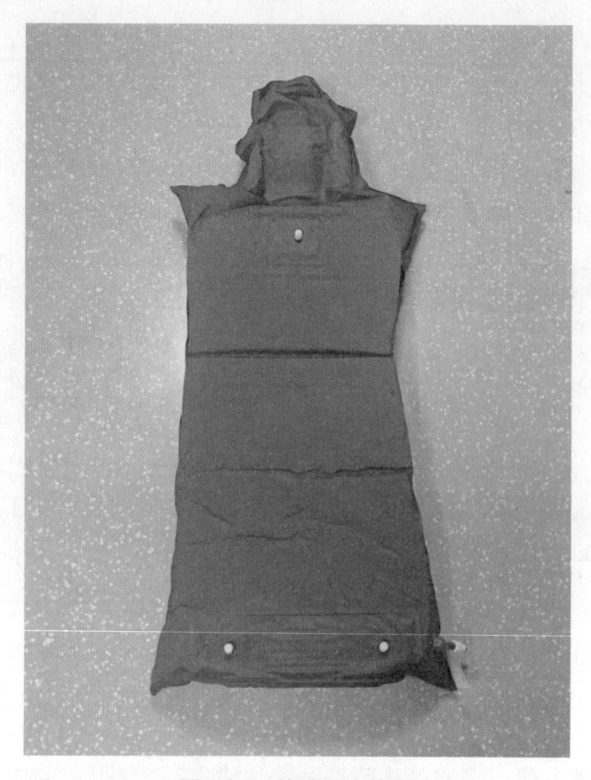

图 4-12 特殊固定体架

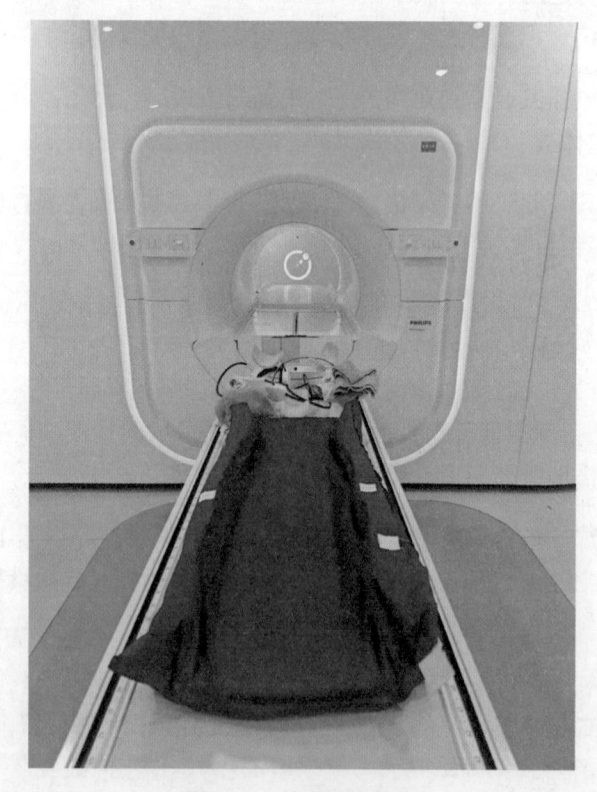

图 4-13 特殊固定体架

第二节　胸部肿瘤放射治疗的体位固定

胸部肿瘤主要包括肺癌、食管癌、乳腺癌、纵隔肿瘤等发生在胸部的肿瘤。体位固定技术是放射治疗计划设计与执行过程中极其重要的一个环节，是实现摆位可重复性和准确性的重要步骤。

胸部肿瘤放射治疗时多采取仰卧位，胸上段肿瘤体位固定常用体位是：仰卧位，双肩自然下垂，双臂自然伸直紧贴于身体两侧，手心向内，双腿自然伸直。胸中下段肿瘤体位固定常用体位是：仰卧位，双手抱肘或双手交叉置于额头，或是患者双上肢上举，置于手托架上抓住握杆。主要的固定方式有：头颈肩膜体位固定方式、颈胸部热塑膜体位固定方式、胸部热塑体膜体位固定方式、负压真空袋固定方式、发泡胶固定方式、胸部热塑体膜加负压真空袋或发泡胶固定方式、乳腺癌放射治疗的体位固定方式及其他特殊体位固定方式。

一、体位固定前准备

1. 患者的准备

（1）核对患者《体位固定申请单》和腕带上的信息（姓名、性别、年龄、病案号等），确认身份无误后安排时间，向患者及其家属介绍体位固定的重要性，并与患者沟通制作过程中的注意事项以及询问其能否耐受。

（2）要求患者脱去上衣，去除假发、身上佩戴的项链和吊坠等。

2. 固定装置的准备　根据《体位固定申请单》的要求选择合适的固定体架及附属模具。

二、体位固定实施

1. 头颈肩膜体位固定方式　使用放射治疗专用的头颈肩固定架、塑料头枕和头颈肩膜组合而成的固定方式，用于限制肿瘤患者体位移动，常用于胸上段肿瘤的体位固定。

精确摆放好头颈肩固定架，将头颈肩固定架的中轴线与纵向激光线重合。放射治疗师托住患者颈部，协助其平缓地躺下。躺下后让患者双手放于身体两侧或双手上举置于手托架上抓住握杆，确保身体的稳定性。摆位需要注意的是：通过激光灯进行精确摆位，确保身体正中线与纵向激光线重合，同时两侧外耳孔处于同一水平面，均匀平静呼吸，保持自然舒适状态。

头颈肩膜制作步骤如下。

（1）将头颈肩膜放置在65～70℃的恒温水箱中静置2～5min，待其完全透明软化后取出。

（2）取出软化的头颈肩膜后，将其放置在工作台面的毛巾上，尽可能除去膜上的水分，为了避免烫伤，当膜贴紧皮肤时应低于50℃。

（3）两名放射治疗师将软化的头颈肩膜覆盖在患者头部、颈部、上胸部的相应部位，将头颈肩膜的卡扣固定到头颈肩固定架的底板上，然后轻压患者的鼻梁、眉弓、下颌、肩膀等轮廓较为突出的部位，尽量让头颈肩膜的形态与患者体表轮廓贴合。直到头颈肩膜冷却成形20min左右（可根据气温适当调整），如果在冷却的过程中患者有任何不适都可以按下手中的报警器告知放射治疗师。

（4）待冷却完成后，在头颈肩膜的下缘做好标记线，以助于摆位的精准度，解开卡扣并释放患者，完成头颈肩膜的制作。

（5）制作完成后再次核对患者信息，并在白色胶布上标注信息，包括姓名、病案号、头枕型号、病区和医师、制作日期，并将其粘贴在头颈肩膜指定位置。

2.颈胸部膜体位固定方式　使用放射治疗专用一体化碳纤维板、低密度头枕和颈胸部热塑膜组合而成的固定方式，用于限制肿瘤患者体位移动，常用于胸中上段肿瘤的体位固定。

精确摆放好一体化碳纤维板，将一体化碳纤维板的中轴线与纵向激光线重合。放射治疗师协助患者缓慢躺下。躺下后让患者双手上举置于手托架上抓住握杆，确保身体的稳定性。摆位需要注意的是：通过激光灯进行精确摆位时，确保患者身体正中线与纵向激光线重合，同时确保两侧腋中线与水平激光线重合，两侧外耳孔处于同一水平面，胸部、腰部放松，紧贴床面，保持一种自然舒适的状态。

颈胸部膜制作步骤如下。

（1）将颈胸部膜放置在65～70℃的恒温水箱中静置2～5min，待其完全透明软化后取出。

（2）取出软化的颈胸部膜后，将其放置在工作台面的毛巾上，拭去其表面的水分。

（3）两名放射治疗师将软化的颈胸部热塑膜覆盖在患者颈胸部的相应部位，将颈胸部膜的卡扣固定到一体化碳纤维板的底板上，然后轻压患者的鼻梁、眉弓、下颌、肩膀、胸骨、双腋窝、肋弓下缘等体表标志明显的部位，使其与患者的身体相吻合。

（4）直到颈胸部热塑膜冷却成形20min左右（可根据气温适当调整），解开卡扣并释放患者，完成颈胸部热塑膜的制作（图4-14）。

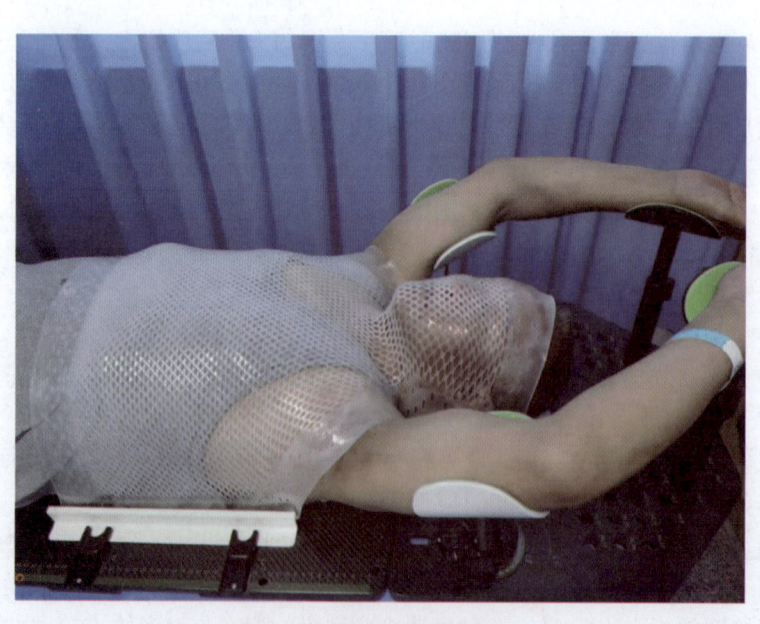

图4-14　颈胸部热塑膜塑形

（5）制作完成后再次核对患者信息，并在白色胶布上标注信息，包括姓名、病案号、头枕型号、手托架位置及角度、握杆的位置、病区和医师、制作日期，并将其粘贴在颈胸部热塑膜指定位置。

3.胸部体膜体位固定方式　使用放射治疗专用一体化碳纤维板、低密度头枕和热塑体膜组合而成的固定方式，用于限制肿瘤患者体位移动，常用于胸中下段肿瘤的体位固定。

精确摆放好一体化碳纤维板，将一体化碳纤维板的中轴线与纵向激光线重合。放射治疗师协助患者缓慢躺下，躺下后让患者双手上举置于手托架上抓住握杆，确保身体的稳定性。摆位需要注意的是：通过激光灯进行精确摆位，确保身体正中线与纵向激光线重合，同时两侧腋中线与水平激光线重合，嘱其胸部、腰部放松，紧贴床面，保持一种自然舒适的状态。

胸部体膜制作步骤如下。

（1）将胸部体膜放置在65～70℃的恒温水箱中静置2～5min，待其完全透明软化后取出（图4-15）。

（2）取出软化的热塑体膜后，将其放置在工作台面的毛巾上，拭去其表面的水分。

（3）两名放射治疗师将软化的热塑体膜覆盖在患者胸部的相应部位，将胸部膜的卡扣固定到一体化碳纤维板的底板上，然后轻压患者的胸骨、双腋窝、肋弓下缘、髂前上棘、肚脐等体表标志明显的部位，使其与患者的身体相吻合。

（4）直到热塑体膜冷却成形20min左右（可根据气温适当调整），解开卡扣并释放患者，完成热塑体膜的制作。

（5）制作完成后再次核对患者信息，并在白色胶布上标注信息，包括姓名、病案号、头枕型号、病区和医师、制作日期，并将其粘贴在热塑体膜指定位置。

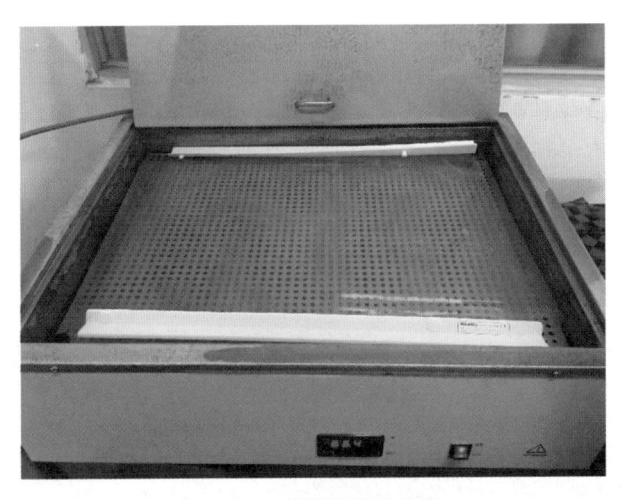

图4-15　软化的热塑体膜

4.负压真空袋固定方式　使用负压真空袋抽真空成形的固定方式，用于限制肿瘤患者体位移动，常用于胸部各段肿瘤的体位固定。

负压真空袋制作步骤如下。

（1）精确摆放好体架，确保其中线与纵轴激光线重合。将真空垫平铺于体架板上。

（2）两边的放射治疗师双手扶着患者肩部和后脑部，协助患者慢慢躺下并选择合适枕头，患者双手上举交叉于头上，嘱其胸部、腰部放松，紧贴负压真空袋。

（3）用激光线调整体位，使眉间、鼻尖、唇正中、胸骨切迹、肚脐落在纵向激光线上，并使两侧水平激光线落在腋中线。

（4）推挤负压真空袋，使其两侧包住患者身体，然后开始抽真空，压力控制在0.05～0.08MPa，直至负压真空袋变为硬质状态方可。

（5）在患者体表或者骨性标记明确的地方做相应的标记，以确保体位固定和每次治疗位置的可重复性。

（6）塑形完成后再次核对患者信息，并在白色胶布上标注信息，包括姓名、病案号、头枕型号和位置、病区和医师、制作日期，并将其粘贴在负压真空袋指定位置。

5.发泡胶固定方式　使用发泡剂膨胀、塑形的固定方式，用于限制肿瘤患者体位移动，常用于胸部各段肿瘤的体位固定。

发泡胶制作步骤如下。

（1）精确摆放好体架，确保其中线与纵轴激光线重合。在体架上放置限位边框。

（2）在体架的限位边框内放置固定塑料薄膜袋（图4-16）。

（3）将泡沫头枕及泡沫垫固定在体架相应位置，用以支撑头部及背部，待发泡胶凝固后可以提供更好的稳定性。

（4）放射治疗师双手扶着患者肩部和后脑部，协助患者慢慢躺下并调整体位，使其舒适、自然，嘱其胸部、腰部放松，紧贴床面，保证患者在整个放射治疗过程中的舒适度，为后续治疗的重复性提供保障。

（5）混合液体。将B料以1∶1的比例迅速倒入A料中，密封并均匀摇晃约10s，确保反应剂与催化剂充分反应（图4-17、图4-18）。

（6）让患者坐起来后将均匀混合的AB液体倒入薄膜袋中，并将混合液体慢慢涂抹均匀（图4-19）。待发泡胶充分发泡后嘱患者慢慢躺下，发泡胶会按照人体形状将间隙填充、成形。待发泡剂膨胀、塑形并固化后，发泡胶塑形固定完成（图4-20）。

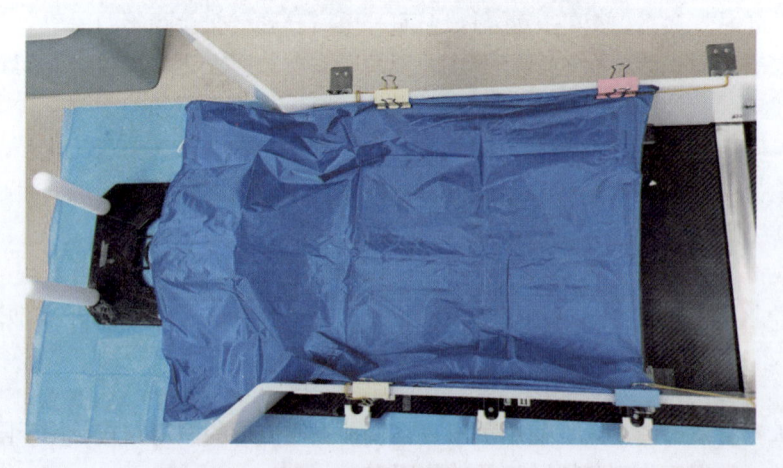

图4-16　一体架、胸部发泡垫（未注入发泡胶）

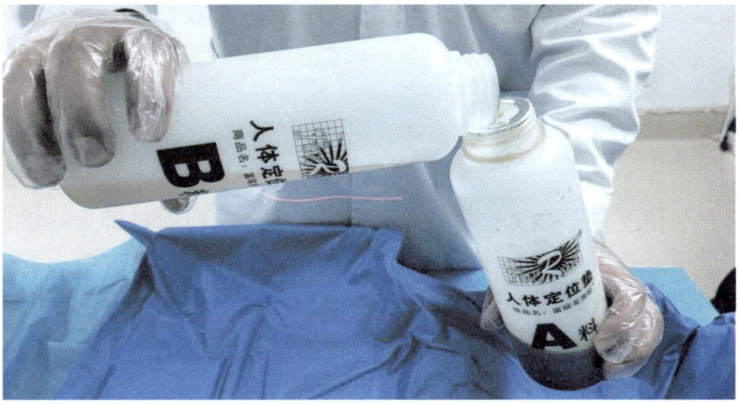

第4章　放射治疗固定技术

图4-17　B料倒入A料

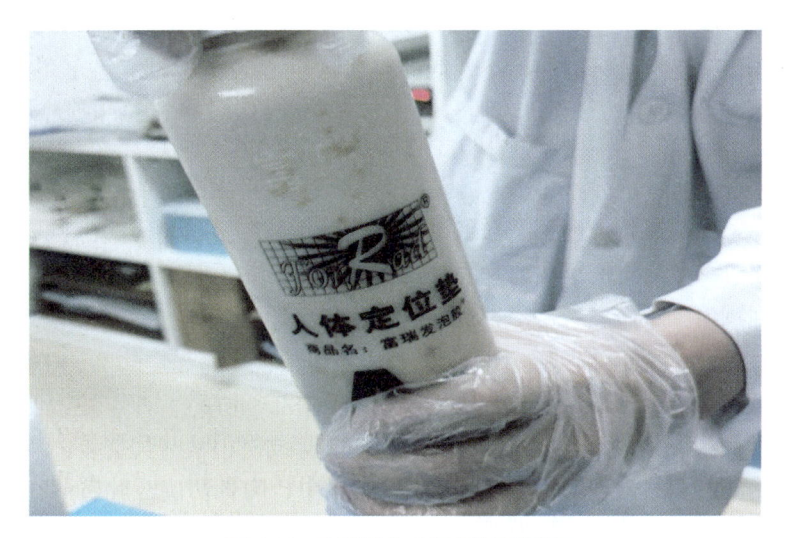

图4-18　B料倒入A料后迅速摇匀

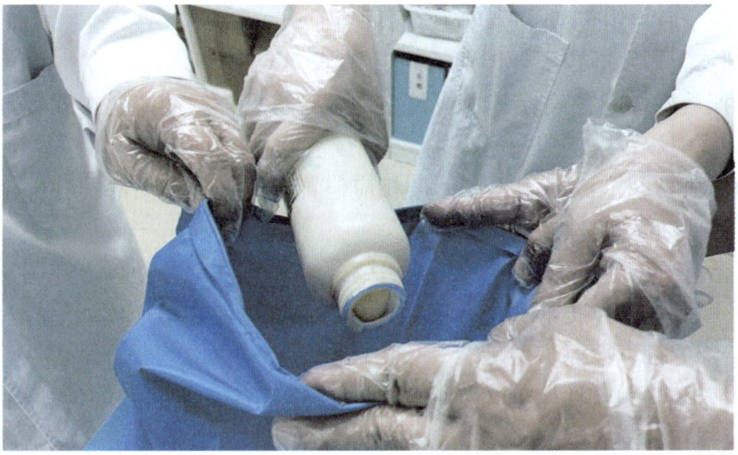

图4-19　迅速摇匀后倒入发泡垫

79

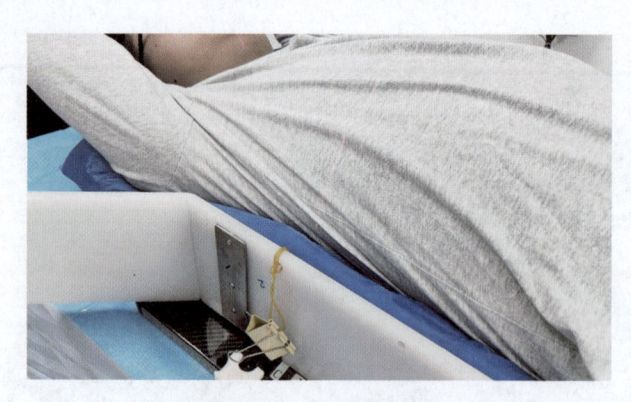

图 4-20　发泡垫成形

（7）在患者体表或者骨性标记明确的地方做相应的标记，以确保体位固定和每次治疗位置的可重复性。

（8）塑形完成后再次核对患者信息，并在白色胶布上标注信息，包括姓名、病案号、头枕型号和位置、病区和医师、制作日期，并将其粘贴在发泡胶成形垫的指定位置。

6.胸部体膜加真空垫或发泡胶配合体架的固定方式　使用放射治疗专用一体化碳纤维板、低密度头枕、负压真空袋（或发泡胶）和热塑体膜组合而成的固定方式，用于限制肿瘤患者体位移动，常用于胸中下段肿瘤的体位固定。

（1）胸部热塑体膜加真空垫配合体架的固定流程

1）精确摆放好体架，确保其中线与纵轴激光线重合。将真空垫平铺于体架板上。

2）两边的放射治疗师双手扶着患者肩部和后脑部，协助患者慢慢躺下并选择合适枕头，患者双手上举交叉置于头上，嘱其胸部、腰部放松，紧贴真空袋。

3）用激光线调整体位，使眉间、鼻尖、唇正中、胸骨切迹、肚脐落在纵向激光线上，并使两侧水平激光线落在腋中线。

4）推挤真空垫，使其两侧包住患者身体，然后开始抽真空，压力控制在0.05～0.08MPa，直至真空垫变为硬质状态方可。

5）塑形完成后再用热塑体膜进行综合固定。

（2）胸部体膜加发泡胶配合体架的固定流程

1）精确摆放好体架，确保其中线与纵轴激光线重合。在体架上放置限位边框。在体架的限位边框内放置固定塑料薄膜袋。

2）将泡沫头枕及泡沫垫固定在体架相应位置，用以支撑头部及背部，待发泡胶凝固后可以提供更好的稳定性。

3）放射治疗师双手扶着患者肩部和后脑部，协助患者慢慢躺下并调整体位，使其舒适、自然，嘱其胸部、腰部放松，紧贴床面，保证患者在整个放射治疗过程中的舒适度，为后续治疗的重复性提供保障。

4）混合液体。将B料以1∶1的比例迅速倒入A料中，密封并均匀摇晃约10s，确保反应剂与催化剂充分反应。

5）让患者坐起来后将均匀混合的AB液体倒入薄膜袋中，并将混合液体慢慢涂抹均匀。待发泡胶充分发泡后嘱患者慢慢躺下，发泡胶会按照人体形状将间隙填充、成形。待发泡剂膨胀、塑形并固化后，取下模具切除、修整周围多余的部分，然后让患者再次躺在塑形的发泡胶垫上，再用热塑体膜进行综合固定（图4-21）。

6）待固定完成后，患者体表或者骨性标记明确的地方做相应的标记，以确保体位固定和每次治疗位置的可重复性。再次核对患者信息，并在白色胶布上标注信息，包括姓名、病案号、头枕型号和位置、病区和医师、制作日期，并将其粘贴在热塑体膜的指定位置。

7.乳腺癌放射治疗的体位固定方式　乳腺癌放射治疗的体位需要满足以下条件：符合治疗的布野要求，考虑患者的手臂功能恢复状况，以及每次摆位时体位的重复性，通常有仰卧位和俯卧位两种。乳腺癌放射治疗的体位固定方式有：仰卧位乳腺托架的固定方式、俯卧位乳腺托架的固定方式、仰卧位乳腺手托架加腿托的固定方式、负压真空垫或发泡胶的固定方式。

（1）仰卧位乳腺托架的固定方式：仰卧位乳腺托架是由一个可调节角度的底板和两个可调节角度的手托架组成，手托部分是由臂托和腕托两部分组成。固定流程如下。

1）精确摆放好仰卧位乳腺托架，确保其中线与纵轴激光线重合。

2）将后背角度调节到一个舒适的角度。

3）让患者脱去上衣，去除首饰，双手置于手托架上，调整头枕、膝垫的位置和手托架角度，让患者以舒适姿势躺在乳腺托架上。仰卧位乳腺托架的固定方式的重点是：让患者的手臂外展，且角度≥90°，使胸壁及腋窝皮肤充分暴露；由于乳腺托架的后背、头枕、膝垫及手托架角度均可调节，所以在体位固定完成后要详细记录患者的姓名、病案号、乳腺托架的各个角度参数、对应的病区、医师和制作日期。

（2）俯卧位乳腺托架的固定方式：俯卧位乳腺托架是由手握杆、头部支撑、乳腺容纳器和支持板组成。固定流程如下。

1）精确摆放好俯卧位乳腺托架，确保其中线与纵轴激光线重合。

2）调节乳腺容纳器于患侧。

3）让患者脱去上衣，去除首饰，俯卧于俯卧位乳腺托架上，双手上举握住手柄，

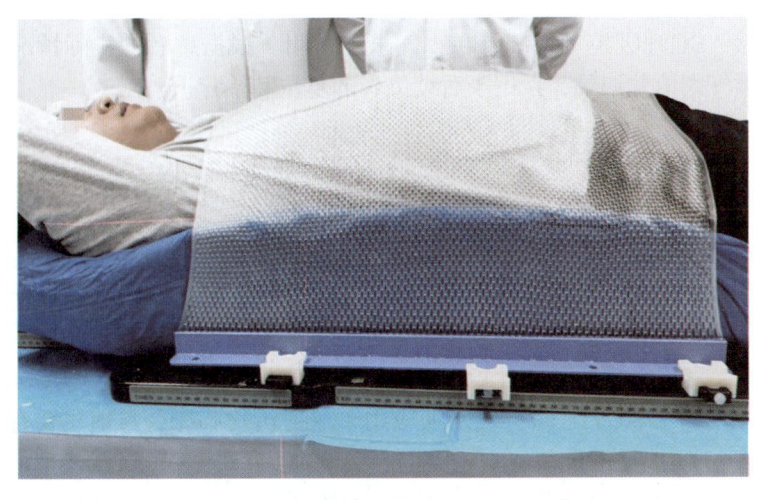

图4-21　胸部发泡垫＋胸部热塑体膜

调整膝垫位置，让患者以舒适姿势俯卧在乳腺托架上。

仰卧位乳腺托架的固定方式的重点是：让患者的患侧乳腺充分垂于乳腺容纳器内，用乳腺挡板使健侧乳腺尽可能远离患侧乳腺。在体位固定完成后要详细记录患者的姓名、病案号、乳腺托架的各个角度参数、病区和医师、制作日期。

（3）仰卧位乳腺手托架加腿托的固定方式：仰卧位乳腺手托架加腿托的固定是由一个手托架及一个腿托组成。此固定方式无须制作模具。

（4）负压真空垫或发泡胶的固定方式：负压真空垫的固定流程如下。

1）根据需求选择合适规格的负压真空垫，将负压真空垫平铺置于碳纤底板上，确保其中线与床中线平行。

2）放射治疗师协助患者放松地仰卧于负压真空垫上，双手交叉抱肘并置于额头，充分暴露胸壁。

3）推挤负压真空垫，使其两侧包住患者身体，然后开始抽真空，压力控制在0.05～0.08MPa，直至负压真空垫变为硬质状态方可。

4）负压真空垫固化后在患者手臂、身体其他合适位置用油性笔标注好水平和头足方向的限位，且在负压真空垫对应的位置贴胶布标注，以确保在定位和治疗摆位过程中因患者身体扭转而增加摆位误差。

乳腺真空垫或发泡胶的固定方式的重点是：告知患者在使用负压真空垫时用双手支撑真空垫内平面处或者治疗床边缘，不可使用双手按压真空垫两侧边缘，避免边缘受力变形而增加摆位误差。

8.其他特殊体膜固定方式　Bodyfix放射治疗体位固定系统的制作流程如下。

（1）将放气状态下的Bodyfix垫平铺于治疗床上，并摆好Bodyfix垫位置（即其中轴线与纵轴激光线重合）。

（2）让患者脱去上衣，去除首饰，以舒适体位躺在Bodyfix垫内。

（3）推挤Bodyfix垫，使其两侧包住患者身体，然后开始抽真空，压力控制在0.05～0.08MPa，直至Bodyfix垫变为硬质状态方可。

（4）塑形完成后放固定垫在患者易移动的关节上（如膝关节、髂骨、膈肌附近）。

（5）敷上薄膜抽取真空负压加固，并恒定负压状态及真空度（55～65mbar）。

（6）连接ABC呼吸控制系统，在吸气末（常用）根据患者的实际情况设置合适的屏气时间和屏气阈值并记录，以用于后续患者的复位和治疗。

第三节　二维X线模拟定位

靶区确定是放射治疗实施的一个关键步骤，这需要通过各种影像学手段来实现。通过影像学方法确定靶区的位置、范围及与正常组织的关系，"模仿"各种外照射治疗机的几何参数，如机架角度、准直器角度、源轴距、射野大小及治疗床角度等，来选择适宜的治疗方案，制订合理的治疗计划，这个过程称为模拟定位。

模拟定位设备于20世纪60年代末期应用于放射治疗临床。目前主要有传统的X线模拟定位机、CT模拟定位机和MR模拟定位机。在过去几十年，X线模拟定位机主要用来进行二维放射治疗的模拟定位。随着精确放射治疗时代的到来，特别是调强放射治疗技术的普及，二维模拟定位技术逐渐被取代。但因其具备治疗方法简单、对设备要求不高、费用相对较低等特点，仍可作为部分姑息放射治疗患者的选择。

一、X线模拟定位机的组成

X线模拟定位机的各个组成部分相互配合、协同工作，共同构成一个完整的定位系统，确保设备能够精准地完成定位任务。它由主机、支臂、机柜、检查床、操作台、X射线高频发生器、X射线影像增强系统等组成（图4-22）。

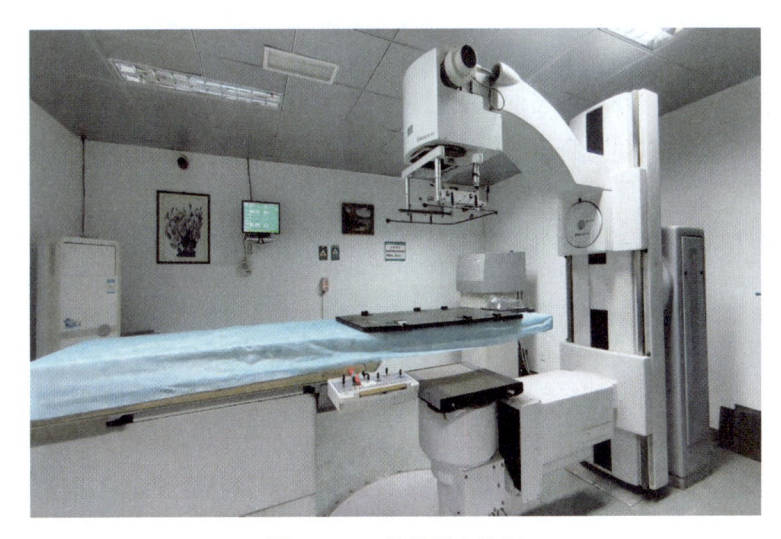

图4-22　X线模拟定位机

二、X线模拟定位机在放射治疗中的作用

1.确定肿瘤和重要器官的位置　通过X线影像系统，能够清晰显示患者的解剖结构，帮助医师准确定位肿瘤在体内的位置，包括肿瘤的中心位置、边界范围等，为后续的放射治疗计划制订提供准确的靶区信息。除了肿瘤，还能确定周围重要器官的位置，如心脏、肺、脊髓等，以便在放射治疗过程中尽量避开这些器官，减少对正常组织的损伤。

2.确定放射治疗照射参数　能够确定放射线照射的方向、角度等关键参数。医师根据肿瘤的大小、形状、位置以及与周围组织的关系，制订出最佳的照射计划，确保肿瘤区域得到足够的照射剂量，同时尽量减少对周围正常组织的照射。通过模拟定位机的射野界定功能，可以设计出合适的照射野形状和大小，使照射野与肿瘤的形状相匹配，提高放射治疗的精确性和有效性。

3.模拟治疗过程　通过观察模拟结果，评估治疗方案的有效性和安全性，提前发现可能出现的问题，并进行必要的调整和优化，从而提高治疗的成功率。

4.评估治疗效果　在治疗过程中，还可以定期使用X线模拟定位机进行复查，观察肿瘤的变化情况以及照射效果，及时调整治疗方案，确保治疗的有效性和安全性。

5.其他辅助作用

（1）靶区及重要器官运动范围确定：能够确定靶区（或危及器官）的运动范围，这对于一些会随着呼吸等生理活动而发生位置变化的肿瘤尤为重要，有助于制订更精准的放射治疗计划，减少因器官运动带来的治疗误差。

（2）检查射野挡块形状及位置：可以检查射野挡块的形状及位置是否准确，确保挡块能够有效遮挡不需要照射的区域，进一步提高放射治疗的精确性和安全性。

三、二维模拟定位技术的分类

二维模拟定位技术包括源皮距（source skin distance，SSD）定位技术和源轴距（source axis distance，SAD）等中心放射治疗定位技术，简称SSD技术和SAD技术。

1. SSD技术　固定源皮距照射技术，即将放射源到皮肤的距离固定，将机架的旋转中心也就是等中心放在照射野皮肤或者固定膜的表面，而将靶区中心放在放射源与放射线在皮肤入射点连线的延长线上。SSD可以采用单野照射，也可以采用多野照射。采用多野照射时，需要对每个照射野分别进行摆位，十分烦琐。而单野垂直照射技术就比较简单，容易实现。尽管剂量分布不够理想，但对于体积较小，比较表浅的靶区（如锁骨上淋巴结引流区和内乳区）仍是一种选择。

2. SAD技术　是临床中常用的照射技术。它是以治疗机的机架为半径，以机架旋转轴、治疗床旋转中心和准直器旋转轴的交点为旋转中心，这个交点被称为等中心点，只要将肿瘤或靶区中心放在这个等中心点上，无论机架处于任何角度，射线束中心必将通过肿瘤或靶区中心。该方法操作简单，重复性好，对于深部的肿瘤治疗较为准确。在摆位时需要特别注意升床高度的准确，才能保证肿瘤或靶区中心处于等中心点位置，不会"脱靶"。

对于SAD技术，临床常用的布野方式有两野对穿照射、两野交角照射、三野交角照射、箱式（box）四野照射、非对称野照射、切线野照射和不规则野照射等。

两野对穿照射主要用于处于中心位置的病变，当两野剂量比重相等时，可以在体位中心位置的两侧得到对称的剂量分布。对于偏体位一侧的病变，可以采用两野交角照射，同时为了能在靶区内形成均匀的剂量分布，需要使用楔形滤过板。对于食管肿瘤，由于靶区位于两侧肺之间，同时后方有重要器官脊髓需要保护，为了避免两侧肺接受过多的照射和减少脊髓的受照剂量，通常采用一前两后斜野的三野交角照射技术。

箱式四野照射也就是四野正交照射，其保留了两野对穿剂量均匀对称分布的特点，同时每对对穿野侧向的剂量得到补偿，使得靶区内的剂量分布更加均匀。

非对称野是指照射野的中心轴偏离射线束中心轴的照射野。其中半束（或称半野）照射是非对称野中的典型情况，它在非共面野的衔接中起着重要作用，可以使相邻照射野交界区的剂量分布更加均匀。如乳腺癌锁骨上区与乳腺切线野之间的相接；全脑全脊髓照射时全脑照射野与颈部脊髓照射野的相接等。

切线野照射技术在临床放射治疗中应用也比较广泛，如乳腺癌保乳术后的乳腺切线野放射治疗，头皮肿瘤的放射治疗等。乳腺癌保乳术后的乳腺切线野放射治疗可以使乳腺接受足量照射的同时尽可能地减少肺组织的剂量。

不规则野照射是根据病变和危重器官的位置，在规则的照射野中加设铅挡块而形成。如霍奇金淋巴瘤原发部位位于膈上时采用的斗篷野（图4-23），原发部位位于膈下时采用的倒Y形野；睾丸精原细胞瘤放射治疗时采用的狗腿野等。

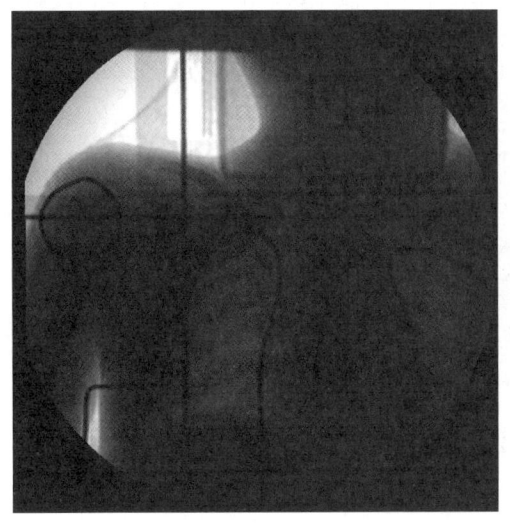

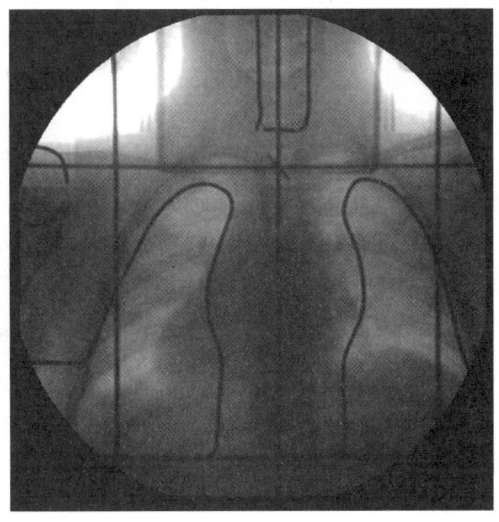

图4-23　斗篷野定位技术

四、胸部常见肿瘤的二维X线模拟定位技术

（一）肺癌二维X线模拟定位技术

见图4-24。

1.定位前准备　仔细阅读患者的定位申请单，核对患者基本信息包括姓名、性别、年龄、病案号等，根据主诉、诊断等信息了解肿瘤的位置和医师的意图，确定定位范围、定位技术、所需何种体位固定装置等；嘱患者脱去多余衣物，去除多余物品，并在

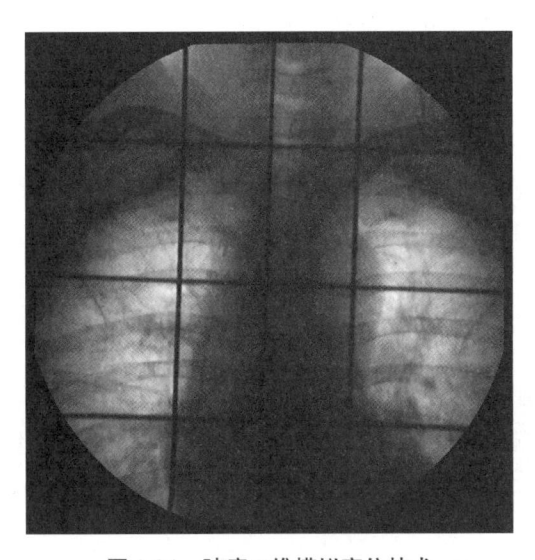

图4-24　肺癌二维模拟定位技术

整个定位过程中不要移动身体，保持平静呼吸。

2. 摆位和固定　患者体位固定方式与制作固定膜时体位一致。通常患者采取仰卧位或俯卧位，首先摆正头部，两侧耳孔连线与治疗床面平行，颈部处于正中；双肩放松，高度一致，肩部与背部尽量平贴于治疗床，双臂自然放松，贴近于身体两侧放于治疗床上，双腿并拢伸直；全身整体躺正，体中线与治疗床中线重合，于X线模拟定位机下定位。

3. 照射范围

（1）原发病灶位于肺上叶或中叶者，其照射范围包括原发病灶、同侧肺门和双侧中上纵隔淋巴引流区（射野下界到隆突下5～6cm）。

（2）原发病灶位于下叶，隆突下淋巴结阳性者，包括原发病灶、同侧肺门和全纵隔；隆突下淋巴结阴性者包括原发病址、同侧肺门和中上纵隔淋巴引流区。

（3）肺尖癌的照射范围包括原发病灶至少应超过可见肿瘤边界1～1.5cm，同侧锁骨上区及椎间孔；如无肺门淋巴结肿大，则可不必包括肺门及纵隔。

（4）原发病灶与肺门或纵隔转移淋巴结距离较远时，应分为两个区域照射：如上纵隔有淋巴结转移时，最好与胸部同设为一个照射野。

4. 设野技术　包括胸部"不规则大野"，侧野或斜野，锁骨上、下野等照射技术。

（1）胸部"不规则大野"：①上界。平胸骨切迹，上叶肺癌者，上界应达环甲膜水平。②下界。达隆突下5cm，下叶肺癌者，下界应达膈肌水平。③两侧界。纵隔健侧边缘外0.5cm，患侧边缘外1～2cm。④肺部照射范围。超出可见肿瘤边界的1～2cm。

（2）侧野或斜野：侧野或斜野上、下界同不规则野（纵隔淋巴结有转移时），或只包括原发灶外1.5cm肺组织及肺门（纵隔淋巴结无转移时）。

（3）术前照射：一般采用前胸和后背两野对穿照射。照射野包括CT或MRI显示的肿瘤及其周围1～2cm的正常肺组织，或仅照射手术切除有困难的部位。

（4）术后照射：纵隔淋巴结清扫后病理证实无转移，照射野仅包括病灶残留部位或切缘；有肿瘤残留同时淋巴结阳性者，则照射野应包括残留部位、同侧肺门以及上纵隔（原发病灶位于两肺上叶）或全纵隔（原发病灶位于两肺下叶）。切缘残留和切缘距离肿瘤边缘不足0.5cm时，应给予足量照射。

5. 定位步骤

（1）对患者正中矢状线：通过纵轴激光线调整床面及患者体位，使患者躯干正中矢状线与激光纵轴线重合。

（2）对患者体表光野位置：通过患者的CT和X线片明确病灶的位置，平移床面使射野入射点位置至患者胸部病灶区域，调整床高使两侧水平激光线位于患者胸部1/2体厚处。

（3）X线透视：在X线透视下寻找病灶，如果是术后患者可以通过手术银夹或术前CT、X线确定病灶位置。

（4）确定治疗等中心：旋转机架角度观察肿瘤靶区中心是否偏移模拟机"井"字形野中心点，如果有偏移调整床高，使"井"字形野中心点始终保持在肿瘤靶区中心区域。若为术后放射治疗，也可通过手术银夹、患者隆突位置及1/2体厚来确定放射治疗等中心水平层面。

（5）确定射野照射范围：机架转回0°或180°，再次确定靶区范围。根治性放射治疗须根据患者肿瘤病理类型、受侵范围、是否有淋巴结转移、与重要器官的关系及呼吸幅度等来确定照射范围。

（6）在患者固定装置或者皮肤表面标注等中心的位置。

（7）记录升床高度、射野大小、机架角度以及准直器角度等治疗参数。

（8）将定位信息和治疗参数传输到治疗网络系统，供医师制订患者治疗计划时参考。

（二）食管癌二维X线模拟定位技术

见图4-25。

1.定位前准备　同肺癌的定位前准备。

2.摆位与固定　患者可采取仰卧或俯卧位，但俯卧位的体位重复性较差，通常采用仰卧位；头部摆正，双外耳道连线平行于治疗床面、双肩同高贴于床面，于X线模拟定位机下定位。通过激光灯的指示尽量使患者体位端正，身体正中矢状面与激光定位灯矢状激光线重合。体位固定可以使用真空垫或固定装置加体膜等方式固定。

3.照射范围　包括病灶上下各3～4m的正常食管组织，临床估计可能有外侵的部分组织及可能有转移的淋巴结引流区；颈段和胸上段食管应包括双侧锁骨上淋巴引流区；胸下段食管癌应包括胃左动脉和腹主动脉旁淋巴结。

4.设野技术

（1）颈段食管癌设野技术：通常采用两前斜野加楔形板和两侧野照射技术。

1）两前斜野加楔形板野：通常用30°或45°右楔形板，取机架角40°或60°两个前野照射，照射野宽度为5～6cm。

2）两侧照射野：病灶位于颈上段、长度<3cm者，可设两侧野水平照射，野宽5～6cm，其等剂量曲线分布较合理，脊髓受量亦可下降约50%。

（2）胸上段食管癌设野技术：采用胸前两斜野加楔形板照射或三野交叉等中心照

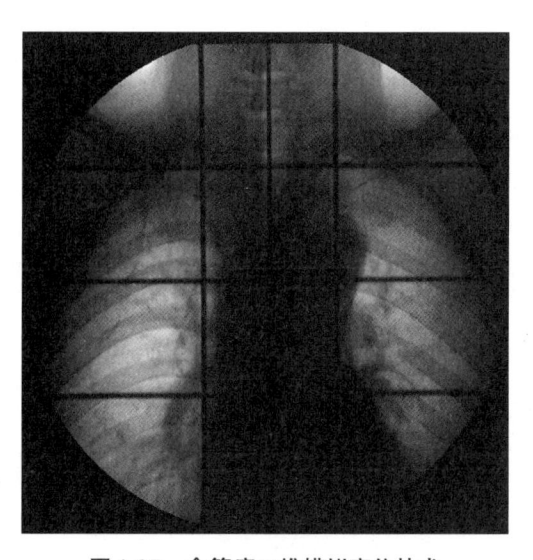

图4-25　食管癌二维模拟定位技术

射，包括"大野套小野"照射技术。

1）胸前两斜野加楔形板照射野：双斜野各60°，为使剂量分布均匀，需各加30°或45°楔形板。

2）胸上段三野交叉等中心照射野。

3）"大野套小野"：胸前设一"T"形野（范围包括双锁骨上和胸上段食管病灶）垂直照射，两后斜野只包括胸上段食管病灶上下缘各3～4cm等中心照射，"T"形野与两后斜野的剂量为3:1:1时，其等剂量曲线分布较合理。

（3）胸中段食管癌设野技术：采用三野交叉等中心照射和前后两野垂直＋两后斜野照射技术。

1）胸中段三野交叉等中心野：即胸前垂直野＋背部两斜野的三野交叉法等中心照射。前一野垂直照射，野宽6cm；后左、右两斜野照射，野宽5cm；三个野剂量为2:1:1。

2）前后两野垂直＋后两斜野：前后两野垂直对穿照射剂量为40Gy/4周，后改为背部两斜野等中心照射。

（4）胸下段食管癌设野技术：采用前后两野垂直对穿＋背部两斜野等中心照射，照射宽度前野为6～8cm，后野为6～7cm，膈肌以下的照射野通常为8～10cm。先前后两野对穿照射，剂量达40Gy/4周，后改为方形野、从背部两野等中心照射。

（5）术后预防性照射设野技术：采用胸背两野垂直对穿照射，照射野应小，包括术中所留置银夹周围的范围。

（6）术前照射设野技术：采用胸背两野垂直对穿照射。照射野上下界超出肿瘤上下缘各3～5cm范围即可，其宽度可根据肿瘤的大小而定，一般为6～7cm。

5.定位步骤 以前后对穿野等中心定位和一前野、两后斜野等中心定位为例。

（1）前后对穿野等中心定位：用于术前、术后放射治疗，单纯放射治疗或者姑息放射治疗患者。

1）将X线模拟定位机的床转角、机架角和小机头（准直器）角度归零，患者吞咽钡剂再口含钡剂。然后嘱患者仰卧于模拟机的定位床上，通过X线模拟机的透视功能观察患者吞钡剂后显示的病变位置，调整模拟机床的纵向和横向位置，使射线束中心轴与肿瘤中心重合。

2）旋转模拟机机架至270°，调整模拟机床的高度，使射线束再次与肿瘤中心重合，将模拟机机架调回零度，用模拟机"井"字线确定照射野的上下左右界线，记录照射野的大小，并在体表做好标记，此即前照野。

3）记录垂直源皮距、床高、射野大小、准直器角度和机架角度等参数。根据源皮距和床高，计算前野和后野的靶区中心的照射深度，此后模拟机的床左右不能移动，后野机架角度为180°。

（2）一前野、两后斜野等中心定位技术：常用于胸上段和胸中段的食管癌放射治疗。

1）将X线模拟定位机的床转角、机架角和小机头（准直器）角度归零，患者吞咽钡剂再口含钡剂。然后嘱患者仰卧于模拟机的定位床上，通过X线模拟机的透视功能观察患者吞钡剂后显示的病变位置，调整模拟机床的纵向和横向位置，使射线束中心轴与肿瘤中心重合。

2）机架向患者左侧旋转至130°，升降定位床高度，此时不能左右移动定位床，使照射野中心与病灶中心重合，旋转准直器（小机头）角度使照射野避开脊髓，同时与患者食管走向尽量一致。设置左后斜野大小，宽度通常为5～6cm，测量左后斜野照射深度。记录机架角、准直器角度、照射野大小和照射深度等信息。

3）将机架角转至230°，旋转准直器（小机头）角度，使照射野避开脊髓，调整右后斜野大小与左后斜野大小尽量一致。记录机架角、准直器角度、照射野大小和照射深度等信息。

4）将机架角和准直器角度再回到0°位，再次观察调整照射野大小，标注零位入射点并测量零位源皮距（或升床高度）；记录机架角、准直器角度、照射野大小和照射深度等信息。

5）在患者真空垫或皮肤表面两侧标注水平激光摆位标记线。

一前两后斜野的照射方式，可以使肿瘤病灶处照射剂量的分布更加均匀，治疗效果更好。但此种照射方式有时两后斜野不能同时完全避开脊髓，所以有时采用前后对穿照射40Gy后，改为右前左后斜野照射20～30Gy的方式。因为一般人的食管偏左，所以右前左后斜野照射可以更好地避开脊髓。

右前左后斜野等中心照射的定位方法与一前两后斜野等中心照射的定位方法基本相同，只是机架角度和准直器角度不同。

（三）乳腺癌二维X线模拟定位技术

1.定位前准备　查看患者手臂恢复情况，确保患者患侧手臂可以上举超过90°。仔细阅读患者的定位申请单，核对患者基本信息包括姓名、性别、年龄、病案号等，根据主诉、诊断等信息了解肿瘤的位置和医师的意图，确定定位范围、定位技术、所需何种体位固定装置等；嘱患者脱去多余衣物，去除多余物品，并在整个定位过程中不要移动身体，保持平静呼吸。

2.摆位与固定　乳腺癌二维照射一般采用乳腺托架进行固定，也可采用真空垫或真空垫+楔形板的方法来固定，但在二维放射治疗时代，使用乳腺托架比较常见，效果也比较好。乳腺托架的调节：让患者平躺在乳腺托架上，调节托架的倾斜角度至患者的胸壁与床面平行，有助于减少肺部的照射。调节膝垫避免患者下滑，用激光灯核对一下患者的体中线是否与模拟机床面的中线平行。根据患者手臂功能恢复情况，分别调节患者的双侧手臂上举和外展的角度，目的是充分暴露胸壁避免手臂受到照射。也可让患者的健侧手臂自然放于切线板上或手臂弯曲，拇指置于脐部。

3.设野技术　采用三野照射技术、四野照射技术、电子线照射技术、等中心1/4野切线照射技术及其他照射技术等。

（1）三野照射技术：包括内外切线野和锁骨上野。

1）内外切线野：乳房切线照射分内外两个切线野加楔形板组成。①上界：在第2前肋水平（设锁骨上野时）或平胸骨切迹处（不设锁骨上野时）；②下界：在乳腺皱襞下1.5～2.0cm；③内切界：可设在中线（不包括内乳区时）或过中线向健侧3cm（包括内乳区时）；④外切野：在腋中线或腋后线，切线深度包括乳腺底部胸壁和部分肺组织，切肺深度一般要求在3cm之内。

2）锁骨上野：①上界。平环甲膜。②下界。平第2前肋。③内界。沿胸锁乳突肌内侧缘向下达胸廓后再沿中线向下。④外界。在肱骨头内缘。

（2）四野照射技术：包括内外切线野、锁骨上野和内乳野。

1）内外切线野：①内切界。与内乳野患侧缘重合。②外切界、上界、下界同"三野照射技术"。

2）锁骨上野：同"三野照射技术"。

3）内乳野：①内界。在胸骨中线。②上界。与锁骨上野下界相连。③下界。达第4肋上缘，野宽5cm。

（3）电子线照射技术：包括内乳淋巴结单一野电子束偏角照射和电子束胸壁旋转照射技术。

1）内乳淋巴结电子束偏角照射：内乳野的外缘在患侧距体中线3～4cm处与内切野邻接，内缘在体中线健侧，照射野的宽度为4～5cm。内乳野偏角照射的优点：内乳淋巴结的剂量受其深度变化的影响较小；与内切野邻接处的胸壁或乳腺组织内不产生低剂量区；对纵隔及肺组织照射少；不受乳腺病变部位及胸廓宽窄的影响。缺点：只能用电子束照射，否则肺组织的受量过高，可引起损伤；照射技术比较复杂。

2）电子束胸壁旋转照射：照射野应超过肿瘤边缘2～3cm，一般情况下胸壁的厚度在1.5～2cm，如皮肤剂量需要提高时，则可加用0.5cm厚的等效物填充。照射时患者上肢外展，手放在头上方，使乳房轮廓呈扇平状，然后转动身体，使手术瘢痕与治疗床面平行，电子束与靶区表面保持垂直，然后转动机架进行治疗。此治疗技术主要用于乳腺癌单纯肿块切除术后或根治术后追加照射剂量的患者。

（4）等中心1/4野切线照射技术：内切线野照射时，须将纵轴的上半部（Y2）关闭，只用纵轴的下半部（Y1）来确定其切线照射野的长度。而横轴（X轴）在照射内切线野时（右乳为例），需将X轴的右半部（X2）关闭，只用X轴的左半部（X1）来确定其内切线野的宽度。在照射外切线野时，Y轴仍不变，X轴的左半部（X1）关闭，只用X轴的右半部（X2）来确定其外切线野的宽度。

（5）锁骨上/腋顶野：①上界。达环甲膜水平。②下界。与切线野上界相连。③外界。在肩关节内侧。④内界。应充分包括位于胸锁乳突肌锁骨头附着处深部的淋巴结，在体中线或体中线健侧1cm。

（6）腋窝后野：①上界。在锁骨下缘。②内界。包括肺组织1～1.5cm。③外界。从锁骨肩峰端向下包括肱骨头的内侧缘。④下界。位于第2肋间水平。

4.定位步骤

（1）乳腺癌切线野源皮距照射定位技术（图4-26）

1）根据医师要求确定切线野范围。①上界：第2前肋水平；②下界：健侧乳房皱襞下2cm；③如果内切野包括内乳区淋巴结，内切野的后缘线应过体中线3cm；如果内切野不包括内乳区，内切野的后缘可在体中线的位置。内切野的前缘超出皮肤外1cm即可。

2）找出外切线野的后缘，也就是外切线，一般为患者患侧的腋中线或腋后线。沿着这条线贴一条铅丝，如果病变在右侧，可转动大机架到45°，如果照射野不包括内乳区，可将灯光野的内切线对准已在皮肤上画出的标记，准备张白纸板并把白纸板的一边

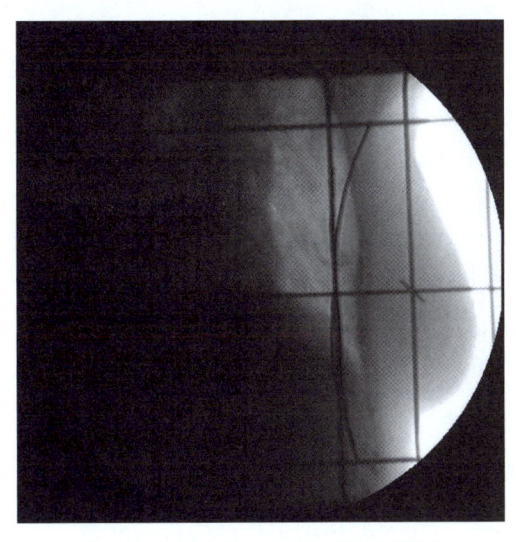

图4-26　乳腺癌切线野照射定位技术

放置在内切线野的后缘上,纸板的平面须与模拟机头的照射窗口平行,通过左右移动和升降定位床,将放射源到纸板的距离调整为100cm,在移动定位床的过程中,纸板要始终保持在照射野的内切线上,灯光野的内切线也要与皮肤上的内切线相重合。

3)打开监视器并适当转动大机架,使内切线野的后缘与外切线野的后缘(贴铅丝处)重合,一般大机架角度在45°～60°,少数患者可以适当超出。适当转动小机头使内切线与胸壁走向平行,调整铅丝使它与内切线重合,为了使照射野符合要求,可以适当调整内切线的位置。当内切线野包括胸壁及肺组织在正常范围内时,内切线野的前缘要游离出皮肤2cm(如照射时需要加蜡),内切线与外切线重合良好时,即可在患者的皮肤上画出内切线野的上下界及其后缘(后界),贴铅丝处可用虚线描出。

4)确定外切线野时,其上下界不变,大机架旋转180°,当内切线野的大机架角度为50°时,其外切线野的大机架角度可暂为-130°。将白纸板的一边放置在外切线野的后缘,也就是外切线上,让白纸板与模拟定位机头窗口平行。通过左右移动和升降模拟定位机床,将放射源到纸板的距离调整为100cm。在已确定好的内切线野的后缘贴一条铅丝,打开监视器,适当转动机架角,使外切线野的后缘与铅丝相重合。外切线野的机架角度与内切线野的机架角度相加之和在175°～180°,照射野所包括的范围同内切线野,并画出外切线。

5)在放射治疗计划单上记录患者信息、大机架角、小机头角、切线野的数据。

(2)锁骨上野半野定位方法

1)射野中心对准锁骨头下缘或下缘下0.5～1cm,升床至源皮距100cm或97cm。

2)在透视下调整照射野范围。①上界:至环状软骨水平或第六颈椎水平;②下界:平切线野的上缘;③外界:至肩关节内侧(肱骨头内缘);④内界:体中线健侧1cm(注意保护气管、食管和脊髓)。

3)采用半野照射技术,定位时需注意与切线野的衔接问题。锁骨上野中心一般放在与胸部(胸壁或乳腺)切线野交界处的中心位置,该野只用其上半束照射锁骨上,下半束(投影在胸壁或乳腺上)用准直器或适形挡铅全部遮挡,一般都是选择关闭下半部分准直器的方式。

4）记录患者信息、机架角、小机头角、照射野参数、源皮距等相关信息。

（3）内乳区野定位方法

1）将机架角和小机头角度归零，升床至源皮距100cm。

2）在透视下调整照射野范围。①上界：锁骨上野下界间隔0.5cm（若锁骨上野是半野则可接上）；②下界：第3肋或第4肋间隙，具体下界由医师视肿瘤情况而定；③外界：体中线患侧4cm或5cm；④内界：体中线或体中线健侧1cm。

3）在患者皮肤上画上照射野边界和中心点标记。

4）在放射治疗计划单上记录患者信息、机架角、小机头角、照射野参数和源皮距等信息。

（四）胸腺瘤与胸腺癌二维X线模拟定位技术

1. 定位前准备　同肺癌二维X线模拟定位的定位前准备。

2. 摆位与固定　患者通常采用仰卧位，颈部稍微伸展，双上肢放在头部以上。这种体位有助于减少呼吸运动对定位的影响。

3. 照射范围　瘤床边缘外放1cm（包括胸腺肿瘤和可能被浸润的组织或器官）；对于已有明确心包种植或心包积液者，应先给予全纵隔、全心包照射，再局部加量；有胸膜或肺转移结节者，可应用全胸膜照射加化疗。

4. 射野技术　多采用两前斜野加楔形板等中心照射，两前斜野加楔形板和背部正中野等中心照射或电子束照射技术等。两前斜野照射技术是一种常用的照射技术。

5. 定位步骤

（1）先将X线模拟定位机机架角和准直器角归零，使用透视功能，初步确定肿瘤的位置、大小及与周围组织的关系。将照射野中心与肿瘤中心重合，旋转机架角度至90°或270°，在透视在调整定位床的高度，使照射野中心位于肿瘤中心。

（2）调整机架角度至40°～60°；调整照射野宽度一般为5～7cm。具体角度的选择需要根据肿瘤的位置、大小以及与周围组织的关系进行调整。应确保照射野能够完全覆盖肿瘤区域，同时尽量避开脊髓等重要组织。再调整机架角度至-60°～-40°（300°～320°），具体角度的选择需要根据肿瘤的位置、大小以及与周围组织的关系进行调整。

（3）楔形板的应用：通常结合楔形板（如30°或45°楔形板）来优化剂量分布，使高剂量区集中在肿瘤区域。

（4）将机架和小机头回到0°，在患者皮肤或固定装置上画上治疗中心点的标记线。

（5）在放射治疗计划单上记录患者信息、机架角度、小机头角度、照射野参数等信息。备注需要使用的楔形板角度。

五、二维模拟定位技术的优势与局限性

二维模拟定位的优势：首先，设备成本和维护费用相对较低，适合资源有限的医疗机构。其次，二维模拟定位的操作流程相对简单，技术人员经过短期培训即可熟练掌握，减少了操作时间和患者的等待时间。

二维模拟定位技术也有显著的缺点。

1.定位精度相对较低　二维影像只能提供平面信息,无法准确显示肿瘤的三维结构和周围组织的立体关系,可能导致治疗精度不足。

2.无法提供电子密度信息　不利于放射治疗计划系统进行精确的剂量计算。

3.对复杂病例的局限性　对于复杂病例,如肿瘤位置不规则或靠近重要器官,二维模拟定位可能无法满足精确治疗的要求。

放射治疗二维模拟定位技术在成本和操作简便性方面具有明显优势,但在精度和适用范围上存在局限性。随着医学影像技术的发展,三维CT模拟定位技术逐渐成为主流,但二维模拟定位在一些特定情况下仍有其应用价值。未来,随着技术的不断进步,更精确的定位技术将不断涌现,为放射治疗的精准治疗提供更强有力的支持。

第四节　CT模拟定位

随着医学影像技术和放射治疗技术的发展,CT模拟定位机开始应用于放射治疗临床,使得在20世纪80年代末,形成了以CT模拟定位机、放射治疗计划系统(treatment planning system,TPS)为基础的近代放疗完整体系。

一、CT模拟定位系统的组成

CT模拟定位系统由一台CT扫描机、一套三维或四维激光定位系统和虚拟模拟定位系统组成,三个部分由网络传输系统在线连接。CT模拟定位机(图4-27)兼具模拟定

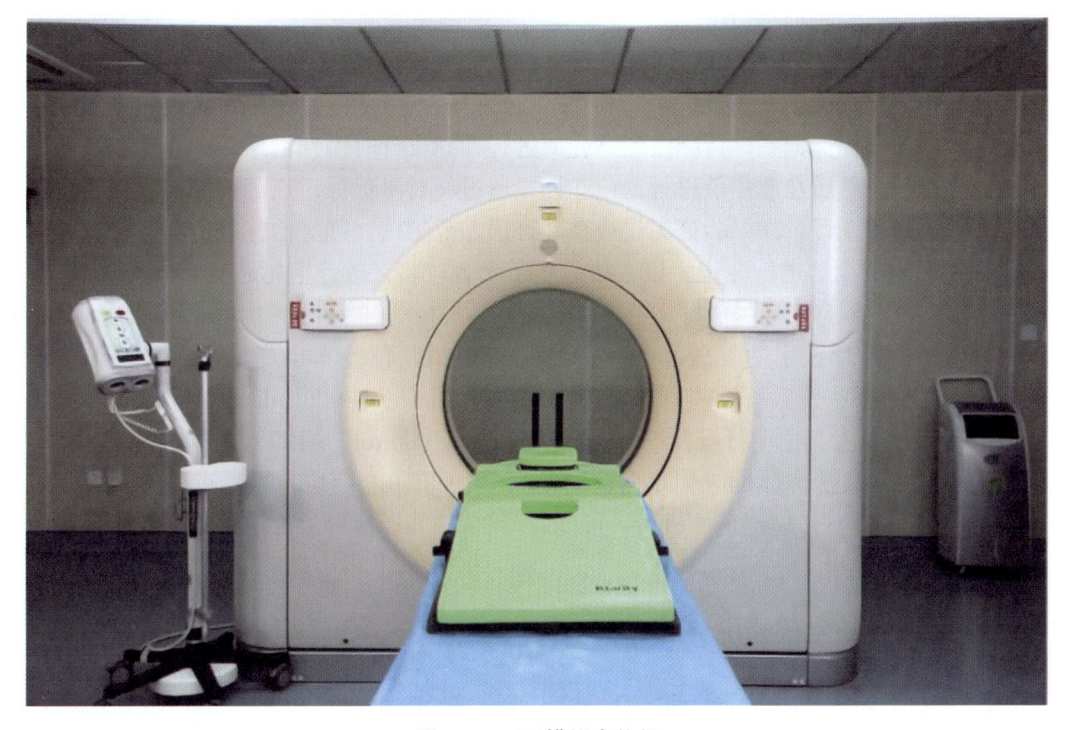

图4-27　CT模拟定位机

位机和诊断CT的双重功能，但其在硬件、软件、扫描方案和质控要求上与诊断CT均有不同。相较于诊断CT，放疗模拟定位CT要求有更大的孔径（≥80cm），以满足各种放疗体位固定装置和特殊的患者体位的需要。此处，放疗模拟定位CT的检查床采用与直线加速器相同的平板床，以保证患者的定位时与治疗时的体位一致，提高放疗的精度。在CT值的准确性和球管容量方面，模拟定位CT也有着更高的要求，因为CT值的精确是放疗剂量计算精确的先决条件，而大的球管容量可以满足放疗定位时长靶区单次大范围扫描（如全脑全脊髓放疗定位扫描）的需要。

二、CT模拟定位在放疗中的作用

CT模拟定位一方面可以为临床提供人体轮廓、肿瘤靶区、危重器官及其他正常组织之间的位置关系，为放疗医师定义肿瘤区（gross tumor volume，GTV）和临床靶区（CTV）提供三维影像资料。同时，CT定位图像的CT值与组织电子密度信息具有良好的对应关系，放射治疗计划系统（TPS）可以根据电子密度信息进行组织不均匀性的校正，从而提高放疗剂量计算的精度。另外，CT模拟定位机的软件系统可以实现对治疗条件的模拟，联合激光定位系统可以对放疗靶区位置及照射野进行验证和标记。

三、CT模拟定位技术

根据放疗计划等中心点设置方法和标记时机的不同，将CT模拟定位流程分为绝对坐标标记法和相对坐标标记法。

绝对坐标标记法即CT定位扫描完成后，放疗医师在模拟工作站上现场勾画靶区，利用软件计算得到治疗等中心坐标。再将等中心坐标值传输至激光定位系统，在激光灯的引导下CT定位技师将等中心点在患者体表或固定膜上的投影标记出来。该方法适用于患者较少的放疗中心，医师可以在患者进行CT定位时到达现场。

相对坐标标记法则无须放疗医院到CT定位现场，在CT定位时只在定位扫描部位内标记一个相对坐标标记点，待靶区勾画完成进行计划设计时得到治疗等中心点在该坐标系中的坐标值，然后在放疗前进行复位验证，通过相对坐标标记点和移床参数找到治疗等中心点并进行验证。如果验证无误或在允许误差范围内，则对治疗等中心点在患者体表或固定膜上的投影进行标记。该方法适用于患者较多，放疗医师距离CT模拟定位室较远，无法及时到达现场的放疗中心。

随着放射治疗技术的发展和临床需要，CT模拟定位技术也产生了一些特殊的定位方式。如针对呼吸运动管理的4DCT定位技术、深吸气屏气（deep inspiration breath hold，DIBH）技术、主动呼吸控制（active breathing control，ABC）技术；头部立体定向放射治疗（SRT）和体部立体定向放射治疗（SBRT）的定位技术。近些年来，各厂家也推出了高端的CT模拟定位机型，可以进行CT功能影像的放疗定位扫描及能谱成像定位扫描等。

四、CT模拟定位的优势

CT模拟定位相较于传统的二维X线模拟定位，展现出诸多显著优势。

(一)图像质量与解剖信息的显著提升

二维X线模拟定位主要提供患者治疗部位的正、侧位影像,其成像原理类似于传统的X线摄影,仅能呈现二维平面图像,难以提供详细的解剖结构信息,且存在组织重叠现象,对于软组织病变的显示效果较差。而CT模拟定位通过断层扫描技术,能够生成高分辨率的横断面图像,并可进一步进行三维重建。这种三维成像方式不仅清晰地展示了肿瘤及其周围组织的解剖关系,还为放射治疗计划的设计提供了更准确的靶区定位信息。例如,在复杂部位如头颈部、胸部及腹部的肿瘤定位中,CT模拟定位能够清晰显示肿瘤与邻近重要器官的关系,从而优化放射治疗计划。

(二)定位精度的大幅提高

CT模拟定位的高精度主要体现在以下几个方面。首先,CT扫描的层厚可根据需要调整,一般选择3mm或5mm,甚至更薄的层厚,从而获得更精确的解剖信息。其次,CT模拟定位系统通过激光射野模拟系统和虚拟计划系统,能够在工作站上完成复杂的射野设计和靶区勾画,其精度远高于二维X线模拟定位。此外,CT模拟定位的图像质量直接关系到靶区及重要器官勾画的准确性,而二维X线模拟定位则依赖于骨性标识,难以精确勾画软组织结构。在实际应用中,CT模拟定位能够显著提高对复杂形状肿瘤的定位精度,减少对正常组织的误伤。

(三)治疗计划设计的优化

CT模拟定位系统与三维治疗计划系统相结合,能够将扫描图像传输至工作站进行进一步处理。这种技术整合使得放射治疗计划的设计更加科学和个性化。例如,CT模拟定位能够清晰显示肿瘤的三维结构及其与周围组织的关系,从而帮助医师设计出更合理的照射野和剂量分布。此外,CT模拟定位还支持复杂的射野设计,如多野非共面照射,这对于提高肿瘤控制率和保护正常组织具有重要意义。

(四)适应证的广泛性

CT模拟定位适用于几乎所有需要放射治疗的病例,尤其在复杂病例中表现出更大的优势。例如,对于靶区位于邻近剂量限制器官的病例,CT模拟定位能够更精确地勾画靶区,优化放射剂量分布。此外,CT模拟定位还能够适应特殊体位的患者,如乳腺癌患者同侧手臂上举90°弯曲的情况,而传统的二维X线模拟定位则难以实现。

综上所述,CT模拟定位技术相较于二维X线模拟定位,在图像质量、定位精度、治疗计划设计、患者体验以及适应证范围等方面均展现出显著优势。随着医学影像技术的不断发展,CT模拟定位已成为现代放射治疗不可或缺的重要工具,为提高肿瘤治疗效果和患者生存质量提供了有力保障。

五、胸部常见肿瘤的CT模拟定位技术

（一）肺癌的CT模拟定位技术

1.定位前准备

（1）仔细阅读患者的CT定位申请单：核对患者基本信息包括姓名、性别、年龄、病案号等，以及定位扫描范围、是否增强扫描、所需何种体位固定装置等。另外，看医师是否有特殊要求，是否行4DCT等。根据主诉、诊断等信息了解肿瘤的位置和医师的意图。

（2）评价患者身体情况：根据申请单上的信息和患者的精神状态，对于增强扫描的患者询问是否有过敏史、糖尿病、严重甲状腺功能亢进、肾功能不全等情况。严格控制禁忌证，并嘱患者签署特殊检查知情同意书。对于危重患者必须有主管医师陪同，对于不配合的患者（如幼儿）可以采用药物镇静。

（3）呼吸训练：对肺癌放疗患者，尤其是要行呼吸门控放疗的患者进行呼吸训练是必要的。训练患者进行腹式呼吸，每次呼吸的幅度和频率尽量稳定。在病房可使用呼吸训练器进行训练，在机房可在激光定位灯的引导下看每次吸气末时激光线是否停到同一位置。

（4）嘱患者去除多余的衣物和物品，如金属饰品、衣物纽扣、手机、钥匙、膏药等。

2.摆位与固定　常用的固定装置包括负压真空垫、热塑膜、塑形垫或发泡胶等。摆位时，要求患者体位与制作固定膜时保持一致。肺癌患者一般取仰卧位，双手上举抱肘置于额头上方，身体矢状线与检查床矢状线重合。另外，固定装置不应产生伪影。

3.设定CT定位标记点　定位标记点应尽量靠近肿瘤靶区，头足方向一般靠近肿瘤区几何中心处。水平方向一般以腋中线为准。可在激光线交点处先贴一方形医用橡皮膏，用0.5mm签字笔在激光灯引导下画十字线，尽量画直画长，不要描太粗。患者体表的标记线可采用油性记号笔标记、文身、二氧化碳激光治疗枪、转运贴及保护膜等进行标记。定位标记点粘贴必须准确，标记线须清晰准确，不宜过粗，且可长时间保留。定位标记点一般采用直径1mm左右的铅珠。

4.扫描范围　扫描范围应超出肿瘤大小一定范围，通常包括环甲膜水平至T_{12}椎体下缘水平或膈下1cm。对于部分肺部肿瘤，尤其是随呼吸运动位置变化较大的肿瘤，需要对呼吸运动进行管理。

5.呼吸运动管理技术　包括运动包围法、呼吸门控技术、屏气技术、腹部加压技术及同步呼吸追踪技术。

（1）运动包围法：通过慢速CT扫描获得患者靶区和危及器官在完整呼吸周期内的综合投影，从而获得真实的运动范围。

（2）呼吸门控技术：通过特殊的呼吸运动监测装置获取患者的呼吸运动信息，选择合适的放疗时机。

（3）屏气技术：如深吸气屏气（DIBH）或主动呼吸控制（ABC），通过患者深吸气

屏气减少呼吸运动对肿瘤靶区的影响。

（4）腹部加压技术：通过腹部加压减少呼吸运动的幅度。

（5）同步呼吸追踪技术：在治疗过程中连续监控并实时追踪肿瘤位置的变化，补偿呼吸运动产生的肿瘤靶区的位置变化。

目前在CT模拟定位上常用的是呼吸门控技术中的4DCT采集技术以及屏气技术中的深吸气屏气（DIBH）和主动呼吸控制（ABC）技术。

6.扫描图像　在进行CT定位扫描前再次仔细阅读CT定位申请单，核对患者基本信息和固定膜上的信息并将患者信息登记到CT登记系统中去。

（1）扫描参数的选择：肺癌患者CT定位扫描一般选择头先进，螺旋扫描。扫描层厚飞利浦和西门子一般为3mm，层间距3mm，GE为2.5mm；管电压120kV；mAs为200或250；pitch值≈1；视野（FOV）必须包全患者皮肤，一般设为500mm。对婴幼儿患者，应适当降低扫描条件。缩小层厚和层间距，增加mAs，缩小pitch值可提高数字重建放射影像（digital reconstructed radio graphy，DRR）的图像质量，但同时也要考虑球管的容量。

（2）增强扫描造影剂的使用：造影剂的注射速率成人一般为1.8～2.0ml/s，总量为60～70ml，不超过1.5ml/kg；婴幼儿和儿童一般为0.5～1.5ml/s，总量不超过2ml/kg。扫描时间为35～50s。扫描结束后留观30min，若无不良反应方可拔出留置针后离开，并嘱患者多饮水，促进造影剂排出。

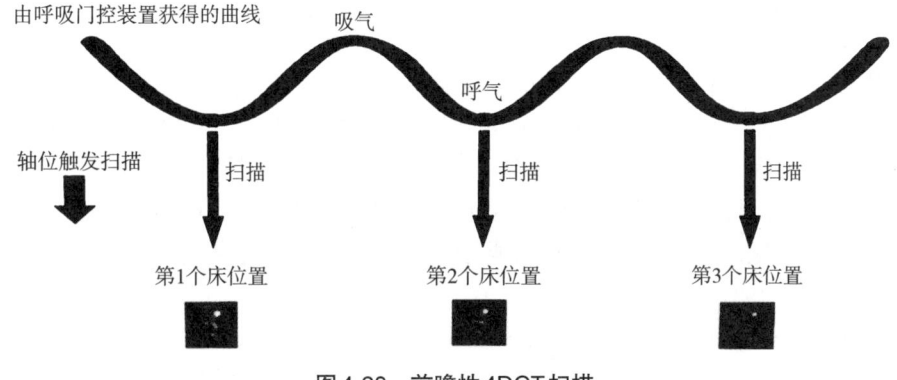

（3）4DCT扫描：分前瞻性4DCT扫描和回顾性4DCT扫描两种。

1）前瞻性4DCT扫描（图4-28）：前瞻性4DCT扫描是一种基于呼吸信号引导的扫描方式，通过在扫描前预测呼吸运动模式，从而在特定呼吸时相进行数据采集。具体方法是通过呼吸信号采集装置（如呼吸带）实时监测患者的呼吸运动。利用呼吸信号的周期性，预测呼吸运动的特定时相，如吸气末或呼气末。在预测的呼吸时相进行CT扫描，获取与该时相对应的器官位置和形态。将采集到的多时相数据重建为4D影像，形成包含时间维度的动态图像。

2）回顾性4DCT扫描（图4-29）：先根据患者呼吸频率设置扫描参数，待扫描结束后，将不同呼吸时相的图像进行回顾性筛选和分类，生成各个不同时相的肺部图像。

4DCT图像重建分为基于相位和基于振幅两种方式。使用相位划分呼吸运动周期

图4-28　前瞻性4DCT扫描

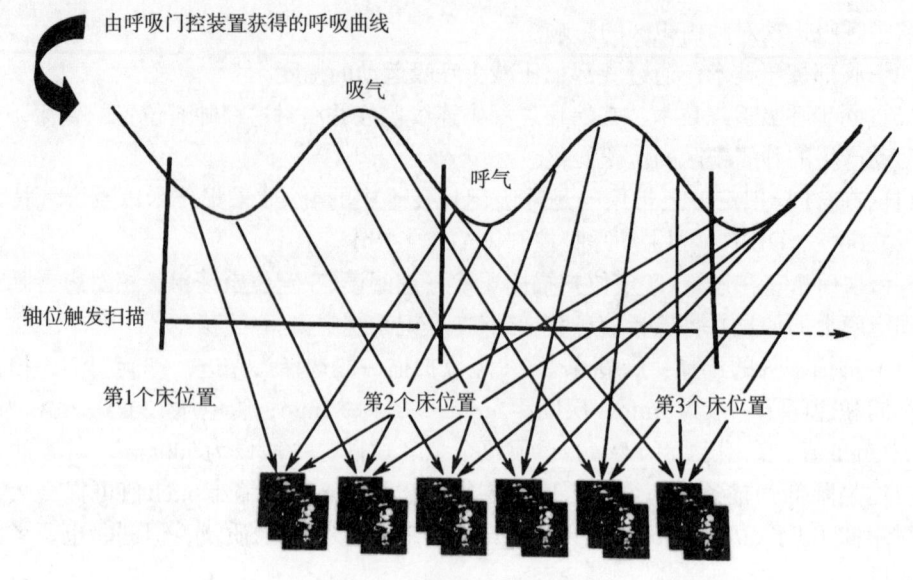

图4-29　回顾性4DCT扫描

进行重建，从每个呼吸周期获取的投影数据，被分类到10个呼吸周期，每个周期内以10%的时间增量定位，以重建10个相位特定的4DCT图像集。使用振幅划分呼吸周期进行重建，从每个呼吸周期获得的投影数据，根据振幅值分类到特定呼吸周期，振幅值从最大吸气到最大呼气，以重建10个特定振幅的4DCT图像集。

在基于相位呼吸周期分类过程中，呼吸标签以半自动方式放置在呼吸波形中的每个呼吸周期的局部最大值处，以确定0相位点（吸气末）。然后将投影数据分类到10个呼吸周期相位集，按呼吸周期的10%时间增量细分，代表这些呼吸周期相位的10个4DCT图像集是从分相位中重建的。根据振幅划分呼吸周期相位的步骤：①回顾性评估最大吸气和最大呼气的平均振幅值的呼吸波；②内插其他8个中间振幅的平均振幅；③然后将投影数据与呼吸运动中具有相近呼吸振幅水平的呼吸周期进行关联重建，其中0振幅表示平均最大吸气，50%振幅表示平均最大呼气。在振幅合并过程中，以半自动方式检测每个循环的峰值（最大吸气），就像相位合并方法一样。

3）屏气扫描技术：一般选择在患者吸气后屏气状态下进行扫描，目前所用深吸气屏气（DIBH）和主动呼吸控制（ABC）技术就是采用该方法。深吸气屏气技术是让患者自己深吸气后屏住气，再进行CT定位扫描。主动呼吸控制技术是通过患者的呼吸频率和肺活量，在系统中设定合适的阈值。当患者吸气量达到该阈值时通气管道关闭，患者屏气，然后进行CT定位扫描，即可得到该患者在此时向下肺部的位置信息。两者都需要先进行呼吸训练，区别在于深吸气屏气技术没有设备辅助，靠患者自己控制吸气量和屏气时间。而主动呼吸控制技术有设备的辅助，对患者呼吸的控制也更加精准。患者吸气量的设定应选择患者吸气后屏气能坚持时间较长的量，最好可屏气坚持30s以上。

7.审查与传输图像　CT定位扫描完成后一定要审查图像，看定位标记点是否在同一层面，扫描范围是否包括医师要求的范围，图像的质量，肿瘤的增强效果等。如果审查图像没有问题,则及时传输图像至医师靶区勾画工作站。

(二)食管癌CT模拟定位技术

1. 定位前准备　定位前需禁食4h,以减少胃肠道充盈对扫描结果的影响,尤其是食管下段及食管胃交界癌患者。其余同肺癌CT模拟定位前准备。

2. 摆位与固定　根据病变部位选择合适的固定装置,如真空垫、热塑膜、发泡胶等,以提高体位的可重复性和患者的舒适度。颈段或上胸段食管癌患者可采用头颈肩膜固定,中下段食管癌患者可采用体膜固定。患者仰卧于CT扫描床固定体架上,体位保持与体位固定时保持一致,双腿自然并拢,全身放松,身体矢状线与检查床矢状线重合。

3. 设定CT标记点位置　标记点一般靠近肿瘤区几何中心处,尽量靠近肿瘤靶区。水平方向:以腋中线为准,利用横断面激光线使3个标记点位于同一层面。

4. CT扫描　扫描范围通常包含食管全段和淋巴结转移区域。扫描范围一般从C_1至肋膈角下缘。扫描参数:管电压120kV,管电流200~250mAs,层厚3mm,扫描延迟时间50s左右。

(1)增强扫描:有碘造影剂禁忌证者可不行增强扫描。造影剂的注射速率成人一般为1.8~2.0ml/s,总量为60~70ml,不超过1.5ml/kg;婴幼儿和儿童一般为0.5~1.5ml/s,总量不超过2ml/kg。扫描时间为35~50s。扫描结束后留观30min,若无不良反应方可拔出留置针后离开,并嘱患者多饮水,促进造影剂排出。

(2)4DCT:对于下段食管癌患者,由于肿瘤受呼吸运动影响,建议在CT定位时进行4DCT的扫描。扫描方法与肺癌的4DCT扫描方法一样。

5. 审查与传输图像　CT定位扫描完成后一定要审查图像,看定位标记点是否在同一层面,扫描范围是否包括医师要求的范围,图像的质量,肿瘤的增强效果等。如果审查图像没有问题,则及时传输图像至医师靶区勾画工作站。

(三)乳腺癌CT模拟定位技术

1. 定位前准备

(1)仔细阅读患者的CT定位申请单:核对患者基本信息包括姓名、性别、年龄、病案号等,以及定位扫描范围、是否增强扫描、所需何种体位固定装置等。另外,看医师是否有特殊要求,是否行4DCT等。根据主诉、诊断等信息了解肿瘤的位置和医师的意图。

(2)评价患者身体情况:根据申请单上的信息和患者的精神状态,查看患者手臂功能恢复情况,确保手臂上举大于90°。对于增强扫描的患者询问患者是否有过敏史、糖尿病、严重甲状腺功能亢进、肾功能不全等情况,严格控制禁忌证,并嘱患者签署特殊检查知情同意书。对于危重患者必须有主管医师陪同,对于不配合的患者(如幼儿)可以采用药物镇静。

(3)呼吸训练:对要行呼吸门控放疗的患者,需进行呼吸训练。要求每次呼吸的幅度和频率尽量稳定。

(4)嘱患者去除多余的衣物和物品,如金属饰品、衣物纽扣、手机、钥匙、膏药等。

2.摆位和固定　根据患者手术情况选择合适的固定装置。对于保乳术患者,一般采取仰卧位,使用无膜乳腺托架进行固定;对于乳腺较大的患者可以采用俯卧位,用专用的俯卧乳腺托架固定。对于根治术或改良根治术后的患者,一般采用颈胸热塑膜＋体架板的固定方式。嘱患者仰卧于CT扫描床固定体架上,体位保持与体位固定时保持一致,双腿自然并拢,全身放松,身体矢状线与检查床矢状线重合。

3.设定CT定位标记点　对于保乳术者,头足方向一般放置在乳头水平处,可适当向头侧移动2cm左右;水平方向一般要避开乳腺组织,放在皮肤相对稳定的区域;左右方向定在锁骨中线处。为了便于医师确定肿瘤靶区范围,体位固定时沿着乳腺原发灶瘤床手术瘢痕、腋下前哨淋巴结切口瘢痕以及可触及的乳腺边界放置标记线并能明显成像;如有引流口需单独标记。锁骨上野照射还应在锁骨下或锁骨下0.5cm处进行标记。对于根治术后或改良根治术者,头足方向一般设在隆突下3cm处;水平左右方向参照保乳术者,根据医师的需要对胸壁手术瘢痕及引流口需进行标记。使用组织等效补偿物（Bolus）时,Bolus需紧贴皮肤放置,并需做位置标记。

4. CT扫描　扫描范围:通常上界在第6颈椎上缘,若需照射锁骨上野则界应在第2颈椎上缘,下界在第2腰椎下缘。根治术或改良根治术后（含假体植入）定位CT扫描范围:上界在第2颈椎上缘,下界在第2腰椎下缘。考虑到患者的呼吸运动幅度,上下界可外放1～2cm,包含食管全段和淋巴结转移区域（按定位申请单的要求对相应部位进行平扫或增强扫描）。

扫描条件:一般选择头先进,螺旋扫描,层厚3mm或5mm,考虑到扫描宽度需包括患者上举手臂,FOV需放大至600mm左右,包括患者体表外轮廓、辅助固定装置及CT床面。管电压为120kV,管电流300mAs或350mAs。

增强扫描时,造影剂的注射速率通常为2.0～3.0ml/s,总量为80～100ml,延迟50s开始扫描。

使用呼吸门控技术定位的患者,主要通过深吸气屏气（DIBH）或主动呼吸控制（ABC）技术辅助扫描。CT扫描一般在患者平静呼吸状态下进行平扫扫描,在深吸气屏气状态下进行增强扫描。

5.审查与传输图像　CT定位扫描完成后一定要审查图像,看定位标记点是否在同一层面,扫描范围是否包括医师要求的范围、图像的质量、肿瘤的增强效果等。如果审查图像没有问题,则及时传输图像至医师靶区勾画工作站。

（四）其他胸部肿瘤的CT模拟定位技术

其他胸部肿瘤的CT模拟定位技术比较简单,并没有什么特别之处。其操作步骤和扫描方案与以上基本相同,这里就不再详细叙述。

第五节　MRI模拟定位

MRI模拟定位是利用MRI技术进行的放射治疗模拟定位,它借助MRI的独特优势,为放射治疗计划的制订提供了更为精准、详细的影像学依据,显著提升了放射治疗的精准度和患者的治疗效果。与传统的CT模拟定位相比，MRI具有更高的软组织分辨率，能够更清晰地区分肿瘤和正常组织的边界，从而提高靶区勾画的精确性。此外，MRI技术的无辐射特性也使其在临床应用中具有独特的优势，能减少患者辐射剂量，降低治疗为患者带来的毒性。然而，MRI模拟定位也面临一些挑战。例如，MRI图像缺乏电子密度信息，无法直接用于剂量计算，因此常需要与CT图像进行融合。此外，MRI模拟定位设备的价格较高，且对场地和操作人员的要求也更为严格。尽管如此，随着技术的不断进步，MRI模拟定位在肿瘤精准放射治疗中的重要性日益凸显，已成为现代放射治疗技术的重要发展方向。

一、MRI模拟定位技术原理

（一）MRI基础原理

1.原子核的自旋与磁共振现象　原子核由质子和中子构成，部分原子核，如氢原子核（即质子）具备自旋特性，犹如持续自转的小磁针。当人体置身于强大外磁场时，这些原子核的自旋轴会趋向与外磁场方向一致或相反排列，进而形成两种不同能量状态。此时，若发射特定频率的射频脉冲，当该频率与原子核进动频率一致，原子核便会吸收能量，从低能态跃迁至高能态，此即磁共振现象。

2.弛豫时间（T_1、T_2）的概念与意义

（1）T_1弛豫时间（纵向弛豫时间）：射频脉冲停止后，纵向磁化矢量从最小值恢复至平衡态63%所需时间。它反映了组织中质子与周围晶格（主要为水分子）间的能量交换过程。不同组织T_1值各异，是MRI图像对比度形成的关键基础。例如脂肪组织T_1值短，在T_1加权成像（T_1 weighted image，T_1WI）呈高信号；脑脊液T_1值长，呈低信号。

（2）T_2弛豫时间（横向弛豫时间）：射频脉冲停止后，横向磁化矢量从最大值衰减至37%所需时间。主要体现质子间的相互作用，即质子自旋-自旋相互作用，也称为自旋弛豫。不同组织T_2值有别，也是形成MRI图像对比度的重要因素。水分子有很高的共振频率，所以纯液体T_2信号长，像脑脊液T_2值长，在T_2加权成像（T_2 weighted image，T_2WI）呈高信号；一般固体T_2值短信号弱，如骨皮质T_2值极短，呈低信号。

3. MRI信号产生机制　射频脉冲激发原子核产生磁共振现象后，高能态原子核逐渐释放能量恢复平衡。此过程中，原子核发出射频信号，被MRI设备接收线圈接收并转化为电信号。通过层面选择、频率编码和相位编码等空间编码方式，确定信号空间位置，再经图像重建，最终得到反映人体组织特性的MRI图像。

（二）MRI模拟定位机的构成与特点

1.设备构成　MRI模拟机主要由主磁体、磁场梯度系统、射频线圈、控制台操作系统、患者床及激光定位系统组成。主磁体产生稳定的静磁场，是成像的基础；磁场梯度系统用于空间编码，使不同位置的信号能够被准确区分；射频线圈负责发射和接收射频信号；控制台操作系统控制扫描参数和流程；患者床需具备高精度的移动和定位功能；激光定位系统则为患者摆位提供精确的标记，确保每次扫描时体位的一致性和重复性。

2. 特点　为满足放射治疗需求，MRI模拟机具有特殊设计：大孔径（如西门子、GE、飞利浦的孔径≥70cm，联影的孔径为75cm）和平板床便于放置放射治疗固定装置，提高患者舒适度和摆位准确性。放射治疗固定装置采用低磁化率材料，减少对磁场的干扰，保证图像质量。MRI兼容的外置框架激光定位灯能提供精准的定位指示，而柔性线圈和线圈支架则有助于提高信噪比，减少体表形变对图像的影响。

二、MRI模拟定位技术要点

（一）定位前患者准备工作

1. 去除金属物品　患者在进入MRI检查室前，必须去除所有金属物品，金属在强磁场环境下会产生严重干扰，如金属首饰（耳环、项链、戒指等）、金属拉链、金属纽扣、带有金属框架的眼镜、手表、硬币等，这些物品不仅会导致图像出现伪影，干扰医师对影像的准确判断，还可能在磁场作用下发生位移，对患者造成意外伤害（图4-30、图4-31）。

2. 告知病史及体内植入物情况　患者应如实告知医师自己的病史，特别是体内是否有金属植入物，如心脏起搏器、金属义齿、人工关节、动脉瘤夹、金属避孕环等。心脏起搏器是MRI检查的绝对禁忌，因为强磁场可能会干扰起搏器的正常工作，危及患者生命；而对于其他金属植入物，医师需要根据植入物的材质、类型、植入时间等因素，综合评估患者进行MRI检查的安全性和可行性。

3. 禁食与禁水要求　对于某些特殊部位的MRI检查，通常要求患者在检查前禁食4～6h，以减少胃肠道内食物和气体的干扰，使脏器的图像显示更加清晰。但对于一些特殊情况，如急诊患者或无法长时间禁食的患者，医师会根据实际情况调整检查方案。

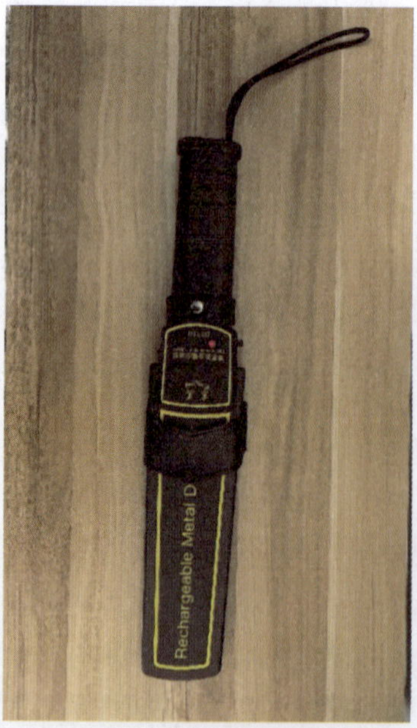

图4-30　金属探测器 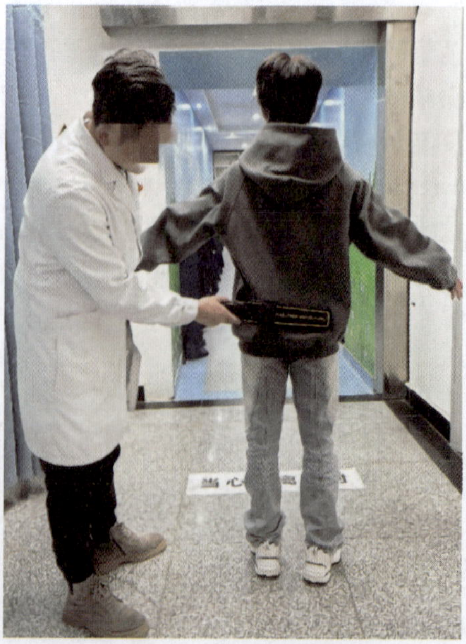　　　　图4-31　排除金属异物

4. 着装要求　建议患者穿着宽松、无金属配件的棉质衣物进行检查，避免穿着带有金属拉链、纽扣或装饰的服装。有些医院会提供专门的检查服供患者更换，以确保检查过程中不会因衣物问题影响图像质量。

5. 幽闭恐惧症患者　这类患者在封闭的MRI检查环境中可能会出现恐惧、焦虑等不适症状，导致无法配合检查。对于轻度幽闭恐惧症患者，医师或护士可以在检查前对其进行心理疏导，详细介绍检查过程和注意事项，让患者了解MRI检查的安全性和重要性，缓解其紧张情绪。对于症状较严重的患者，可能需要在检查前给予适当的镇静药物，如口服或注射安定类药物，待患者情绪稳定后再进行检查。在检查过程中，还可以通过与患者保持密切沟通、播放舒缓的音乐等方式，减轻患者的不适感。

6. 体内有金属植入物患者　对于体内有金属植入物但又必须进行MRI检查的患者，需要进行全面的评估。首先，医师要详细了解植入物的材质、类型、生产厂家等信息，查阅相关的产品说明书和研究资料，了解该植入物在MRI磁场环境下的安全性。如果植入物被证明在特定磁场强度下是安全的，医师可以根据患者的具体情况，调整MRI扫描参数，如降低磁场强度、缩短扫描时间、改变扫描序列等，以减少磁场对植入物的影响，同时确保获得清晰的图像。在检查过程中，还需要密切观察患者的反应，一旦出现异常情况，立即停止检查并采取相应的措施。

（二）MRI模拟定位在胸部不同肿瘤类型中的应用

常见的胸部肿瘤有肺癌、纵隔肿瘤、乳腺癌、食管癌等，对于MRI模拟定位操作具体要点，这里以肺癌和乳腺癌为例，其他胸部肿瘤定位操作可参考肺癌的定位方法根据个体差异进行适当调整。需要注意的是，MRI模拟定位的摆位方式、扫描层厚要与CT模拟定位保持一致，方便后期进行图像融合和计划的计算优化。

1. 肺癌

（1）体位固定（图4-32）：一般患者仰卧于真空垫上，双臂上举并置于专用托架上，

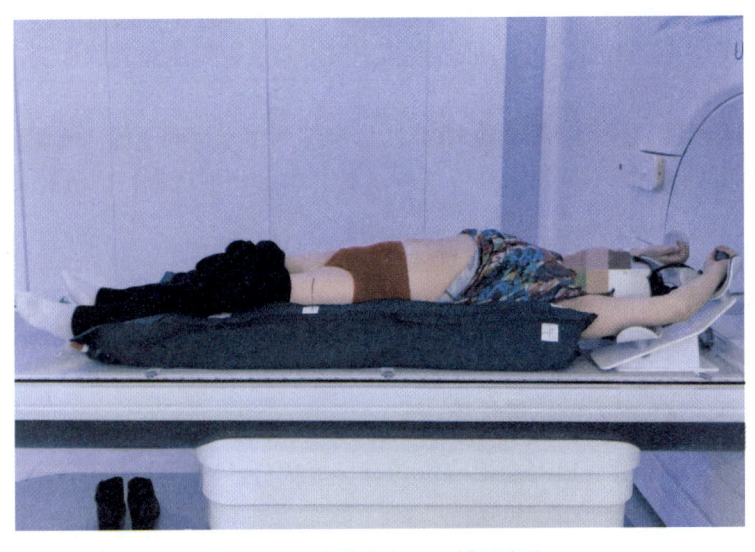

图4-32　肺癌患者MRI模拟定位

确保胸部在扫描过程中充分暴露且不会移动。对于胸部病变,可采用呼吸门控技术,减少呼吸运动对图像和治疗的影响。一般情况采取呼气末屏气的方式采集图像,治疗时可配合实时运动追踪功能减小误差。扫描前可指导患者进行呼吸训练,以保证呼吸量均匀,保证治疗质量。

(2)扫描常规序列:包括T_1WI、T_2WI和抑制运动伪影序列等。T_1WI用于显示胸部解剖结构,T_2WI有助于病变的识别,帮助医师区分正常组织与瘤床。各抑制运动伪影序列有助于减小呼吸运动带来的图像误差(图4-33)。

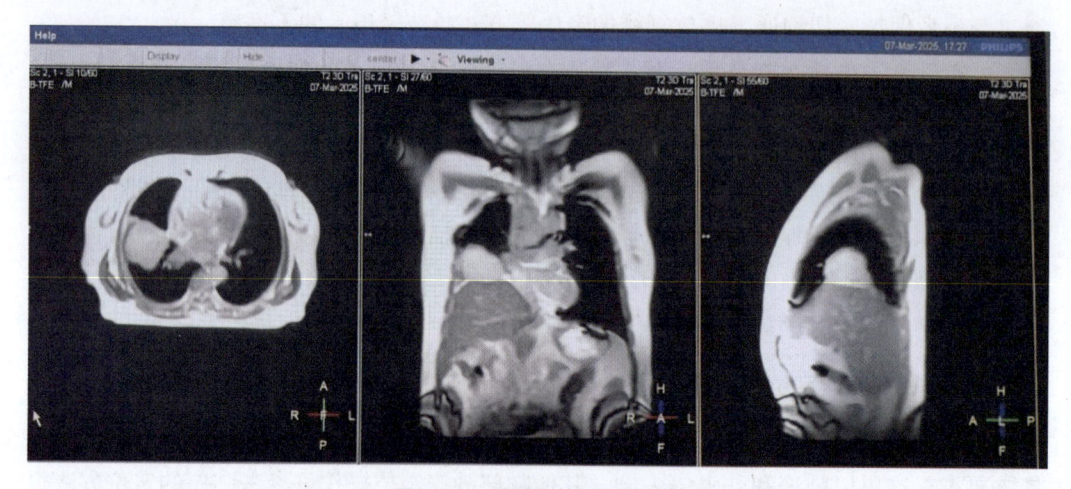

图4-33 肺癌患者定位图像

2.乳腺癌

(1)固定体位:对于乳腺形变较大的患者采取俯卧位,乳房自然悬垂,但是要注意避免组织扭曲,影响图像质量,也要为线圈的放置留足空间。对于普通患者可采用仰卧位,采用放疗定位级真空垫联合热塑膜固定躯干,上肢外展置于乳腺托架,由于MR-Linac孔径相较CT模拟定位机小,可适当调小楔形角度,以避免乳腺形变,方便线圈放置,保证体位可重复性。

(2)扫描参数,基本序列:T_1WI非脂肪抑制序列用于解剖定位,覆盖全乳及区域淋巴结。T_2WI脂肪抑制或不抑制序列可检测水肿、术后积液或囊性成分并区分腺体组织与病灶边界。

(3)扫描前可对患者进行浅呼吸训练,可减小呼吸运动伪影对图像质量的影响。虽然MR-Linac提供了可减小伪影的扫描序列,但患者较好的呼吸运动管理能大大提高治疗的精确程度。

(三)与其他定位技术的比较优势

与CT模拟定位相比,MRI模拟定位具有显著优势。MRI的软组织分辨力更高,能更清晰地显示肿瘤与周围软组织的边界,对于软组织肿瘤或肿瘤侵犯软组织的情况诊断和定位更准确。同时,MRI无电离辐射,避免患者接受额外辐射剂量,尤其适用于对辐射敏感的患者和多次定位的情况。此外，MRI还能提供功能影像，为肿瘤诊断和治疗方案制订提供更多信息。然而，MRI模拟定位也存在一些局限性，如检查时间较长、患者配合度要求高、对体内有金属置入物的患者存在限制等。在临床应用中，应根据患者具体情况合理选择定位技术。

三、MRI模拟定位面临的挑战与未来发展

（一）现存挑战

MRI模拟定位技术在临床应用中面临一些挑战。成像速度相对较慢，扫描时间长可能导致患者不适，影响图像质量和定位精度，尤其对于无法长时间保持体位的患者。MRI图像易受多种伪影干扰，如运动伪影、磁敏感伪影等，降低图像质量，影响肿瘤观察和诊断。此外，该技术对患者配合度要求较高，病情较重或无法配合的患者实施困难。同时，MRI设备成本高，维护费用昂贵，限制了其在一些医疗机构的普及。

（二）未来发展方向

为应对这些挑战，MRI模拟定位技术未来将朝着多个方向发展。在成像技术改进方面，不断研发新的快速成像序列，如压缩感知技术、并行成像技术的优化等，以缩短扫描时间。加强伪影校正技术研究，通过改进硬件和软件算法，有效抑制伪影，提高图像质量。在多模态融合方面，将MRI与PET、CT等技术融合，综合利用不同成像技术的优势，为医师提供更全面的信息，提升肿瘤诊断和定位的准确性。此外，人工智能在MRI模拟定位中的应用前景广阔，通过人工智能算法实现图像自动分析、靶区自动勾画等功能，提高工作效率和诊断准确性，减少人为误差。

MRI模拟定位技术凭借其独特的技术原理和显著的临床优势，在放射治疗中发挥着关键作用。它为放射治疗计划的制订提供了精准的影像学依据，显著提高了放射治疗的精准度和患者的治疗效果。尽管目前面临一些挑战，但随着技术的不断进步和创新，这些问题有望逐步得到解决。未来，MRI模拟定位技术将与其他先进技术深度融合，为肿瘤患者带来更精准、更高效的治疗方案，推动放射治疗领域向更高水平发展，为人类健康事业做出更大贡献。

第六节 放射治疗中的复位

放射治疗作为肿瘤综合治疗的核心手段之一，其治疗的精准程度直接关乎疗效与患者安全。胸腔内解剖结构复杂，肿瘤靶区与心脏、肺、脊髓等辐射敏感器官紧密相邻，而呼吸运动及体位变化可导致放疗靶区与危及器官的空间位置发生动态偏移。在此背景下，复位成为确保放射治疗精准性的核心环节。

一、放射复位定义及胸部肿瘤复位要点

复位位置验证是指在首次治疗前（或治疗过程中）定期验证患者实际治疗与计划体位的一致性，并确保治疗等中心（isocenter）与计划靶区（planning target volume,

PTV）的空间位置关系符合治疗计划要求；这一过程是后续放射治疗的精准导航，是实现有效治疗的关键前提。

在胸部肿瘤放疗中，复位工作需要重点关注：①骨性标志匹配度：胸骨、脊柱等稳定骨性标志与计划图像的吻合程度是确保体位正确的基础。②肿瘤靶区与等中心的空间位置关系：确保两者在三维空间精准对应，是辐射束精准照射肿瘤的关键。③呼吸运动影响评估：观察并确认呼吸运动模式与定位时的一致性，或评估其对靶区位置的影响范围。④体位固定装置的稳定性与适配性：检查真空垫、热缩膜等固定装置是否漏气、破损、变形，以及与患者体表的贴合度。

二、复位手段

当前临床应用的复位技术主要包括X线模拟机、CT模拟机、带图像引导功能的直线加速器（以CBCT为代表，图4-34）以及体表光学联合CBCT系统，各类技术因原理和功能差异，在实际应用中各具优势与局限性，需结合临床需求、设备条件及肿瘤特性进行综合选择。

（一）X线模拟机复位

X线模拟机复位是一种传统的复位手段，凭借二维透视功能，能快速匹配骨性标志（如胸椎、肋骨），在基层医疗机构中仍占有一席之地。其操作便捷、成本较低，并且能实时观察呼吸运动对体位的影响，尤其适用于胸部肿瘤等受呼吸运动干扰较大的场景。然而，二维影像的固有缺陷使其无法完全纠正三维旋转误差，软组织分辨率低也限制了其在软组织肿瘤中的应用。一般来说，X线模拟机复位精度普遍在3～5mm波动，多作为骨性靶区验证的辅助手段。在大型医院中，X线模拟机常与其他高精度复位技术联合使用，以弥补其功能短板。

（二）CT模拟机复位

CT模拟机通过断层扫描技术获取患者胸部的三维影像数据，其高软组织对比度可清晰呈现肿瘤、正常组织和骨骼结构，尤其适用于纵隔淋巴结肿瘤等解剖结构复杂的复位场景。尽管其影像质量优于X线模拟机，但传统操作中依赖单层横断面（层厚3～5cm）的验证方式可能导致靶区细节丢失。通过增加冠状面、矢状面的多平面验证，可在一定程度上提升三维空间定位的可靠性，但耗时显著增加。目前，CT模拟机凭借高分辨率的优势，仍是多数放疗单位的核心复位设备，在深部肿瘤和复杂病例的复位工作中发挥不可或缺的作用。

（三）图像引导加速器复位

将治疗与验证流程整合，通过机载锥形线束CT（CBCT）在治疗前获取患者三维影像，并与计划CT进行自动配准，计算并指导（通过六维治疗床）纠正体位偏差（平移+旋转）。这一技术实现了"即扫即治"的高精度复位，精度可达1～2mm，显著降低了分次治疗间的误差累积。然而，CBCT的图像采集、配准及调整流程耗时较长，在患者数量激增的背景下易造成设备拥堵，限制了其常规化应用。此外，频繁的CBCT扫描会增

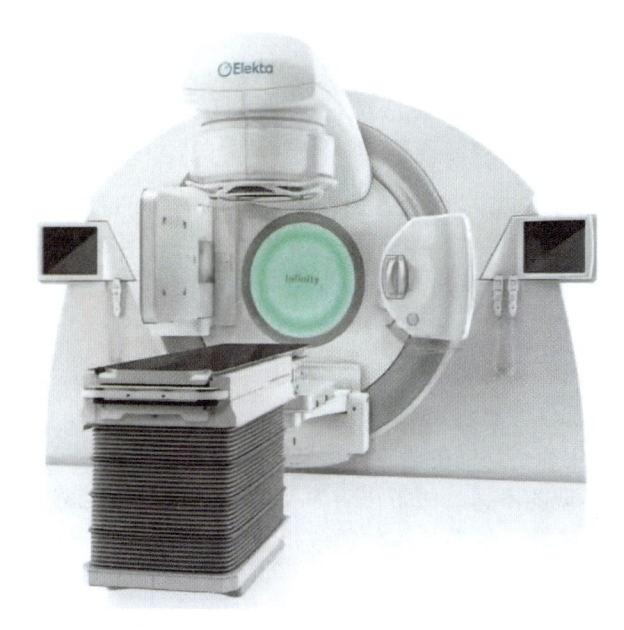

图4-34 图像引导加速器

加患者的辐射剂量,虽远低于治疗剂量,但仍需关注。CBCT是现代精准放疗的主流复位技术,运用于对精度要求高的所有肿瘤类型,是实现分次间高精度治疗的关键保障。

(四)体表光学联合CBCT复位

作为一种新兴技术,通过无辐射的光学摄像头追踪体表形变,结合六维床(可自动校正三维平移及旋转误差的智能治疗床)自动校正旋转与平移误差,为复位效率与精度的平衡提供了新思路。该技术尤其适用于乳腺癌等体表标志明显的肿瘤,可在减少CBCT扫描频率的同时维持复位精度,降低患者辐射风险。但其局限性在于体表-体内相关性模型的可靠性,若体表存在敷料遮挡或肿瘤位置较深,光学追踪的准确性可能显著下降。未来需通过算法优化与多模态数据融合,进一步提升其对复杂病例的适应性。

从技术整合趋势看,现代放疗正朝着多模态协同的方向发展。例如,光学体表系统可快速完成初步摆位,再通过CBCT进行内部靶区精调,从而兼顾效率与精度;X线或CT模拟机可用于治疗前的初始定位,而直线加速器CBCT则作为治疗前的最终验证屏障。此外,人工智能技术的介入为图像配准、误差预测及流程自动化提供了新可能,有望大幅缩短CBCT处理时间,缓解设备拥堵问题。随着快速低剂量CBCT、呼吸门控技术及机器人辅助摆位系统的迭代,个性化、智能化的复位方案将成为精准放疗的核心支柱。

放疗复位技术已从单一的二维验证迈向多维、动态、智能化的新阶段。临床实践中需根据肿瘤类型、设备条件及患者个体差异灵活选择技术组合,在精度、效率与安全性间寻求最优解。未来,随着影像技术、人工智能与机器人学的深度融合,放疗复位有望突破现有瓶颈,为肿瘤患者提供更高效、更安全的个性化治疗保障。

三、放射治疗复位的流程

（一）复位前准备

1. 患者身份核对　通过至少两种方式确认患者身份，同时，与患者或其家属再次确认患者的基本病情、肿瘤位置等关键信息。在患者身份核对环节，除了常规信息确认，还可引入生物识别技术，如指纹识别、人脸识别等，进一步提高身份确认的准确性和效率。

2. 衣着准备　嘱患者穿着宽松、舒适、易于穿脱的棉质衣物，避免穿着带有金属饰品、拉链或其他金属部件的衣物。

3. 心理准备　使用通俗易懂的语言向患者详细介绍复位流程及重要性，并详细描述复位过程中可能会出现的不适，缓解患者紧张情绪。针对焦虑患者，可提供虚拟现实（VR）技术模拟复位场景，帮助其提前适应治疗环境，降低紧张情绪，保证复位顺利进行。

4. 呼吸训练　胸部肿瘤患者的呼吸运动会导致肿瘤位置发生较大变化。因此，在复位前需对患者进行呼吸训练，根据患者的具体情况和治疗要求，选择合适的呼吸控制技术，如深吸气屏气（DIBH）、主动呼吸控制（ABC）或呼吸门控技术。在进行呼吸训练时，医护人员要耐心指导患者掌握正确的呼吸方法和屏气技巧。通常会使用呼吸训练仪辅助训练，让患者直观地了解自己的呼吸状态。训练过程中，逐渐增加屏气时间，使患者能够在复位及后续放射治疗过程中保持相对一致的呼吸状态，减少呼吸运动对复位精度的影响。一般要求患者经过多次训练后，能够稳定地屏气 25~30s，以满足复位和放射治疗的需求。

5. 复位设备和环境准备　检查复位设备（如 X 线模拟机、CT 模拟机、直线加速器等）运行状态是否正常。开机后，查看设备的自检报告，检查各项参数是否在正常范围内。对于成像设备，要测试图像采集和处理功能，确保成像质量和精度。清理复位环境，保持复位室内整洁、安静，避免杂物干扰操作。检查室内的照明条件，确保光线充足且不刺眼，便于医护人员准确观察和操作。

6. 体位固定装置准备　仔细核对体位固定装置是否与模拟定位时一致，检查真空垫是否有漏气现象，热塑膜是否有破损或变形。若发现固定装置存在问题，需及时更换或修复，保证其固定效果稳定可靠。

7. 放射治疗计划单核对　认真核对放射治疗计划单上的患者信息、肿瘤位置、放射治疗参数等，确保与实际情况相符，特别需要仔细核对移床参数和复位图。不仅要核对纸质计划单，还要与电子病历系统中的信息进行比对，防止出现信息错误或遗漏。

（二）摆位与激光定位

1. 摆位　协助患者按模拟定位体位躺卧在复位设备上，保证身体中轴线与床对齐，避免身体扭曲。在摆位过程中，观察患者舒适度，询问患者感受，避免因姿势不当导致后续移位。

2. 激光定位　开启激光定位系统，首先将激光灯的十字线与患者身体上或者患者模具上的CT参考点精确对齐（图4-35、图4-36）。从水平、垂直和前后等不同方向仔细观察，确保激光线与CT参考点完全重合。然后，根据放射治疗计划单记录的摆位参数，精确移动复位床至治疗中心（图4-37）。操作移床控制按钮时要缓慢、平稳，防止床体突然移动。

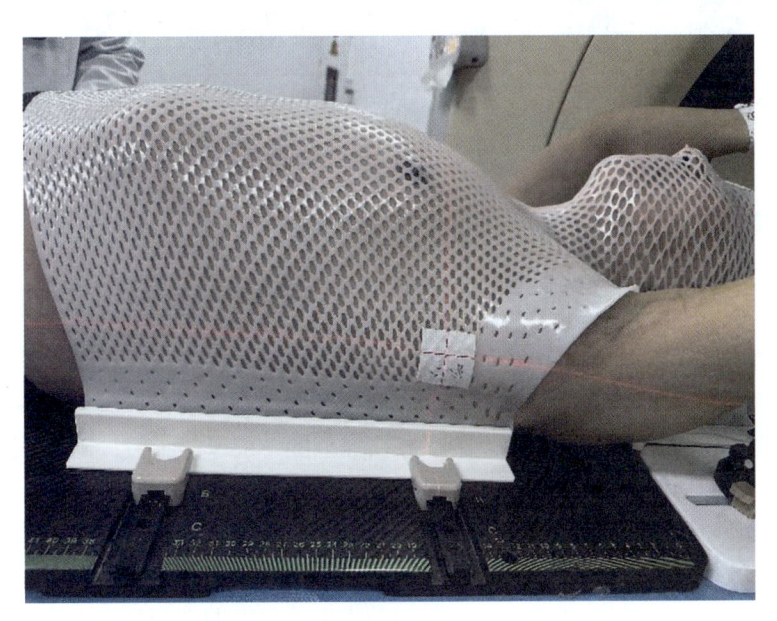

图4-35 胸部肿瘤患者CT位置（侧位）

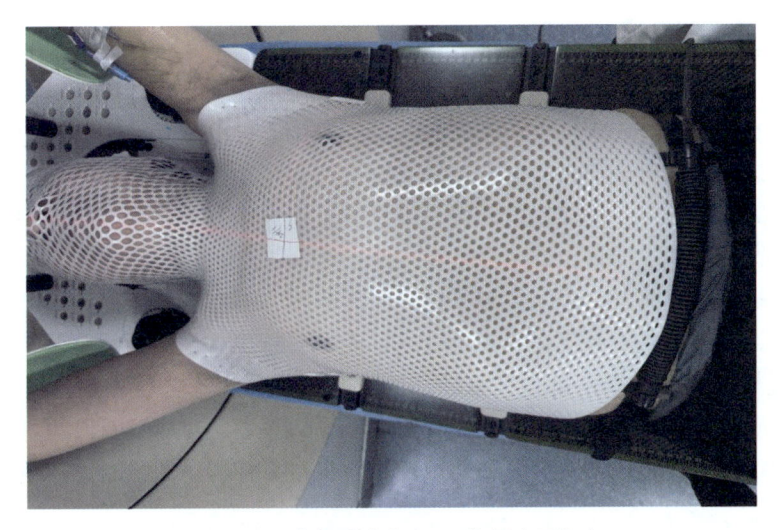

图4-36 胸部肿瘤患者CT位置（正位）

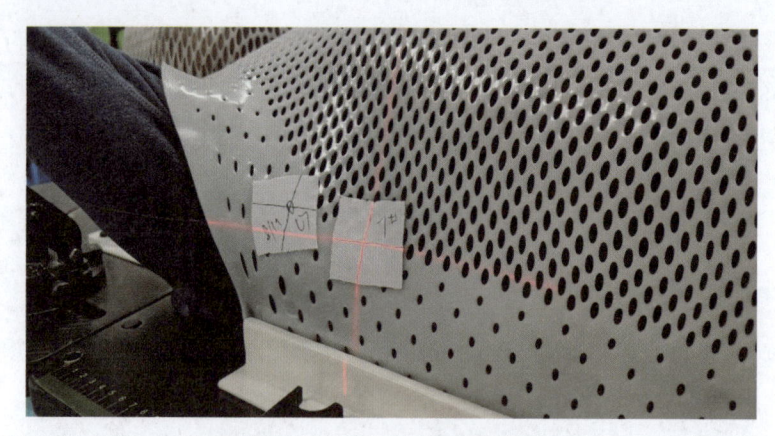

图 4-37　胸部肿瘤患者复位

（三）图像采集与配准

1. 图像采集　根据所选复位技术和患者情况，选择合适的影像采集设备和参数，以获取高质量影像。如使用 CBCT 时，调整好扫描范围、层厚等参数，确保采集的影像能清晰显示靶区及周围组织。

2. 图像配准　将复位影像与计划参考影像进行配准对比，量化患者体位在 X、Y、Z 轴方向的平移偏差（线性位移）和旋转偏差（角度偏移）。对于胸部肿瘤，因呼吸运动影响较大，除传统刚性配准算法外，可采用基于形变模型的弹性配准算法，提高不同呼吸状态下影像匹配的准确性。引入人工智能辅助的图像分析系统，快速识别影像中的关键解剖结构和标记点，自动完成图像配准和偏差测量，提升工作效率和准确性。胸部放疗的体位偏差应控制平移 ≤ 3mm，旋转偏差 ≤ 2°。

（四）配准分析及等中心标记

1. 偏差在允许范围内　若影像对比显示患者体位偏差在允许范围内，用专用皮肤标记笔在患者身体或体位固定装置上画线标记治疗等中心。如果治疗中心和定位中心位置不同时，建议使用两种颜色进行区分标记。标记线需使用不易褪色、防水的标记笔，确保在放疗期间清晰可见，形成稳定的标记系统，方便后续摆位参考。标记完成后，再次核对标记位置与影像上的等中心位置是否一致。

2. 偏差超出允许范围　若体位偏差超出允许范围，需详细分析原因。若是患者身体移动，耐心询问患者是否有不适或不自觉的移动，安抚患者情绪后重新调整体位；若体位固定装置松动，检查固定部位，重新加固；若是摆位操作失误，重新核对计划单参数，按照正确参数重新移床摆位；若因呼吸运动导致偏差，重新进行呼吸训练，待患者呼吸状态稳定后再次复位。每次调整后都要重新采集影像验证，直至体位偏差符合要求后再进行标记。

3. 特殊情况处理　对于多次调整仍无法达到要求的特殊情况，组织放疗科医师、物理师、技师等多学科讨论。综合分析患者肿瘤位置、体型、呼吸特点等具体情况，找出问题根源，制订个体化解决方案。如为体型特殊患者定制特殊的体位固定装置和摆位方法，对呼吸运动幅度大的患者采用更先进的呼吸控制技术等。

（五）复位后工作

1.设备维护与校准

（1）日常维护：每日使用设备前，需全面外观检查，查看有无明显损坏，确保部件连接正常。同时，检查复位床的移动、旋转等运动部件，若出现卡顿现象，应及时进行润滑或维修。用专用清洁工具和清洁剂清洁设备表面及成像部件，重点保护X线模拟机的X线球管、CT模拟机的探测器等关键部件，防止灰尘、污垢影响成像质量。

（2）定期维护：按照设备制造商的建议，定期（每3个月或6个月）对成像设备进行全面维护。使用专业校准工具和标准体模，校准激光定位系统准确性、复位床移动精度等机械精度参数，确保符合设备要求。检测成像系统性能，如X线模拟机曝光参数准确性、CT模拟机图像重建质量、直线加速器机载影像系统分辨率等，通过对比标准图像评估成像效果，及时发现并解决问题。定期更换易损部件，更换后严格进行质量检测和性能验证，保障设备良好运行状态。

（3）故障维修：一旦复位设备出现故障，立即停止使用，通知专业维修人员检修。维修人员通过检查硬件、软件系统诊断故障原因，若是硬件故障，及时更换损坏零部件；若是软件问题，进行修复或升级。设备维修后，全面测试机械精度、成像质量、功能完整性等方面，确保恢复正常运行且精度达标后，方可重新投入使用。同时，详细记录故障原因和维修过程，为后续维护和故障预防提供参考。

2.人员培训

（1）基础理论培训：针对参与复位工作的医护人员及物理师，需开展系统性理论培训，内容涵盖放射物理学、肿瘤解剖学、放射治疗技术原理等核心知识模块。

（2）设备操作培训：针对不同的复位设备（X线模拟机、CT模拟机、直线加速器等），进行详细的设备操作培训。培训内容包括设备的开关机流程、操作界面介绍、图像采集与处理方法、摆位操作技巧等。在培训过程中，提供充足的实际操作机会，让操作人员在模拟环境中进行反复练习。同时，配备专业的指导教师，及时纠正操作人员的错误操作，解答疑问。例如，在直线加速器操作培训中，重点讲解机载影像系统的操作方法和图像配准技巧，让操作人员熟练掌握如何在治疗前快速、准确地获取患者体位影像并进行验证。

（3）质量控制培训：开展质量控制培训，使工作人员了解复位过程中的质量控制要点和方法。学习如何进行体位固定质量评估、图像质量评价、体位偏差测量与分析等。通过实际案例分析和操作练习，掌握质量控制指标和允许偏差范围，学会对复位结果进行质量审核。

（4）继续教育与更新：放射治疗技术不断发展，新的设备和理念不断涌现。定期组织工作人员参加继续教育课程和学术研讨会，了解行业最新动态和研究成果。鼓励工作人员学习人工智能、机器学习等新兴技术在放射治疗复位中的应用，掌握相关的理论知识和操作技能，提升专业水平。同时，建立内部交流机制，让工作人员分享工作中的经验和心得，共同提高复位工作的质量和效率。

参考文献

[1] 贺旭伟，孙航标，张新磊，等．塑形垫在放射治疗体位固定中的临床应用及进展［J］．中国医疗设备，2025，40（5）：147-151，177．

[2] 祖国红，李福生，苏晨，等．头颈部肿瘤精确放疗摆位误差的研究进展［J］．中国辐射卫生，2016，25（1）：125-128．

[3] 刘礼东，杨振，钟美佐，等．肿瘤放疗中塑形垫结合热塑网膜体位固定方式的摆位误差研究［J］．中国肿瘤临床，2020，47（4）：198-201．

[4] 符贵山，程斌，覃仕瑞，等．放疗患者摆位误差与治疗床位置误差相关性分析［J］．中华放射肿瘤学杂志，2016，25（3）：266-269．

[5] 陈德路．胸腹部肿瘤放射治疗定位和摆位的研究与改进［J］．中国医学物理学杂志，2010，27（4）：2000-2003．

[6] 姚原．放射治疗技术［M］．3版．北京：人民卫生出版社，2014．

[7] 林承光．肿瘤放射治疗技术操作规范［M］．北京：人民卫生出版社，2019．

[8] Bin-Bin Ge, Yu Liu, Jian-Hua Jin, et al. Effect of bladder filling status on positioning errors in post-hysterectomy cervical cancer radiotherapy［J］．Ann Med, 2023, 55（2）：2249936.

[9] Jianjun Lai, Zhizeng Luo, Lu Jiang, et al. Skin marker combined with surface-guided auto-positioning for breast DIBH radiotherapy daily initial patient setup: An optimal schedule for both accuracy and efficiency［J］．Journal of applied clinical medical physics, 2024 Jul, 25（7）：e14319.

[10] 国家癌症中心，国家肿瘤质控中心．MRI模拟定位物理实践指南．中华放射肿瘤学杂志［J］，2023，32（9）：749-790．

[11] 陈辛元，韩伟，宋一昕，等．MRI模拟定位机的选型安装和验收测试［J］．中华放射肿瘤学杂志，2017，26（5）：603-606．

[12] 中华医学会放射学分会质量管理与安全管理学组，中华医学会放射学分会磁共振成像学组．磁共振成像安全管理中国专家共识［J］．中华放射学杂志，2017，51（10）：725-731．

[13] Groot Koerkamp ML, Vasmel JE, Russell NS, et al. Optimizing MR-Guided Radiotherapy for Breast Cancer Patients［J］．Front Oncol, 2020, 10 Front Oncol.

[14] 陈雪梅，刘璐，蔡维洵，等．体表光学引导技术联合图像引导放疗技术等中心双引导复位在乳腺癌调强放疗中的应用［J］．中山大学学报（医学科学版），2023，44（1）：85-92．

[15] 陈雪梅，刘璐，蔡维洵，等．锥形束CT离线校正在乳腺癌放疗摆位中的应用［J］．广东医学，2022，43（7）：811-866．

[16] Dhar D, Mallik, Goswami J. Validation of a simple technique for accurate treatment delivery for bilateral breast irradiation using the electronic portal imaging device［J］．J Cancer Res Ther, 2022, 18（4）：1159-1161.

[17] 齐洪志，杨玉刚，赫洁，等．CT模拟定位机在调强放疗位置验证中的应用［J］．中国医疗设备，2023，38（9）：53．

[18] 谷晓华，薛艳玲，谷梦涵，等．关于放疗位置验证方式的探讨［J］．现代肿瘤医学，2021，29（11）：1957-1962．

第5章
胸部肿瘤放射治疗

第一节 肺 癌

肺癌是全球范围内发病率和死亡率最高的恶性肿瘤之一,其治疗手段多样,其中放射治疗作为重要的局部治疗方式,在肺癌的综合治疗中占据关键地位。随着医学技术的不断进步,放射治疗从传统的二维照射发展到如今的三维适形放射治疗、调强放射治疗,以及立体定向放射治疗、质子放射治疗,精准度和疗效显著提升。放射治疗不仅适用于早期肺癌患者,尤其是无法手术或不愿手术的患者,还在局部晚期和晚期肺癌的治疗中发挥着重要作用,既可单独使用,也可与化疗、靶向治疗及免疫治疗联合应用,以延长患者生存期并提高生活质量。

一、早期非小细胞肺癌

(一)背景

1. 发病率 非小细胞肺癌(non-small cell lung cancer,NSCLC)全球发病率高,约占所有肺癌的85%,男性略高于女性,早期因症状不明显容易被忽视,约70%的NSCLC确诊时即为晚期。

2. 预后情况

(1)患者的5年生存率因病情不同而异:肿瘤局限在肺部时约为54%,区域淋巴结受累者约为26%,合并远处转移者仅为4%。

(2)与手术相比,接受立体定向消融放射治疗(stereotactic ablative body radiotherapy,SABR)的患者5年生存率通常较低,这主要是因为大多数接受SABR治疗的患者为不可手术者,且常伴有更多并发症(选择偏差),预期寿命较短。

(3)最新汇总的随机研究(如STARS/ROSEL试验)显示,对于可手术患者,SABR与根治性肺癌手术(肺叶切除+纵隔淋巴结清扫)相比,具有同等或更好的生存效果。

3. 危险因素 包括吸烟、氡暴露、电离辐射、石棉、铬、男性、家族史、获得性肺病(如间质性肺炎)以及其他职业暴露(如二氧化硅、砷、铍、煤)。

4. 预后因素 主要包括癌症分期、体力状况(performance status,PS)评分、体重下降情况以及分子突变情况。

（二）肿瘤生物学及特点

1. 基因突变　在腺癌中，存在较高比例具有临床治疗意义的基因突变。具体包括：

（1）*EGFR*突变，约占20%。

（2）*ALK*突变，约5%。

（3）其他，如*KRAS*、*ROS-1*（约2%）、*BRAF*、*MET*、*RET*等突变。

2. 病理分型

（1）腺癌是最常见的病理类型，占肺恶性肿瘤的40%。

（2）鳞状细胞癌次之，约占30%。

（3）其他相对少见的组织类型包括大细胞癌（约占15%）、神经内分泌肿瘤、支气管肺泡癌（起源于Ⅱ型肺泡上皮细胞）、类癌。

（三）肺部解剖结构及淋巴结分区

1. 肺部解剖结构

（1）右肺分为3个肺叶：上叶、中叶和下叶。由2个叶间裂分隔：水平裂（分隔上叶和中叶）和斜裂（分隔中叶和下叶）。

（2）左肺分为2个肺叶：上叶和下叶。由1个叶间裂分隔：斜裂（分隔上叶和下叶）。

（3）转移特点：肺癌最常转移至同侧肺门和纵隔淋巴结。血行转移也较为常见，可转移至远处器官，如脑、骨、肝、肾上腺等。

2. 淋巴结分区　根据肺癌分期常用的淋巴结分区（IASLC地图），淋巴结分为以下几组。

（1）锁骨上区

1区淋巴结：包括下颈部、锁骨上和胸骨颈静脉切迹淋巴结。

（2）上纵隔淋巴结

2R/L区：上气管旁淋巴结（右侧为2R，左侧为2L）。

3a区：血管前淋巴结。

3p区：气管后淋巴结。

4R/L区：下气管旁淋巴结（右侧为4R，左侧为4L）。

（3）主动脉淋巴结

5区：主动脉下淋巴结。

6区：主动脉旁淋巴结。

（4）下纵隔淋巴结

7区：气管隆嵴下淋巴结。

8区：食管旁淋巴结。

9区：肺韧带淋巴结。

（5）N1组淋巴结

10区：肺门淋巴结。

11区：叶间淋巴结。

12区：叶支气管淋巴结。

13区：段支气管淋巴结。

14区：亚段支气管淋巴结。

3.临床意义

（1）肺癌分期：淋巴结的分区及受累情况是肺癌分期的重要依据，直接影响治疗方案的选择。

（2）手术规划：在肺癌手术中，淋巴结清扫是重要步骤，有助于准确分期和减少复发风险。

（3）放疗和化疗：淋巴结转移情况直接影响放疗靶区的设计和化疗方案的制订。

4.肺上沟瘤（综合征） 肺上沟瘤常伴有肩痛、Hornor综合征（同侧躯体上眼睑下垂、瞳孔缩小、无汗）及手部肌肉萎缩。

5.早期肺癌（$T_{1-3}N_0$） 按肿瘤所在位置可分为中央型肺癌和周围型肺癌。中央型肺癌病灶位置在距离近端支气管树（包括气管到叶支气管及其他中央结构如食管、心脏、心包、大血管和脊柱）2cm范围内。周围型肺癌则位于中央型界限的2cm范围外。这种区分对于评估区域淋巴结转移风险和指导治疗原则有重要意义。

（四）相关检查

1.病史和体格检查

（1）典型表现：包括咳嗽、气短、咯血、体重减轻，和（或）胸X线片/CT上发现包块。

（2）重点评估：吸烟史、职业暴露史、家族史及肺部相关症状。

2.筛查

（1）推荐人群：年龄55～74岁，有≥30包/年吸烟史且戒烟时间<15年的人群。

（2）筛查方法：每年低剂量螺旋CT扫描。

3.实验室常规检查 包括全血细胞计数（CBC）和综合代谢panel（CMP）。

4.诊断流程/活检

（1）原发灶活检：如果可行，优先考虑CT引导下穿刺活检获取原发灶标本。

（2）淋巴结活检：如果可疑纵隔淋巴结更容易获取病理，可不穿刺原发灶。

（3）选择性淋巴结活检：推荐对所有肿瘤患者进行评估。对中央型肺癌、影像学可疑为腺癌，或原发灶≥T_{2a}的高风险患者，推荐行肺门/纵隔淋巴结选择性采样活检（如纵隔镜、超声支气管镜）。

（4）肺功能检查：用于评估手术可行性并提供基线数据。

5.影像学检查

（1）胸部增强CT：推荐所有患者进行，用于评估原发灶及区域淋巴结情况。

（2）PET-CT：用于排除区域淋巴结及远处器官转移。

（3）颅脑MRI：推荐用于T_{2a}分期以上的患者（T_{1b}选择性使用）。存在神经系统症状的患者必须进行。

（4）肩部MRI：适用于肺上沟瘤患者。

（五）肺癌分期（AJCC第8版）

见表5-1，表5-2。

表5-1　肺癌分期

T分期

$T_1 \leqslant 3cm$，未侵及主支气管

　$T_{1a} \leqslant 1cm$

　$T_{1b} > 1 \sim 2cm$

　$T_{1c} > 2 \sim 3cm$

$T_2 > 3 \sim 5cm$ 或侵及主支气管，但未侵犯气管隆嵴；侵及脏胸膜；或伴有肺不张；或有阻塞性肺炎

　$T_{2a} > 3 \sim 4cm$

　$T_{2b} > 4 \sim 5cm$

$T_3 > 5 \sim 7cm$ 或在同一肺叶出现孤立结节，或侵犯胸壁、膈神经、心包

$T_4 > 7cm$ 或在同侧不同肺叶出现孤立结节，或侵犯以下任何一个器官：膈肌、纵隔、心脏、大血管、气管、喉返神经、食管、椎体、气管隆嵴

N分期

N_1 同侧支气管或肺门淋巴结转移

N_2 同侧纵隔或气管隆嵴下淋巴结转移

N_3 前斜角肌/锁骨上淋巴结转移，或对侧纵隔/肺门淋巴结转移

M分期

M_{1a} 对侧肺叶/胸膜/心包结节或恶性胸腔积液/心包积液

M_{1b} 胸外远处脏器单发转移

M_{1c} 胸外远处脏器多发转移

表5-2　肺癌总体分期

分期	N_0	N_1	N_2	N_3	$M_{1a \sim b}$	M_{1c}
$T_{1a \sim c}$	IA1～3	ⅡB	ⅢA	ⅢB	ⅣA	ⅣB
T_{2a}	IB					
T_{2b}	ⅡA					
T_3	ⅡB	ⅢA	ⅢB	ⅢC		
T_4						
NSCLC（分期Ⅲ期）局部晚期						

（六）治疗策略

早期非小细胞肺癌的治疗策略应综合考虑患者的具体情况和手术可行性，选择合

适的治疗方式以提高治疗效果和患者的生存质量。对于早期非小细胞肺癌患者（分期Ⅰ～Ⅲ，$T_{1\sim3}$伴卫星结节，且诊断时未出现区域或远处转移），治疗策略主要依据患者的手术耐受性和外科医师评估的手术可行性来制订。

1. 可手术患者

(1) 通常预测术后第一秒用力呼气容积（FEV_1）＞40%，且外科医师认定可手术。

(2) 治疗方式为肺叶切除加纵隔淋巴结清扫。

2. 不可手术或拒绝手术患者

(1) 对于因各种原因无法手术或拒绝手术的患者。

(2) 治疗方式为立体定向消融放射治疗（SABR），又名立体定向体部放射治疗（SBRT）。

3. 特殊情况下的替代治疗

(1) 针对患者耐受性差和疾病可能受限的特殊情况。

(2) 替代治疗包括亚肺叶切除术、射频消融术、冷冻疗法、放化疗以及大分割或常规放疗。

（七）放疗技术（SABR/SBRT）

1. 定位

(1) 仰卧位，使用真空垫固定，双手抱头。

(2) 建议进行4D扫描，以评估肿瘤动态。

(3) 若肿瘤动度超过10mm，且患者能够屏气，考虑屏气技术或使用呼吸门控技术。

(4) 扫描范围从颅底扫描到肾脏顶部，以涵盖整个呼吸时相的肺组织。

2. 剂量

(1) 目标生物等效剂量（BED）＞100Gy以实现最佳局部控制（Onishi研究）。

(2) 计划靶区（PTV）剂量

1）周围型：PTV 50Gy/4次。

2）中央型：PTV 70Gy/10次（50Gy/4次时安全性欠佳，靠近胸壁者可能导致损伤）若中央型肺癌PTV过大，考虑SIB模式（iGTV剂量70Gy，PTV剂量50Gy，共10次）。

3. 靶区

(1) 内部靶体积（iGTV）：在所有呼吸或屏气时勾画肿瘤。

(2) 计划靶区（PTV）：iGTV＋5mm。

4. 技术

(1) 使用3D-CRT、IMRT/VMAT技术。

(2) 6～10MV光子线，具有非均质性校正。

5. 影像引导放射治疗（IGRT） 日常CBCT验证，配合呼吸管理。

6. 计划要求

(1) 周围型肺癌（50Gy/4次方案）

胸壁：$V_{30} \leqslant 30cm^3$。

皮肤：$V_{30} \leqslant 50cm^3$。

血管：$V_{40} \leqslant 1cm^3$，$D_{max} \leqslant 56Gy$。

气管/支气管树：$V_{35} \leqslant 1cm^3$，$D_{max} \leqslant 38Gy$。

臂丛：$V_{30} \leqslant 0.2cm^3$，$D_{max} \leqslant 35Gy$。

食管：$V_{30} \leqslant 1cm^3$，$D_{max} \leqslant 35Gy$。

心脏/心包：$V_{40} \leqslant 1cm^3$，$V_{20} \leqslant 5cm^3$，$D_{max} \leqslant 45Gy$。

脊髓：$V_{20} \leqslant 1cm^3$，$D_{max} \leqslant 25Gy$。

同侧肺：$iMLD \leqslant 10Gy$，$iV_{10} \leqslant 35\%$，$iV_{20} \leqslant 25\%$，$iV_{30} \leqslant 15\%$。

双肺：$MLD \leqslant 6Gy$，$V_5 \leqslant 5\%$，$V_{10} \leqslant 17\%$，$V_{20} \leqslant 12\%$，$V_{30} \leqslant 7\%$。

（2）中央型肺癌（70Gy/10次方案）

胸壁/皮肤：$V_{50} \leqslant 60cm^3$，$D_{max} \leqslant 82Gy$。

血管：$V_{50} \leqslant 1cm^3$，$D_{max} \leqslant 75Gy$。

气管/支气管树：$V_{40} \leqslant 1cm^3$，$D_{max} \leqslant 60Gy$。

臂丛：$V_{50} \leqslant 0.2cm^3$，$D_{max} \leqslant 55Gy$。

食管：$V_{40} \leqslant 1cm^3$，$D_{max} \leqslant 50Gy$。

心脏/心包：$V_{45} \leqslant 1cm^3$，$D_{max} \leqslant 60Gy$。

脊髓：$V_{35} \leqslant 1cm^3$，$D_{max} \leqslant 40Gy$。

双肺：$MLD \leqslant 9Gy$，$V_{40} \leqslant 7\%$。

（八）并发症处理

1. 放射性食管炎　放射性食管炎是肺癌放射治疗中常见的并发症之一，主要表现为吞咽困难、吞咽疼痛等症状，严重影响患者的生活质量。其处理方法如下所述。

（1）药物治疗

1）漱口水：利多卡因、苯海拉明、制霉菌素等成分的漱口水可用于缓解食管黏膜炎症引起的疼痛和不适。利多卡因具有局部麻醉作用，可减轻吞咽时的疼痛；苯海拉明具有抗组胺作用，可减轻炎症反应；制霉菌素则可预防和治疗真菌感染。

2）谷氨酰胺补充剂：如Helois等谷氨酰胺补充剂，可促进食管黏膜细胞的修复和再生，增强黏膜屏障功能，减轻放射性损伤。

3）芦荟产品：芦荟具有抗炎、修复黏膜的作用，可作为辅助治疗手段，但需注意其可能引起的胃肠道反应。

4）麻醉药：对于症状较严重的患者，可考虑使用麻醉药作为二线治疗，以缓解剧烈的疼痛，但需谨慎使用，避免长期依赖。

（2）饮食调整：建议患者进食温凉、软质、易消化的食物，避免辛辣、粗糙、过热或过冷的食物，减少对食管黏膜的刺激。同时，少量多餐，避免进食过快，可减轻吞咽时的不适。

（3）心理支持：放射性食管炎可能给患者带来较大的心理负担，医护人员应给予患者充分的心理支持，帮助其树立战胜疾病的信心，积极配合治疗。

2. 胸壁疼痛　胸壁疼痛也是肺癌放射治疗过程中可能出现的并发症，其原因复杂，可能与放射性损伤、神经病变、肌肉炎症等有关。处理方法如下。

（1）药物治疗

1）非处方类镇痛药：如酚麻美敏、非甾体抗炎药（NSAID）等可用于缓解轻度至中度的疼痛。酚麻美敏具有解热镇痛作用，可缓解因放射治疗引起的局部炎症反应导致的疼痛。非甾体抗炎药通过抑制前列腺素合成，减轻炎症和疼痛，但需注意其可能引起的胃肠道不良反应，如胃溃疡、胃出血等，建议饭后服用，并根据患者的具体情况调整剂量。

2）针对神经病理的药物：根据疼痛的病因，选择相应的神经病理治疗药物。如果疼痛为神经根性或神经源性，可使用加巴喷丁、普瑞巴林等药物，这些药物可调节神经递质，减轻神经痛；若疼痛为肌炎或肌肉性，可使用美洛昔康等药物，其具有抗炎、镇痛作用，可缓解肌肉炎症引起的疼痛。

3）麻醉药：对于疼痛剧烈且难以通过上述药物控制的患者，可考虑使用麻醉药作为二线治疗，但需严格掌握适应证和剂量，避免药物滥用和成瘾。

（2）物理治疗：适当的物理治疗，如热敷、按摩等，可缓解肌肉紧张，减轻疼痛。热敷可促进局部血液循环，缓解肌肉痉挛；按摩可放松肌肉，减轻疼痛，但需注意按摩力度适中，避免加重局部损伤。

（3）康复锻炼：鼓励患者进行适度的康复锻炼，如深呼吸、扩胸运动等，可增强胸壁肌肉的力量和柔韧性，改善局部血液循环，减轻疼痛，同时有助于预防肺部并发症的发生，但需根据患者的身体状况和耐受程度制订个体化的康复锻炼方案。

3.放射性肺炎　放射性肺炎是肺癌放射治疗中较为严重的并发症之一，可导致患者出现呼吸急促、咳嗽、低氧血症等症状，严重时甚至危及生命。其处理方法包括：

（1）药物治疗

1）类固醇激素：对于有症状的患者，如出现呼吸急促、指脉氧下降等，可考虑使用口服类固醇激素逐步减量治疗。常用泼尼松1mg/kg每天起始治疗，持续2～3周后逐步减量。类固醇激素具有强大的抗炎作用，可减轻肺部炎症反应，缓解症状，但长期使用可能引起多种不良反应，如血糖升高、骨质疏松、感染风险增加等，因此需在医师的指导下使用，并定期监测相关指标。

2）抗生素：有症状的2级以上放射性肺炎患者，如有感染依据，尽早经验性抗感染治疗，并根据痰培养及药敏结果等调整抗生素的使用。

磺胺甲噁唑：用于预防肺孢子菌肺炎，尤其对于免疫功能低下的患者，可降低感染的风险。肺孢子菌肺炎是一种严重的肺部感染，可加重患者的病情，因此预防措施至关重要。

3）抑酸药：放射性肺炎患者常伴有胃食管反流，可使用抑酸药如质子泵抑制剂（PPI）或H_2受体拮抗剂（H_2RA）治疗消化道溃疡，减少胃酸分泌，减轻胃食管反流对肺部的刺激，促进肺炎的恢复。

（2）呼吸支持：对于呼吸困难严重的患者，可给予吸氧治疗，以改善氧合情况，缓解呼吸急促。必要时，可使用无创呼吸机辅助通气，如持续气道正压通气（CPAP）或双水平气道正压通气（BiPAP），以维持呼吸功能，但需密切监测患者的呼吸状况和血氧饱和度，避免过度通气或通气不足。

（3）病情监测：密切观察患者的症状和体征变化，定期进行胸部影像学检查（如胸部X线检查或CT）和肺功能检查，评估肺炎的严重程度和治疗效果。若病情加重或出现新的并发症，应及时调整治疗方案。

（4）健康教育：向患者及其家属普及放射性肺炎的相关知识，包括病因、症状、预防措施等，增强患者的自我保健意识。指导患者在放射治疗期间和治疗后注意保暖，避免受凉感冒，保持室内空气清新，避免接触有害气体和粉尘，同时鼓励患者戒烟，以减少对肺部的刺激，降低放射性肺炎的发生风险。

在处理肺癌放射治疗并发症时，应根据患者的具体情况制订个体化的治疗方案，同时加强多学科协作，包括肿瘤科、呼吸内科、营养科等，以提高患者的治疗效果和生活质量。

二、Ⅲ期非小细胞肺癌

（一）背景

1.发病率　Ⅲ期非小细胞肺癌（NSCLC）在所有非小细胞肺癌病例中约占1/3。这一阶段的患者通常处于局部晚期，肿瘤已经侵犯周围组织或淋巴结，但尚未发生远处转移。

2.预后及转归　Ⅲ期非小细胞肺癌患者的预后受到多种因素的影响，包括患者的体力状况（PS）评分、是否存在并发症等。总体而言，Ⅲ期患者的5年总生存率在5%～35%。具体而言：ⅢA期：5年总生存率约为30%。ⅢB期：5年总生存率在10%～15%。

3.危险因素　详见早期非小细胞肺癌。

（二）肿瘤生物学及特点

详见早期非小细胞肺癌。

（三）解剖

详见早期非小细胞肺癌。

（四）相关检查

详见早期非小细胞肺癌。

（五）治疗策略

1.可手术切除的肿瘤　对于可手术切除的Ⅲ期非小细胞肺癌患者，治疗策略通常包括以下几个步骤。

（1）新辅助化疗：在手术前进行新辅助化疗，目的是缩小肿瘤体积，减少手术切除范围，从而提高手术的成功率和患者的预后。然而，对于计划进行全肺切除的患者，不推荐使用新辅助化疗。

（2）手术：在完成新辅助化疗后，若患者无远处转移，可进行手术切除肿瘤。

（3）术后放疗：对于术后病理显示存在高危因素的患者，如N期淋巴结受累、手术切缘阳性或术后存在残留病灶，建议进行个体化的术后放疗，以进一步降低复发风险。

2.肺上沟瘤　肺上沟瘤是一种特殊类型的非小细胞肺癌，通常位于肺尖部，治疗策略如下所述。

（1）新辅助放化疗：对于交界可切除的$T_{3\sim4}N_{0\sim1}$患者（参考SWOG 9416研究），推荐采用新辅助放化疗，以缩小肿瘤体积，提高手术切除率。

（2）手术：在完成新辅助放化疗后，若评估认为肿瘤可切除，可进行手术治疗。对于可切除且有明显症状的患者，手术是首选治疗方式（参考Gomez等，Cancer 2012）。

（3）根治性放化疗：如果患者因肿瘤位置或身体状况无法接受手术，则可选择根治性放化疗作为替代治疗方案。

3.不可手术切除的肿瘤　对于不可手术切除的Ⅲ期非小细胞肺癌患者（包括多站N_2、N_3、肿瘤体积大、淋巴结包膜外侵犯、无法行肺叶切除术以及医学上不适合手术的患者），治疗策略如下所述。

（1）根治性放化疗：这是主要的治疗手段，通过同步放化疗来控制局部肿瘤和转移病灶。

（2）辅助免疫治疗：在完成根治性放化疗后，可使用度伐利尤单抗（PD-L1单抗）作为辅助治疗。PACIFIC研究显示，与安慰剂相比，度伐利尤单抗能够显著延长患者的无进展生存期。

（3）单纯放疗：对于高龄或体力功能状态较差、无法耐受放化疗的患者，可考虑单纯放疗作为姑息治疗手段，以缓解症状，提高生活质量。

（六）放疗技术

1.模拟定位

（1）体位固定：患者取仰卧位，上半身使用真空垫固定，双手抱头，膝关节下垫楔形板，以确保体位的稳定性和重复性。

（2）定位方式：推荐使用4DCT定位，以评估肿瘤随呼吸的运动情况。如果肿瘤随呼吸运动幅度超过1cm，应考虑使用屏气技术，以减少呼吸运动对放疗精度的影响。可选择PET影像融合辅助定位，以提高靶区勾画的准确性。

2.剂量设置

（1）根治性放疗（适用于评估患者能耐受化疗的情况）

1）推荐剂量：60～70Gy。

2）同期化疗：在放疗期间给予同期化疗。

（2）术后放疗

1）总剂量：50.4Gy/28次，或50Gy/25次。

2）高危区域剂量调整：高危可疑区域应提高剂量，阳性手术切缘应达到60～66Gy。

3）同期化疗：术后存在残留病灶的患者应给予同期化疗；术后证实为N_2的病例给予序贯化疗。

（3）新辅助放疗

1）总剂量：45Gy，每次1.8Gy。

2）疗效评估：放疗后评估疗效，如可切除则实施手术；如不可切除则追加放疗至总剂量60～66Gy。

（4）单纯放疗（适用于评估患者无法耐受化疗的情况）

1）PTV剂量：45Gy/15次。

2）GTV推量：SIB至52.5～60Gy。

（5）肺上沟瘤

1）新辅助放疗：总剂量45Gy，每次1.8Gy。放疗后评估疗效，如可切除则实施手术；如不可切除则追加放疗至总剂量60～66Gy。

2）辅助放疗：为减轻放疗晚期不良反应，降低臂丛神经损伤风险，可考虑给予超分割照射（60Gy，每次1.2Gy，每日2次）。

3.靶区勾画

根治性/新辅助放疗

1）临床靶区（CTV）：在4DCT MIP图像上勾画GTV的基础上均匀外放8mm，骨和心脏位置修回。CTV还应包含受累的淋巴引流区，如无法满足剂量限制要求，可仅包含同侧肺门淋巴引流区。

2）计划靶区（PTV）：如采取每日kV验证，则由CTV均匀外放5mm；如每日锥形线束CT（CBCT）验证，由CTV均匀外放3mm。

4.放疗技术

（1）调强放射治疗/容积调强或质子照射：根据患者的具体情况选择合适的放疗技术，以提高放疗的精准性和疗效。

（2）图像引导放射治疗（IGRT）：每日进行kV验证，每周进行CBCT验证，以确保放疗的精准性。

5.危及器官剂量限制（常规分割）

（1）脊髓：$D_{max}<45Gy$。

（2）双肺：平均受照剂量$<20Gy$，$V_{20}<35\%$，$V_{10}<45\%$，$V_5<60\%$。

（3）心脏：$V_{30Gy}<45\%$，平均受照剂量$<26Gy$。

（4）食管：$D_{max}<80Gy$，$V_{70}<20\%$，$V_{50}<40\%$，平均受照剂量$<34Gy$。

（5）双肾：$V_{20Gy}<32\%$。

（6）肝脏：$V_{30Gy}<40\%$，平均受照剂量$<30Gy$。

（7）臂丛神经：$D_{max}<66Gy$。

（七）手术

对于局部晚期的非小细胞肺癌（NSCLC），单纯依靠外科手术切除是不够的。手术治疗通常需要结合其他治疗手段（如化疗、放疗等）以提高治疗效果和患者的长期生存率。以下是手术治疗的主要策略和选择。

1.标准术式　肺叶切除＋纵隔淋巴结清扫。

（1）肺叶切除：这是局部晚期非小细胞肺癌的标准手术方式。通过切除受累的肺叶，可以有效去除肿瘤及其周围可能受累的组织。

（2）纵隔淋巴结清扫：在肺叶切除的同时，进行纵隔淋巴结清扫是标准术式的重要组成部分。清扫淋巴结可以清除可能存在的微小转移灶，同时为后续的治疗提供重要的病理学信息。

2. 其他手术选择

（1）全肺切除：在某些情况下，如果肿瘤较大或位置特殊，可能需要进行全肺切除。这种手术方式创伤较大，对患者的肺功能要求较高，因此需要谨慎选择。

（2）肺段切除：对于一些早期或局限性病变的患者，肺段切除是一种更为保守的手术方式。它可以在保留更多肺组织的同时，有效去除肿瘤。

（3）支气管袖状切除：当肿瘤侵犯支气管时，支气管袖状切除是一种有效的手术方式。通过切除受累的支气管段并进行重建，可以在保留肺功能的同时去除肿瘤。

（八）全身系统治疗

1. 同期化疗方案　顺铂＋依托泊苷、顺铂＋长春新碱、卡铂＋培美曲塞、顺铂＋培美曲塞、卡铂＋紫杉醇。

2. 新辅助和辅助化疗

（1）常用方案：铂类为基础的多药联合，如顺铂＋依托泊苷、顺铂＋紫杉醇、顺铂＋培美曲塞、顺铂＋长春新碱。

（2）替代方案：如果患者不能耐受顺铂，可采用卡铂＋紫杉醇作为替代方案。

3. 辅助免疫治疗　对于接受根治性放化疗后疾病无进展的患者，可给予至少1年的度伐利尤单抗（PD-L1单抗）治疗，以进一步延长无进展生存期和提高总生存率。

4. 辅助靶向治疗　术后Ⅱ/Ⅲ期非鳞癌进行EGFR突变检测，指导辅助靶向治疗。

（九）不良反应的处理

1. 食管相关

（1）食管炎：通常在放疗后1～2周达到最严重程度，随后在数周至数月内逐渐缓解。

（2）食管狭窄/食管瘘：可能在放疗后数月至数年内发生。

2. 肺部相关

（1）放射性肺炎：常在放疗结束后6周到1年内出现，主要表现为呼吸困难、咳嗽及乏力。影像学检查显示射野内有炎性改变。治疗方案包括给予大剂量类固醇激素冲击，并逐步减量。

（2）长期呼吸困难/肺纤维化：可能在放疗后数月至数年内发生。

3. 神经损伤　臂丛神经损伤：若为肺尖肿瘤放疗，可能导致臂丛神经损伤，通常在放疗后数年内出现。

三、小细胞肺癌

（一）背景

1. 发病率　小细胞肺癌发病率占肺癌总体病例的13%～15%。我国小细胞肺癌发病率尚无确切统计数据。美国每年约有3万小细胞肺癌（SCLC）病例。

2. 预后　不同分期的5年生存率分别为：Ⅰ期31%、Ⅱ期19%、Ⅲ期8%、Ⅳ期2%。

3. 人口统计　平均诊断年龄为70岁，白种人男性吸烟者发病率最高。

4. 危险因素 吸烟是最大的危险因素，约90%的患者为重度吸烟者。其他危险因素包括年龄增长、石棉和氡气暴露。

（二）肿瘤生物学及特点

1. 遗传学特征

（1）对110例小细胞肺癌（SCLC）的癌症基因组图谱（TCGA）分析显示，几乎所有病例中均存在 TP53 和 RB1 基因的缺失。

（2）约25%的患者表现出 NOTCH 信号通路的失活突变。

（3）未检测到 EGFR、ALK、K-RAS 和 ROS-1 等常见靶向突变。

2. 病理学特征

（1）细胞形态：小细胞肺癌是一种神经内分泌来源的恶性上皮肿瘤，细胞呈蓝色小圆细胞形态，胞质稀少。

（2）病理表现：在有丝分裂数高的病理标本中，常可见到坏死。

（3）组织学分类：小细胞肺癌分为两种变体——小细胞癌和合并小细胞癌。合并小细胞癌包含SCLC细胞和非小细胞肺癌（NSCLC）的任何组织学亚型。

（4）免疫组化标记：病理上，突触素（Syn）、嗜铬粒素A（CgA）、胰岛素样生长因子1（IGF-1）和CD56呈阳性，而甲状腺转录因子1（TTF-1）和角蛋白呈阴性（在非小细胞肺癌中通常呈阳性）。

3. 影像学特征

（1）增强CT：表现为明显强化。

（2）PET-CT：高摄取显像。

（3）肿瘤位置：通常表现为中央型，较少见于外周型。

（三）相关检查

1. 病史和体格检查 多发纵隔淋巴结肿大可能导致呼吸急促、声音嘶哑、吞咽困难和（或）上腔静脉综合征。检查时需评估神经症状、副肿瘤综合征和骨痛。

2. 化验检查

（1）常规检查包括：全血细胞计数（CBC）、血生化（CMP）、肝功能（LET）和乳酸脱氢酶（LDH）。

（2）小细胞肺癌是实体恶性肿瘤中较常伴有副肿瘤综合征的类型，11%～15%的患者可能出现抗利尿激素分泌不当综合征（SIADH），1%～3%的患者可能出现异位库欣综合征（5%）或Lambert-Eaton综合征。

3. 活检

（1）中心型病变：采用支气管镜检查结合细针穿刺活检（FNA）。

（2）周围型病变：采用CT引导下穿刺或胸腔穿刺活检。

（3）如果患者为 $cT_{1\sim2}N_0$ 且无远处转移证据，可考虑行纵隔镜检查以进一步明确分期。

4. 影像学检查

（1）胸部增强CT和PET-CT用于分期，帮助识别远处转移并区分局限期和广泛期。

（2）所有患者均需行头颅MRI检查。由于血脑屏障的存在，化疗药物难以进入颅内，因此颅脑是小细胞肺癌治疗失败的常见部位。

（四）解剖

详见早期非小细胞肺癌部分。

（五）分期（AJCC第8版）

同非小细胞肺癌；然而过去关于局限期和广泛期的定义目前仍然经常被使用。

（六）治疗策略

1. VALSG分期方法　美国退伍军人肺癌协会（Veterans Administration Lung Study Group，VALSG）提出的小细胞肺癌（SCLC）分期方法主要将疾病分为两个阶段：局限期和广泛期。以下是该分期方法的历史定义及其解释。

（1）局限期：指肿瘤局限于一侧胸腔内，且可以通过合理的放射治疗范围完全覆盖。此阶段不包括胸腔积液或心包积液。简而言之，局限期意味着肿瘤尚未扩散到胸腔以外的区域，属于局部性疾病。

（2）广泛期：指肿瘤已经扩散到一侧胸腔以外的部位，或存在胸腔积液、心包积液等。广泛期意味着疾病已经发生转移，超出了局部范围。

需要注意的是，这些定义是基于早期的医疗技术和治疗手段提出的。随着现代放射治疗技术和影像学技术的进步，这些定义是否仍然适用尚存争议。总体而言，"局限期"对应局部性疾病，而"广泛期"对应转移性疾病。

2. 小细胞肺癌治疗策略

（1）局限期治疗策略

1）可手术的孤立性肺结节：对于孤立性肺结节且肺功能检查（pulmonary function test，PFT）支持手术的患者，建议进行纵隔镜检查。若纵隔淋巴结阴性，首选肺叶切除术，术后进行辅助化疗（铂类联合依托泊苷，4～6个周期），随后行预防性颅脑照射（prophylactic cranial irradiation，PCI）。若术后发现淋巴结阳性，需进行同步放化疗，之后行PCI。

2）局部晚期疾病：对于不适合手术的局部晚期患者，首选同步放化疗，之后行PCI。若患者一般状况较差，无法耐受同步放化疗，可考虑单独化疗或支持治疗。

（2）广泛期治疗策略

1）初始治疗：广泛期小细胞肺癌的标准治疗方案为铂类联合依托泊苷化疗，持续4～6个周期。对于化疗后达到部分缓解（PR）或完全缓解（CR）的患者，可考虑巩固胸部放疗，以进一步控制局部病灶。在权衡风险与获益后，可考虑对缓解患者行PCI，以降低脑转移风险。

2）脑转移或脊髓受压：对于有症状的脑转移或脊髓受压患者，建议进行姑息性放疗，必要时联合类固醇治疗以缓解症状。同时进行铂类联合依托泊苷化疗（4～6个周期）。对于化疗后达到部分或完全缓解的患者，可考虑巩固胸部放疗。

（七）化疗治疗指南

1. 局限期小细胞肺癌

（1）推荐方案：顺铂或卡铂联合依托泊苷。这是局限期小细胞肺癌的标准化疗方案，通常进行4～6个周期。

（2）同步放化疗：在局限期患者中，推荐使用顺铂联合依托泊苷作为同步放化疗的化疗部分。顺铂因其较强的放射增敏作用，常作为首选。

（3）注意事项

1）化疗周期数应根据患者的耐受性和治疗反应进行调整，通常不超过6个周期。

2）同步放化疗期间需密切监测患者的毒副作用，如骨髓抑制、肾功能损害等。

2. 广泛期小细胞肺癌

（1）推荐方案：顺铂或卡铂联合依托泊苷。这是广泛期小细胞肺癌的一线化疗方案，通常进行4～6个周期。

（2）卡铂因毒性较低，常用于一般状况较差或肾功能不全的患者。

（3）注意事项

1）化疗周期数应根据患者的耐受性和疾病控制情况灵活调整。

2）对于化疗后达到部分缓解（PR）或完全缓解（CR）的患者，可考虑巩固胸部放疗以进一步控制局部病灶。

3）在广泛期患者中，预防性颅脑照射（PCI）的应用需根据患者的具体情况权衡风险与获益。

（八）放射治疗技术

1. 体位固定

（1）体位：患者取仰卧位，双臂外展并握住T形杆，上部使用Vac-Lok固定，翼板和膝关节下垫楔形板以增加稳定性。

（2）4DCT扫描：进行4DCT扫描以评估肿瘤运动范围。如果肿瘤运动超过1cm，可考虑采用屏气技术以减少呼吸运动对治疗的影响。

2. 剂量

（1）局限期小细胞肺癌

1）首选方案：45Gy，分30次，每日2次（至少间隔6h），每次剂量1.5Gy（MDACC方法）。

2）替代方案：如果每日2次分割不可行，可采用1.8～2.0Gy/次，总剂量60～70Gy，每日1次。

3）同步放化疗：放疗应与化疗同步进行，最好从化疗的第1周期开始。

（2）广泛期小细胞肺癌

胸部原发病灶推荐方案：30Gy/10次或45Gy/15次，每日1次。

3. 靶区定义

靶区模式：与非小细胞肺癌（NSCLC）相似。

（1）肿瘤区（GTV）：由最近一次的PET-CT定义。如果先进行化疗，GTV可限制在化疗后的肿瘤体积内。淋巴结转移区域应基于化疗前的PET-CT定义。

（2）临床靶区（CTV）：GTV外扩5～10mm形成CTV。

（3）计划靶区（PTV）：CTV外扩5mm形成PTV，每日使用CBCT（锥形线束CT）进行验证。

（4）选择性淋巴结放疗：传统上使用，但在现代PET-CT分期中，由于淋巴结失败率较低，通常被省略。

4.放疗技术

（1）调强放射治疗（IMRT）：推荐使用IMRT技术以提高剂量分布的适形性，减少正常组织受量。

（2）图像引导放射治疗（IGRT）：对于自由呼吸治疗，每日进行kV成像，每周进行CBCT。对于屏气治疗，每次治疗前进行CBCT。

5.计划指令

（1）PTV覆盖率：确保PTV覆盖率＞95%的处方剂量。

（2）剂量限制

1）脊髓：D_{max}＜36Gy（每日1次），＜45Gy（每日）。

2）肺：平均肺剂量＜20Gy，V_{20}＜35%，V_{10}＜45%，V_5＜60%。

3）心脏：V_{30}＜45Gy，平均心脏剂量＜26Gy。

4）食管：D_{max}＜80Gy，V_{70}＜20%，V_{50}＜40%，平均剂量＜34Gy。

5）肾脏（双侧）：V_{20}＜32%。

6）肝脏：V_{30}＜40%，平均剂量＜30Gy。

7）臂丛：D_{max}＜50.6Gy（每日2次），＜3cm³，＞44.5Gy（每日2次），D_{max}＜66Gy（每日）。

8）胸壁：V_{40}＜150cm³（每日2次）。

（九）颅脑预防性照射

1.适应证

（1）局限期小细胞肺癌

1）对于放化疗后达到部分缓解（PR）或完全缓解（CR）的患者，可考虑行颅脑预防性照射（PCI）。

2）临床研究表明，PCI可降低约50%的脑转移风险，并改善总生存期（OS）。

3）在放化疗结束后需进行重新分期，若未发现局部或远处进展，可考虑在放化疗结束后6～12周开始PCI。

（2）广泛期小细胞肺癌

1）PCI在广泛期患者中的应用尚存争议，需根据患者的具体情况全面分析。

2）患者应被告知，PCI可降低后续脑转移的风险，并可能带来OS获益，但需权衡潜在的风险与获益。

2.体位固定

（1）体位：患者取仰卧位，双手握住A棒以固定体位。

（2）固定装置：使用aquaplast面罩固定头部，确保治疗过程中头部位置稳定。

（3）中心点：中心点放置在中脑水平，以确保全脑照射的准确性。

3.剂量　推荐剂量：25Gy/10次，每日1次，每次2.5Gy。

4.靶区　目标区域：全脑，包括筛板，下缘延伸至C_1/C_2椎体水平，以确保覆盖潜在的脑转移区域。

5.放疗技术

（1）技术选择：推荐使用三维适形放射治疗（3D-CRT）。

（2）光束排列：通常采用侧野或左右前斜野（门架角度为85°和275°），以避免光束发散导致的晶状体曝光，从而减少放射性白内障的风险。

6.图像引导放射治疗（IGRT）

（1）常规设置：通常不进行图像引导，仅使用标记点进行定位。

（2）可选方案：可考虑每日进行MV或kV成像，以进一步提高治疗的精确性。

（十）手术

1.手术的潜在价值

（1）局部复发率高：小细胞肺癌的局部复发率为35%~50%，这表明手术可能有助于改善局部控制。

（2）手术适应证：手术切除通常仅适用于以下患者。

1）单发肺结节：肿瘤局限于单个肺结节。

2）无局部/区域淋巴结转移：影像学或病理学检查未发现淋巴结受累。

3）无远处转移：排除远处转移性疾病。

4）无手术禁忌证：患者身体状况能够耐受手术。

2.手术方式

（1）首选术式：肺叶切除术是首选手术方式，因其能够最大限度地切除肿瘤并保留肺功能。

（2）其他术式：根据肿瘤位置和患者情况，可能考虑楔形切除术或全肺切除术，但肺叶切除术的疗效和安全性更优。

3.手术后的生存率　分期与生存率：Ⅰ期，手术后的5年生存率约为48%。Ⅱ期，手术后的5年生存率约为39%。Ⅲ期，手术后的5年生存率约为5%。分期越早，生存率越高，这强调了早期诊断和手术的重要性。

4.辅助治疗

（1）缺乏随机试验证据：目前尚无随机对照试验明确验证辅助治疗在小细胞肺癌手术后的作用。

（2）临床实践：对于术后病理检查发现N_1或N_2淋巴结转移的患者，大多数临床医师会推荐辅助化疗，以降低复发风险。

（3）在某些情况下，可能还会结合辅助放疗，特别是对于局部复发风险较高的患者。

5.综合治疗策略

（1）多学科协作：小细胞肺癌的治疗需要多学科团队（包括胸外科、肿瘤科、放疗科等）共同制订个体化治疗方案。

（2）术后随访：手术后需密切随访，监测复发和转移，及时采取进一步治疗措施。

（十一）不良反应处理

详见早期非小细胞肺癌。

1. 恶心　昂丹司琼、丙氯拉嗪、甲氧氯普胺、小剂量地塞米松、氟哌啶醇、静脉输液。

2. PCI的神经认知不良反应　美金刚20mg，口服，每日2次（开始时每日20mg，维持1～2周，然后增加），以降低>6个月预期生存率患者的晚期神经认知不良反应风险。

第二节　食　管　癌

一、背景

（一）食管癌的流行病学

食管癌是全球第七大常见恶性肿瘤之一，每年新发病例超过47万例。在中国，食管癌的发病率和死亡率分别位居第6位和第5位。食管癌主要包括食管鳞状细胞癌（ESCC）和食管腺癌（EAC）两种亚型，偶见小细胞癌、恶性黑色素瘤、平滑肌瘤等。其中ESCC在亚洲和非洲地区更为常见，中国的ESCC患者占全球50%以上。食管癌的发病率和死亡率均具有明显的地域聚集性和家族遗传性，男女发病率约2:1，食管癌发生的相关因素包括亚硝胺和亚硝酸盐等化合物、霉菌污染食物、营养不良、饮酒、吸烟等。食管癌扩散及转移一般有3个途径：直接蔓延、淋巴结转移、血行转移。

（二）食管癌治疗现状

由于食管癌患者大多数在确诊时已处于中晚期，治疗效果欠佳，在传统化疗方案的中位总生存期不足1年。近年来，随着免疫治疗、精准放疗技术及多学科综合治疗模式的发展，食管癌的治疗正经历从传统模式向精准化、综合化模式的转变，食管癌患者的预后有望得到显著改善。

（三）放疗在食管癌治疗中的地位

放射治疗在食管癌的综合治疗中占据着不可替代的重要地位，其作用贯穿于食管癌治疗的各个阶段，包括术前、术后、根治性及姑息性治疗。近年来，随着精准放疗技术的发展和免疫治疗的崛起，放疗在食管癌治疗中的地位愈发凸显。

1. 术前放疗　术前放疗（新辅助放疗）是局部晚期食管癌的重要治疗手段之一。通过术前放疗，可以缩小肿瘤体积，降低肿瘤分期，从而提高手术切除率和R0切除率。例如，CROSS研究显示，术前同步放化疗能够显著改善局部晚期食管癌患者的总生存率。

2. 术后放疗　对于术后病理提示有高危因素（如切缘阳性、淋巴结转移）的患者，术后放疗可以有效降低局部复发率，提高患者的长期生存率。术后放疗在减少局部复发方面的作用已被多项研究证实，是目前局部晚期食管癌的标准治疗策略之一。

3.根治性放疗　对于不可手术切除的局部晚期食管癌患者，根治性放疗是标准治疗方案。近年来，随着调强放射治疗（IMRT）和质子治疗（pronton beam therapy，PBT）等精准放疗技术的应用，患者的局部控制率和生存率得到了显著提高。例如，PBT在Ⅲ期食管癌患者中的5年总生存率达到34.6%，显著高于IMRT组的25.0%。

4.姑息性放疗　对于晚期转移性食管癌患者，姑息性放疗可以缓解吞咽困难、疼痛等症状，改善患者的生活质量。放疗通过缩小肿瘤体积，减轻肿瘤对周围组织的压迫，从而缓解患者的痛苦。

（四）放疗与多学科综合治疗的结合

1.放疗与化疗的联合　放疗与化疗的联合应用（同步放化疗）已成为局部晚期食管癌的标准治疗方案。研究表明，同步放化疗可以显著提高患者的生存率和局部控制率。例如，CROSS研究和OE02研究均证实了术前同步放化疗的生存获益。

2.放疗与免疫治疗的联合　近年来，免疫治疗在食管癌治疗中取得了显著进展。放疗与免疫治疗的联合应用成为研究热点，这种联合治疗模式可以进一步提高患者的生存率。例如，PALACE-1研究显示，新辅助放化疗联合帕博利珠单抗治疗食管鳞癌的病理学完全缓解（pCR）可达到55.6%。此外，放疗可以增强免疫治疗的疗效，通过激活免疫系统，进一步提高治疗效果。

未来，放疗在食管癌治疗中的作用将更加显著。随着精准放疗技术的不断发展，放疗的效果将进一步提高，副作用将进一步降低。此外，放疗与免疫治疗、靶向治疗的联合应用将为食管癌患者带来更多的希望。

二、肿瘤生物学特征

（一）食管癌的生物学特征

1.细胞增殖与周期调控　食管癌细胞表现出显著的增殖能力，其细胞周期调控异常。例如，研究发现食管癌细胞系RJEC-2的群体倍增时间为46.5h，细胞周期分布显示G0/G1期占56.72%，S期占33.96%，G2/M期占9.32%。此外，关键基因如*CDK1*和*AURKA*的高表达与食管癌的增殖和预后不良相关。

2.基因突变与分子标志物　食管癌的基因突变谱复杂，涉及多个关键基因和信号通路。例如，*MYC*、*TP63*、*CDKN1C*和*NFE2L2*等基因的突变频率在食管癌中显著低于其他肿瘤类型。此外，NOTCH信号通路的突变频率在食管癌中显著更高，而NRF2和PI3K信号通路的突变频率则较低。这些基因和信号通路的异常可能影响食管癌的生物学行为和治疗反应。

3.细胞间相互作用与微环境　食管癌细胞表现出显著的细胞间相互作用，如细胞角蛋白的表达和细胞间桥粒的存在。此外，食管癌的微环境特征包括细胞外基质的生成和细胞周期的调控，这些过程在肿瘤的侵袭和转移中起重要作用。

(二)食管癌的病理学特点

1. **组织学类型** 食管癌主要包括食管鳞状细胞癌(ESCC)和食管腺癌(EAC)两种亚型。ESCC是最常见的类型,尤其在亚洲和非洲地区。EAC则多与Barrett食管相关,其发病率在西方国家逐渐增加。

2. **病理学特征** 食管癌的病理学特征包括多中心起源、壁内浸润和重度不典型增生。

3. **分子遗传学特征** 食管癌的分子遗传学特征复杂,不同亚型的基因突变谱存在显著差异。

三、解剖结构

食管位于脊柱前方,上端起自第6颈椎下缘,下端至第11胸椎水平与胃的贲门相连,全长为25～30cm。

食管肿瘤和淋巴引流位置总结见表5-3。

表5-3 食管肿瘤和淋巴结引流位置

部位/分类		位置(标志)	淋巴引流区
颈段		距上门齿15～18cm(下咽下缘位于C_6水平)	食管旁、纵隔、锁骨上淋巴引流区
胸上段		距门齿18～24cm(气管隆嵴位于门齿约24cm)	
胸中段		距门齿24～32cm	食管旁、纵隔
胸下段		距门齿32～40cm	管旁、纵隔、胃周、腹腔
胃食管连接处肿瘤分类	Siewert 1型	中心位于贲门上1～5cm	推荐淋巴结引流区在 Matzimge 等 Radiother Oncol 2009 中定义
	Siewert 2型	中心位于贲门上1cm至贲门下2cm	
	Siewert 3型	中心位于贲门下2～5cm	

四、分期

参照国际抗癌联盟(Union for International Cancer Control,UICC)/美国癌症联合会(American Joint Committee on Cancer,AJCC)第8版TNM分期体系,将食管原发肿瘤(T)、区域淋巴结(N)、远隔脏器转移(M)及病理分化程度(G)分别定义如下(表5-4)。

表 5-4　食管癌分期

原发肿瘤（T）	
T_x	原发肿瘤不可评价
T_0	没有原发肿瘤的证据
T_{is}	高级别上皮内瘤变/异型增生
T_{1a}	肿瘤侵犯黏膜固有层或黏膜肌层
T_{1b}	肿瘤侵犯黏膜下层
T_2	肿瘤侵犯固有肌层
T_3	肿瘤侵犯食管纤维膜
T_{4a}	肿瘤侵犯邻近脏器（可切除），如胸膜、心包、奇静脉、膈肌或腹膜
T_{4b}	肿瘤侵犯邻近重要脏器（不可切除），如主动脉、椎体或气管
区域淋巴结（N）	
N_x	区域淋巴结不可评价
N_0	无区域淋巴结转移
N_1	1～2个区域淋巴结转移
N_2	3～6个区域淋巴结转移
N_3	≥7个区域淋巴结转移
远处转移（M）	
M_0	无远处转移
M_1	有远处转移
病理分化程度（G）	
G_x	分化程度不可评估
G_1	高分化
G_2	中分化
G_3	低分化
鳞状细胞位置分类（肿瘤中心位置）	
Lx	位置不明
上	颈段食管至下缘奇静脉
中	下缘奇静脉至下缘下肺静脉
下	下缘下肺静脉至胃，包括胃食管连接处

根据不同临床情况，分为临床分期（cTNM）、病理分期（pTNM）与诱导治疗后病理分期（ypTNM）3种类型（表5-5～表5-7）。

表5-5 临床分期(cTNM)

临床分期	cTNM
鳞癌	
0	$T_{is} N_0 M_0$
I	$T_1 N_{0\sim1} M_0$
II	$T_2 N_{0\sim1} M_0$
	$T_3 N_0 M_0$
III	$T_3 N_1 M_0$
	$T_{1\sim3} N_2 M_0$
IVA	$T_4 N_{0\sim2} M_0$
	任何T $N_3 M_0$
IVB	任何T 任何N M_1
腺癌	
0	$T_{is} N_0 M_0$
I	$T_1 N_0 M_0$
IIA	$T_1 N_1 M_0$
IIB	$T_2 N_0 M_0$
III	$T_2 N_1 M_0$
	$T_{3\sim4a} N_{0\sim1} M_0$
IVA	$T_{1\sim4a} N_2 M_0$
	$T_{4b} N_{0\sim2} M_0$
	任何T $N_3 M_0$
IVB	任何T 任何N M_1

表5-6 病理分期(pTNM)

病理分期	pTNM	组织学分化	肿瘤位置
鳞癌			
0	$T_{is}N_0M_0$	不适用	任何
IA	$T_{1a}N_0M_0$	高分化/不确定	任何
IB	$T_{1b}N_0M_0$	高分化/不确定	任何
	$T_1N_0M_0$	中/低分化	任何
	$T_2N_0M_0$	高分化	任何
IIA	$T_2N_0M_0$	中/低分化/不确定	任何
	$T_3N_0M_0$	任何	下段
	$T_3N_0M_0$	高分化	上/中段

续表

病理分期	pTNM	组织学分化	肿瘤位置
ⅡB	$T_3N_0M_0$	中/低分化	上/中段
	$T_3N_0M_0$	不确定	任何
	$T_1N_1M_0$	任何	任何
ⅢA	$T_1N_2M_0$	任何	任何
	$T_2N_1M_0$	任何	任何
ⅢB	$T_{4a}N_{0\sim1}M_0$	任何	任何
	$T_3N_1M_0$	任何	任何
	$T_{2\sim3}N_2M_0$	任何	任何
ⅣA	$T_{4a}N_2M_0$	任何	任何
	$T_{4b}N_{0\sim2}M_0$	任何	任何
	任何TN_3M_0	任何	任何
ⅣB	任何T任何NM_1	任何	任何
腺癌			
0	$T_{is}N_0M_0$	不适用	
ⅠA	$T_{1a}N_0M_0$	高分化/不确定	
ⅠB	$T_{1a}N_0M_0$	中分化	
	$T_{1b}N_0M_0$	高/中分化/不确定	
ⅠC	$T_1N_0M_0$	低分化	
	$T_2N_0M_0$	高/中分化	
ⅡA	$T_2N_0M_0$	低分化/不确定	
ⅡB	$T_1N_1M_0$	任何	
	$T_3N_0M_0$	任何	
ⅢA	$T_1N_2M_0$	任何	
	$T_2N_1M_0$	任何	
ⅢB	$T_{4a}N_{0\sim1}M_0$	任何	
	$T_3N_1M_0$	任何	
	$T_{2\sim3}N_2M_0$	任何	
ⅣA	$T_{4a}N_2M_0$	任何	
	$T_{4b}N_{0\sim2}M_0$	任何	
	TN_3M_0	任何	
ⅣB	任何T任何NM_1	任何	

表5-7 诱导治疗后病理分期（ypTNM）

Ⅰ	$T_{0\sim2} N_0 M_0$
Ⅱ	$T_3 N_0 M_0$
ⅢA	$T_{0\sim2} N_1 M_0$
ⅢB	$T_{4a} N_0 M_0$
	$T_3 N_{1\sim2} M_0$
	$T_{0\sim3} N_2 M_0$
ⅣA	$T_{4a} N_{1\sim2} M_0$
	$T_{4b} N_{0\sim2} M_0$
	任何 T $N_3 M_0$
ⅣB	任何 T 任何 N M_1

国际 UICC/AJCC 第 8 版食管癌 TNM 分期的区域淋巴结分站见表5-8。

表5-8 管癌 TNM 分期的区域淋巴结分站

1R 右侧颈部气管旁	右侧锁骨上区气管周围至右肺尖部区域
1L 左侧颈部气管旁	左侧锁骨上区气管周围至左肺尖部区域
2R 右侧上段气管旁	头臂动脉下缘与气管交汇处至右肺尖部区域
2L 左侧上段气管旁	主动脉弓上缘至左肺尖部区域
4R 右侧下段气管旁	头臂动脉下缘与气管交汇处至奇静脉上缘区域
4L 左侧下段气管旁	主动脉弓上缘至隆突水平区域
7 隆突下	气管隆突下区域
8U 胸上段食管旁	肺尖部至气管分叉区域
8M 胸中段食管旁	气管分叉至下肺静脉下缘区域
9R 右侧下肺韧带	右侧下肺韧带内
9L 左侧下肺韧带	左侧下肺韧带内
15 膈肌	膈肌顶至膈肌脚区域
16 贲门旁	紧邻食管胃交界部区域
17 胃左动脉	沿胃左动脉走行区域
18 肝总动脉	紧邻肝总动脉近端区域
19 脾动脉	紧邻脾动脉近端区域
20 腹腔	腹腔动脉根部区域

五、相关检查

（一）病史和体格检查

典型表现为进行性吞咽困难、体重减轻和（或）胃灼热加重。早期食管癌患者一般无显著特异性体征；中晚期患者可能出现颈部或锁骨上淋巴结肿大，提示淋巴结转移的可能性；黄疸、肝脏肿大或肝区压痛等体征，暗示肝脏转移的可能性；胸廓呼吸运动受限、呼吸浅快、肋间隙饱满、气管向健侧移位、患侧语音震颤减弱或消失等体征，提示恶性胸腔积液的可能性；腹壁紧张度增加、腹式呼吸运动减弱、叩诊移动性浊音等体征，提示恶性腹水或腹膜转移的可能性；近期体重显著减轻、皮褶厚度变薄、舟状腹等体征，提示营养不良或恶病质。

筛查：适用于Barrett食管患者，该类患者每年有0.1%～0.4%的风险发展为食管癌。符合以下条件者应进行食管癌筛查。

年龄≥45岁，且符合以下任意一项者：

（1）居住于食管癌高发地区（以县级行政区为单位界定，以2000年中国人口结构为标准的年龄标化发病率＞15/10万）。

（2）父母、子女以及兄弟姐妹等一级亲属中有食管癌病史。

（3）热烫饮食、高盐饮食、腌制食品、吸烟、过度饮酒等不良饮食习惯和生活方式。

（4）患有慢性食管炎、Barrett食管、食管憩室、贲门失弛缓症、反流性食管炎、食管良性狭窄等疾病。

（5）有食管的癌前病变诊疗史。

（二）影像学检查

1.计算机断层扫描（CT） 建议对胸段食管癌患者进行包括颈、胸、腹部区域的CT扫描；对于食管胃交界部癌，根据病情需要，CT扫描可包括盆腔区域（临床判断必要时）。推荐采用静脉滴注及口服对比增强剂，进行CT平扫/增强扫描及多角度重建影像，以评估食管癌的位置、肿瘤浸润深度、肿瘤与周围结构及器官的相对关系、区域淋巴结转移及周围血管侵犯情况。若患者存在静脉造影剂禁忌证，则推荐进行相应区域的CT平扫，或补充颈部或腹部超声检查。

2.上消化道造影 用于评估食管原发肿瘤情况。其对于食管癌的位置和长度判断较为直观，但无法评估原发灶侵犯深度或区域淋巴结转移情况。检查操作指南应至少包括3个摄片体位：正位、左前斜位及右前斜位，上界包括下咽，下界达胃幽门以远。

3.磁共振成像（MRI） 在CT无法明确食管癌原发灶与周围气管及支气管膜部、主动脉外膜的临界关系时，MRI可提供有价值的补充信息。此外，MRI对诊断肝脏、颅脑、骨骼等远隔转移灶具有临床价值，是否推荐取决于主诊医师的判断。体内有金属置入物或幽闭恐惧症患者应慎用或禁用。

4.正电子发射计算机断层扫描（PET-CT） 用于辅助诊断、治疗前后分期、疗效评估，辅助重要临床决策。扫描范围推荐全身扫描（至少包括颅底至大腿根部）。合并糖尿病患者检查前血糖水平需控制在11.1mmol/L以下，以避免影响显像质量。新辅助治疗后再分期建议在同一中心同一仪器重复检查，^{18}F-氟代脱氧葡萄糖（^{18}F-FDG）剂量差异应在20%放射性活度以内，并且注射示踪剂后静息时间差异在15min以内。已知妊娠妇女应权衡检查对临床决策与胎儿发育风险的利弊；哺乳期妇女注射^{18}F-FDG后需暂停母乳喂养12h以上。幽闭恐惧症为相对禁忌证。目前对于最大标准摄取值在诊断与评效环节的阈值尚缺乏共识,因此应结合主诊医师经验进行解读,在设备条件允许的医疗机构可推荐。

5.超声检查　指常规体表超声检查,主要应用于食管癌患者双侧颈区、锁骨上区淋巴结评估(N分期)及肝脏转移灶评估(M分期)诊断。超声引导下可穿刺活检获得病理学诊断证据。上述颈部及腹/盆腔超声分期检查与诊断医师经验相关,专业资质雄厚的医疗机构可选择。此外,还可用于晚期食管癌患者胸腔积液、腹水诊断及定位。

(三)内镜学检查

1.食管普通光镜检查　为食管癌临床诊断的必要检查项目之一,兼顾食管癌原发病灶大体分型与活检病理学确诊。对于食管不全或完全梗阻患者,食管内镜可能无法获得肿瘤远端累及信息,可结合上消化道造影或胸部CT/MRI/PET-CT影像进行判断。

2.食管色素内镜检查　常用染剂包括碘液、甲苯胺蓝等,可单一染色,也可联合使用。通过喷洒色素对比正常黏膜显示上皮不典型增生或多原发早癌区域,提高T分期准确性。

3.特殊内镜技术　利用窄带成像技术结合放大内镜观察食管上皮乳头内毛细血管袢(intrapapillary capillary loops,IPCL)与黏膜微细结构有助于更好地区分病变与正常黏膜及评估病变浸润深度;放大内镜通过直接观察食管黏膜表面形态,根据IPCL的分型可进一步鉴别病变良恶性及食管病变可能的浸润深度,可指导靶向活检及判断是否符合治疗适应证;激光共聚焦显微内镜(confocal laser endomicroscopy,CLE)可将组织放大至1000倍,从微观角度显示细胞及亚细胞结构,在无须活检的情况下即可从组织学层面区分病变与非病变区域,实现"光学活检"的效果;上述特殊内镜技术若医疗设备条件准许可考虑选择。

4.食管超声内镜(endoscopic ultrasonography,EUS)　内镜下超声技术有助于显示食管癌原发病灶侵及层次,对于T分期诊断比较重要。此外,EUS还可评估食管及腹腔干周围淋巴结,EUS引导下细针穿刺活检(endoscopic ultrasonography guided fine-needle aspiration,EUS-FNA)获得病理学确认N分期。影像学检查提示管腔狭窄导致EUS无法通过者,或者存在可疑穿孔患者禁忌。EUS同样受内镜诊断医师经验影响,专业资质雄厚的医疗机构可选择。

(四)其他检查

1.目前缺乏食管癌特异性血液肿瘤标志物,诸如循环肿瘤细胞、循环肿瘤DNA/RNA、表观遗传学标志物(DNA甲基化、非编码RNA、组蛋白修饰等)、外泌体等尚处于实验室或临床前研究阶段,除非临床研究范畴内,不推荐常规临床诊疗。

2.影像学检查疑似食管胸上/中段癌侵犯气管/支气管膜部者,建议具备设备条件的医疗机构进一步行支气管镜/超声支气管镜检查。

3.具备设备条件的医疗机构可对影像学检查怀疑的气管/支气管周围肿大淋巴结行超声支气管镜下穿刺活检明确病理学诊断。

4.纵隔镜、胸/腹腔镜下淋巴结切取活检术等全身麻醉下有创性检查可在经多学科讨论后对高选择性患者开展辅助诊疗决策。

六、治疗策略

（一）内镜治疗方法

早期食管癌患者，经过医师评估可采取内镜治疗，内镜治疗的方法包括以下几类。

1. 内镜黏膜下剥离术（endoscopic submucosal dissection，ESD） 可以将病变组织完整切除，有利于术后的病理评估，更好地确定疗效及是否需要进一步治疗。食管ESD操作步骤依次为：标记病变范围，黏膜下注药，黏膜切开，黏膜下剥离，创面处理。术者操作时需考虑患者体位、食管管壁结构的特殊性等因素，调整预切开位置、黏膜下注射深度、标记时电凝功率等技术参数，以提高治疗效率，减少出血、穿孔等并发症的发生。ESD在切除病灶大小、整块切除率、完全切除率及病灶的复发率等方面均优于其他内镜治疗方法，但技术难度较大，须由有资质的专科医师实施。

2. 内镜下黏膜切除术（endoscopic mucosal resection，EMR） 不推荐EMR作为早期食管癌的首选治疗方法，如食管病变长径＜2.0cm，评估可一次整块切除者可以采用EMR切除，作为不具备条件开展ESD技术的医院的备选治疗方法。

3. 内镜下射频消融术（endoscopic radiofrequency ablation，ERFA） 属于内镜下非切除治疗技术，原理为利用电磁波的热效应使组织脱水、干燥和凝固坏死达到治疗目的，其作用均匀、治疗深度可控，降低了穿孔和术后狭窄的发生率，缺点在于无法获得术后样本对病灶进行组织病理学诊断。对早期食管癌及癌前病变散在多发病灶、病变范围较长、累及食管全周不能耐受内镜手术或其他原因放弃手术治疗的患者，在充分医患沟通后可考虑ERFA。

（二）外科治疗

外科治疗是食管癌的主要根治性手段之一。在2000年以前我国食管癌外科治疗的主要入路以左胸入路为主，由于左胸主动脉弓遮挡和弓上三角狭小导致上纵隔淋巴结清扫不完全，因此，食管癌左胸入路治疗后下颈和上纵隔淋巴结复发率高达30%～40%，严重影响长期生存。随着近年我国食管癌规范化治疗的推进和食管癌胸、腹腔镜微创手术的推广应用，右胸入路逐渐增多。右胸入路由于没有主动脉弓的遮挡，淋巴结清扫较为彻底。大部分医院颈部淋巴结清扫为选择性。相比较左胸入路，经右胸入路行完全胸、腹二野或颈、胸、腹三野淋巴结清扫能降低术后颈部和胸部淋巴结转移复发率，可明显提高5年生存率。此外，局部进展期食管癌的单纯外科治疗模式已经被以手术为主的多学科综合治疗模式替代，包括术前新辅助与术后辅助治疗，涉及化疗、放化疗与免疫治疗等。

手术切除是食管癌的主要治疗手段，尤其适用于早期和部分局部晚期但可手术切除的患者。手术方式包括食管切除术和食管胃吻合术，目的是彻底切除肿瘤及其周围组织，并进行淋巴结清扫。外科可切除性需由食管外科经验丰富的胸外科医师评估后判定，包括手术入路及淋巴结清扫策略，以达到包括原发肿瘤及区域淋巴结在内的根治性切除目标。目前可选择的手术方式：可选择传统开放式或腔镜辅助或机器人辅助下的McKeown食管癌切除术（经右胸游离食管＋经上腹游离胃＋颈部吻合术），Ivor

Lewis食管癌切除术（经上腹游离胃＋经右胸游离食管＋胸内吻合术），Sweet食管癌切除术（经左胸游离食管＋经膈肌游离胃＋胸内或颈部吻合术），左胸腹联合切口＋颈部或胸部吻合，联合胸、腹二野或颈、胸、腹三野淋巴结清扫术。对于不耐受经胸手术的$cT_{1\sim 2}N_0$期食管癌患者，可选择经膈肌裂孔食管内翻拔脱术等多种术式。对于食管胃交界部癌，依据Siewert分型进行术式选择：SiewertⅠ型参照食管外科术式；SiewertⅢ型参照胃外科术式；SiewertⅡ型外科治疗争议较大，目前更多是根据胸外科与胃肠外科医师的手术习惯及不同熟练程度共同决定。

（三）放射治疗

放射治疗是食管癌综合治疗的重要组成部分，涉及术前新辅助、术后辅助、根治性及姑息性治疗多个方面。对于$cT_{is\sim 2}N_{1\sim 3}M_0$或$cT_{3\sim 4a}N_{any}M_0$期食管癌拟行手术者，推荐术前新辅助放化疗以提高根治性切除率、病理完全缓解率、局部肿瘤控制率，进而改善术后长期生存；非计划手术或拒绝手术治疗者，推荐行根治性同步放化疗；术后经病理学评估为非根治性切除（R1或R2），或者虽为R0切除，但为（y）$pT_4N_{any}M_0$期者，可根据患者恢复情况考虑行术后辅助同步放化疗。浅表型食管癌经内镜下食管黏膜切除术，病理学评估为T_{1b}期或T_{1a}期合并脉管癌栓、神经受累、低分化或未分化癌或非R0切除者，首选食管切除术，经外科评估不适合手术或拒绝手术者，可考虑行辅助放疗或同步放化疗；经外科评估不可切除的$cT_{4b}N_{any}M_0$期食管癌患者，或拒绝手术治疗者，推荐行根治性同步放化疗。术后局部复发、晚期食管癌合并食管梗阻、广泛性淋巴结转移、合并远隔脏器转移（肺、骨、脑等）经全身系统性药物治疗后评估疾病稳定或退缩者，可考虑姑息性放射治疗。

（四）同步化疗方案

1.紫杉醇45～60mg/m²，静脉滴注，第1天；顺铂20～25mg/m²，静脉滴注，第1天［或卡铂浓度-时间曲线下面积（area under the concentration-time curve，AUC）＝2，静脉滴注，第1天］。每周重复。

2.顺铂＋氟尿嘧啶或卡培他滨或替吉奥：由于卡培他滨或替吉奥疗效与氟尿嘧啶相似或更优，副作用较轻，并且口服方便，可代替氟尿嘧啶。顺铂30mg/m²，静脉滴注，第1天。卡培他滨800mg/m²，静脉滴注，每日2次，第1～5天；或替吉奥40～60mg/m²，口服，每日2次，第1～5天。每周重复。

3.紫杉醇＋氟尿嘧啶或卡培他滨或替吉奥：紫杉醇45～60mg/m²，静脉滴注，第1天。

卡培他滨625～825mg/m²，静脉滴注，每日2次，第1～5天；或替吉奥40～60mg/m²，口服，每日2次，第1～5天。每周重复。

4.奥沙利铂＋氟尿嘧啶或卡培他滨或替吉奥（推荐腺癌）：奥沙利铂85mg/m²，静脉滴注，第1、15、29天。

卡培他滨625mg/m²，静脉滴注，每日2次，第1～5天；或替吉奥40～60mg/m²，口服，每日2次，第1～5天。每周重复。

(五)系统性药物治疗

早期食管癌的临床症状不明显,难以发现;大多数食管癌患者在确诊时已为局部晚期或存在远处转移。因此,以控制播散为目的的系统性药物治疗在食管癌的治疗中占有重要的地位。近年来,随着分子靶向治疗、免疫治疗新药的出现和发展,药物治疗在食管癌综合治疗中的作用前景广阔。目前,药物治疗在食管癌中主要应用领域包括针对局部晚期患者的新辅助治疗和辅助治疗,以及针对晚期患者的化疗、分子靶向治疗和免疫治疗。

1.新辅助治疗 新辅助化疗有利于肿瘤降期、消灭全身微小转移灶,并观察肿瘤对该化疗方案的反应程度,指导术后化疗。对于食管鳞癌,可手术切除的局部晚期患者可考虑行新辅助化疗,包括 $cT_{is\sim2}N_{1\sim3}M_0$ 或 $cT_{3\sim4a}N_{any}M_0$ 期颈、胸段食管癌。可手术切除的局部晚期食管下段及食管胃交界部腺癌推荐围手术期化疗或新辅助化疗,包括 $cT_{is\sim2}N_{1\sim3}M_0$ 或 $cT_{3\sim4a}N_{any}M_0$ 期或可疑 cT_{4b} 期食管胃交界部腺癌。

2.术后辅助治疗 食管鳞癌根治性术后是否常规进行辅助化疗仍存在争议,对于存在高危因素(T_{4a} 及 $N_{1\sim3}$ 期)的患者可考虑行辅助化疗或放化疗。食管下段及食管胃交界部腺癌术后辅助化疗的证据来自于围手术期化疗的相关研究,对于术前行新辅助化疗并完成根治性手术的患者,术后可沿用原方案行辅助化疗。对于术前接受过新辅助放化疗的食管癌和食管胃交界部癌(包括鳞癌和腺癌)患者,在根治术后如未达到病理完全缓解,接受纳武利尤单抗治疗1年可显著延长无病生存。目前,国家药品监督管理局尚未批准纳武利尤单抗用于食管或食管胃交界部癌辅助治疗的适应证,待获批后可作为推荐的治疗策略。辅助治疗一般在术后4周后开始。

3.复发/转移性食管癌的药物治疗 对初诊晚期转移性食管癌患者,如能耐受,可行系统性药物治疗。转移性食管癌经全身治疗后出现疾病进展,可更换方案治疗。对根治性治疗后出现局部复发或远处转移的患者,如能耐受,可行系统性药物治疗。

(六)姑息治疗

姑息治疗,也称最佳对症支持治疗,是指以改善症状与生活质量为导向的多维度综合管理,尤其需要多学科协作共同制订治疗方案。

1.进食困难 进食困难症状常源于上消化道不全梗阻,或者食管癌疾病本身导致的消化道动力障碍。目前国内尚缺乏标准化吞咽症状评估量表以指导临床。可考虑经鼻或胃/空肠造口置管进行暂时性管饲营养支持,若将来无根治性食管癌治疗计划,则经多学科讨论后也可考虑行食管支架置入。

2.完全梗阻 上消化道完全梗阻患者的姑息治疗旨在维持患者每日营养摄入,基于创建上消化道旁路的胃/空肠造口置管作为首选方法,经验丰富的内镜中心可考虑食管内镜下球囊扩张,消融治疗后带膜支架置入,或联合放化疗。

3.上消化道出血 一旦发生呕血、黑便等上消化道出血症状,则提示食管癌疾病已濒临终末期,原发性肿瘤破溃或继发性食管-主动脉瘘发生。可根据医疗条件及患者病情,酌情考虑选择内镜、介入、外科治疗等干预措施。严密监测血红蛋白水平,止血及抑酸性药物干预,预防重度贫血、失血性休克发生。

(七)营养支持

对于有营养风险者,应及时制订营养支持计划。营养支持是指经肠内或肠外途径为不能正常进食的患者提供适宜营养素的方法,包括营养补充、营养支持、营养治疗3个部分,有口服营养补充、肠内营养及肠外营养3种方式。规范化的营养支持应包括营养支持的启动时机、途径选择、营养支持目标、营养素选择及监护计划等要素。食管癌外科手术涉及上消化道重建、胃酸分泌功能减弱或丧失,对于术后营养支持治疗有特殊要求。

1. 营养支持的指征
(1) 评估前6个月内体重下降 > 10%;
(2) BMI < 18.5 kg/m^2;
(3) NRS 2002 ≥ 5分;
(4) SGA评定为C级。

2. 营养支持治疗的要求及途径　大多数有营养风险的食管癌患者通过强化膳食及口服营养补充进行营养支持即可。对NRS 2002评分 ≥ 5分或存在严重营养不良者,如经口途径不能满足目标量,可进行肠内营养-管饲、补充性肠外营养甚至全肠外营养,以改善患者治疗前营养状态及治疗后机体对应激的适应能力。在制订肿瘤患者营养支持计划时,推荐采用间接测热法对肿瘤患者的能量消耗进行个体化测量以指导能量供给,使能量摄入量尽可能接近机体能量消耗值,以保持能量平衡,避免摄入过量或不足。若无法直接测量实际能量消耗值以指导营养供给,可采用体重公式计算法估算能量目标需要量,按照25 ~ 30kcal/(kg·d)提供。推荐蛋白质应 > 1.2g/(kg·d),在患者肾功能正常前提下可提高至2.0g/(kg·d)。

目前没有足够的证据显示何种手术方式在改善营养状态及营养管理方面的优势,手术方式的影响取决于术者的临床经验。术后营养支持治疗首选经胃肠道途径,可管饲和(或)经口方式。对于术中留置营养管路的患者,术后24h内即可开始肠内营养。肠内营养输注从低速开始,根据患者耐受情况适度递增至每日目标量。发生术后吻合口瘘者,需根据吻合口瘘严重程度、患者一般状态、营养需求综合考虑,制订个体化的营养支持方案。发生术后吻合口瘘,可考虑经任何途径的肠内管饲或联合肠外营养。

七、放疗技术

1. 放射治疗技术　建议采用三维适形放射治疗或调强放射治疗技术,优选后者。已有多个放射物理方面的研究表明,相较于早年的常规二维放疗技术,三维适形或调强放射治疗在靶区剂量分布和正常组织器官保护等方面均表现优异,特别是对于心脏和肺的保护,可降低放疗相关不良反应。

2. CT模拟定位　采取仰卧位,双臂伸直置于体侧或者双手交叉抱肘置于额前。颈段及上段患者建议头颈肩罩固定,中下段及食管胃交界癌体膜固定。行静脉造影增强扫描,层厚0.5cm。有造影剂过敏史者可不行增强扫描。食管下段及食管胃交界癌,或者需要照射胃左、腹腔淋巴结的患者,为了减少胃部充盈大小造成的照射体积差异,CT模拟定位前空腹3 ~ 4h,CT扫描前及每次放疗前15min,患者需服用200 ~ 300ml半流质饮食(如稠粥、酸奶等,每次定量)。术后残胃位于纵隔的患者,不要充盈胃,以胃内无内容物时定位为佳，放疗时亦如此。

3.放疗靶区　术前新辅助同步放化疗或根治性同步放化疗：目前尚无食管癌放疗靶区规范，建议根据根治性放疗靶区设计原则勾画新辅助放疗靶区。勾画靶区时需考虑后续食管切除术计划吻合口位置，应尽量避免吻合口位于射野内。

（1）肿瘤区（gross tumor volume，GTV）及淋巴结靶区（gross tumor volume — lymph node，GTVnd）：结合各项治疗前临床评估可见的食管癌原发肿瘤为GTV，确诊转移或不能除外转移的淋巴结为GTVnd。

（2）临床靶区（clinical target volume，CTV）：①颈段/胸上段食管癌。GTV上下外扩3cm，GTVnd三维外扩0.5～1cm。一般需包括中19颈、1（下颈、双侧锁骨上）、2、4、7淋巴结引流区。颈段可不包括7区。相离较远的靶区可考虑累及野照射，如上段食管癌伴腹腔淋巴结转移。②胸中段食管癌。GTV上下外扩3cm，GTVnd三维外扩0.5～1cm。一般需包括1、2、4、7、部分8淋巴结引流区。因中段食管癌腹腔淋巴结转移概率亦比较高，部分患者可能需要照射15、16、17甚至是20区。③胸下段食管癌、SiewertⅠ/SiewertⅡ型食管胃交界癌。GTV上下外扩3cm，GTVnd三维外扩0.5～1cm，一般需包括7、8、15、16、17、20淋巴结引流区，部分患者可能需要包括18、19区的近端。相离较远的靶区可考虑累及野照射，如下段食管癌伴1区淋巴结转移。

（3）计划靶区（planning target volume，PTV）：根据实际摆位误差决定，一般在CTV的基础上三维外扩0.5cm形成，头颈肩网罩固定的颈段或胸上段食管癌可外扩0.3cm。PGTV（采用序贯或同步加量时）：GTV＋GTVnd三维外扩0.5cm。

术后辅助放疗/同步放化疗：需包括吻合口情况：原发于颈段或上段食管癌，或切缘距肿瘤≤3cm。

GTV及GTVnd：R1或R2切除后，GTV包括残留的原发肿瘤、切缘阳性的吻合口，GTVnd包括残留的淋巴结。

CTV：①颈段/胸上段食管癌。包括GTV＋GTVnd（如有），吻合口、1、2、4、7淋巴结引流区。颈段可不包括7区。T_{4b}需包括瘤床。②胸中段食管癌。包括GTV＋GTVnd（如有），1、2、4、7、部分8淋巴结引流区。根据病理结果酌情包括15、16、17、20淋巴结引流区。T_{4b}需包括瘤床。③胸下段食管癌、SiewertⅠ/SiewertⅡ型食管胃交界癌。包括GTV＋GTVnd（如有），1、2、4、7、8、15、16、17、20淋巴结引流区。T_{4b}需包括瘤床。

PTV：根据实际摆位误差决定，一般在CTV的基础上外扩0.5cm形成，头颈肩网罩固定的颈段或上段食管癌可外扩0.3cm。PGTV（有肿瘤或淋巴结残存需序贯或同步加量时）：GTV＋GTVnd外扩0.5cm。

4.处方剂量指南

（1）术前新辅助放疗/同步放化疗：95%PTV 40～50Gy/1.8～2.0Gy，每日1次，每周5次。有条件的单位也可采用同步加量技术。

（2）术后辅助放疗/同步放化疗

R0术后：95%PTV 50～54Gy/1.8～2.0Gy，每日1次，每周5次。R1/2术后：95%PTV 50Gy/1.8～2.0Gy，序贯95%PGTV 10Gy/1.8～2.0Gy，每日1次，每周5次。有条件的单位也可采用同步加量技术。

（3）根治性放疗/同步放化疗：① 95%PTV 60Gy/1.8～2.0Gy，每日1次，每周5次。② 95%PTV 50Gy/1.8～2.0Gy，序贯95%PGTV 10Gy/1.8～2.0Gy，每日1次，每周5次。有条件的单位也可采用同步加量技术。注：根治性同步放化疗中放疗剂量可酌情降至50～54Gy，目前国内单位多数采用60Gy。

八、不良反应及处理

治疗期间应根据治疗方案的不良反应特点，定期进行影像学及实验室检查，必要时应给予相应的对症支持治疗。

1.骨髓抑制　骨髓抑制作为放化疗后的主要副反应之一，增加了患者身体负担，同时也限制了放化疗的进行。因此，如何有效治疗放化疗后出现的骨髓抑制，已成为肿瘤临床目前面临的重要问题。骨髓抑制表现为白细胞、红细胞、血小板、血红蛋白等的降低，增加了患者的感染风险和出血风险等。而某些年高体弱的患者，由于自身身体素质的下降及自身肿瘤疾病的消耗，在一定程度上影响了本病的治疗及预后，临床上应对起来较为棘手。建议患者于化疗后每周复查1～2次血常规。根据具体化疗方案及患者血常规变化的特点，复查时间间隔可酌情增减。若出现Ⅲ～Ⅳ级白细胞或中性粒细胞降低应停药，对症给予粒细胞集落刺激因子、粒细胞巨噬细胞集落刺激因子治疗，并视具体情况延迟或减量下一周期化疗。当血小板 $< 50 \times 10^9$/L 时应给予白介素-11或重组人血小板生成素等药物治疗，酌情使用止血药物。根据患者的血常规结果和化疗方案的特点，也可预防性使用上述升白细胞及升血小板药物。世界卫生组织（WHO）骨髓抑制分级见表5-9。

表5-9　WHO骨髓抑制分级

分级标准	白细胞/(10^9/L)	粒细胞/(10^9/L)	血小板/(10^9/L)	血红蛋白/(g/L)
0级	≥4	≥2	≥100	≥110
Ⅰ级	3.9～3.0	1.9～1.5	99～75	109～95
Ⅱ级	2.9～2.0	1.4～1.0	74～50	94～80
Ⅲ级	1.9～1.0	0.9～0.5	49～25	79～65
Ⅳ级	<1.0	<0.5	<25	<65

2.胃肠道反应　恶心、呕吐是抗肿瘤治疗的常见不良反应之一，70%以上的抗肿瘤患者会出现不同程度的恶心呕吐，严重的恶心呕吐可能导致患者发生脱水、电解质紊乱、营养缺乏等病症，影响患者抗肿瘤治疗的正常开展。随着抗肿瘤治疗和抗肿瘤治疗相关恶心呕吐预防和治疗不断取得新的进展，制订适时、科学、规范、合理的抗肿瘤治疗相关恶心呕吐预防和治疗指南有利于保障抗肿瘤治疗的顺利进行。化疗相关恶心呕吐可发生于化疗后数小时或数天。主要是由化疗药物对胃肠道的刺激引起的。恶心和呕吐的反应因人而异，有些患者可能只会经历轻微的不适，而有些可能需要更强烈的药物治疗来缓解。为了缓解这些症状，医师可能会推荐使用止吐药来控制恶心感，并使用增进食欲的药物帮助患者改善进食状况。此外，保护胃黏膜的药物也可以减轻化疗药物对胃

肠道的刺激。患者在面对这些化疗后的副作用时，应保持积极的心态，并及时与医师沟通。根据症状的严重程度，医师可能会调整治疗方案或建议使用不同的药物来有效控制症状。如果症状持续不减或加重，应立即就医，以便得到专业的医疗帮助。可遵医嘱单独或联合应用5-羟色胺3受体拮抗剂类、糖皮质激素及神经激肽-1受体拮抗剂等药物。甲氧氯普胺与苯海拉明联用，可提高镇吐作用且可控制锥体外系反应。应注意对症纠正严重呕吐造成的水电解质紊乱。恶心、呕吐程度分级见表5-10、表5-11。

表5-10 恶心程度分级

分级	表现
1级	食欲降低，不伴进食习惯改变
2级	口服吸收下降，不伴有体重显著下降、脱水或营养不良；需要静脉补液（＜24h）
3级	口服热量或液体摄入不足；需要静脉补液、管饲或TPN（≥24h）

表5-11 呕吐程度分级

分级	表现
1级	24h发作1～2次（间隔5min）
2级	24h发作3～5次（间隔5min）需要静脉输液
3级	24h发作≥6次（间隔5min）需要鼻饲，全肠外营养或住院治疗
4级	危及生命的后果需紧急治疗
5级	死亡

3.放射性食管炎（radiation-induced esophagitis，RE）是胸部或颈部食管癌患者，食管暴露于照射野下，随着治疗剂量的增加而发生的一种不同程度损伤的非特异性炎症。一般将开始放疗后90d内发生的反应定义为急性放射性食管炎（acute radiation-induced esophagitis，ARE），90d后出现的放射反应称为晚期放射性食管炎（lateradiation-induced esophagitis，LRE）。ARE一般发生发展较快，临床表现明显，易于发现，通过积极预防或治疗，绝大部分可以修复；LRE很难早期发现，因治疗不及时，难以完全修复而出现组织纤维化，不同程度地影响组织器官的结构或功能。

（1）放射性食管炎分级标准见表5-12。

表5-12 放射性食管炎分级标准

分级标准	0级	1级	2级	3级	4级
急性放射性食管炎分级	无症状	轻度吞咽困难或吞咽疼痛/需麻醉性镇痛药/需进流食	持续的声嘶但能发声/牵涉性耳痛、咽喉痛、片状纤维性渗出或轻度喉水肿，无须麻醉剂、咳嗽需镇咳药	讲话声音低微/牵涉性耳痛、咽喉痛，需麻醉剂，融合的纤维性渗出，明显的喉水肿	明显的呼吸困难、喘鸣、咯血，气管切开或需要插管

续表

分级标准	0级	1级	2级	3级	4级
晚期放射性食管炎分级	无症状	轻度纤维化；吞咽固体食物有轻微困难；吞咽时无疼痛感	无法正常进食；吞咽半固体食物；可能需要进行扩张	严重的纤维化；只能吞咽液体；吞咽时可能有疼痛；需要扩张	坏死/穿孔瘘管

（2）放射性食管炎的治疗

1）一般处理：当患者发生急性RE时，应积极做好患者思想工作，嘱其避免进食辛辣、粗糙、过冷、过热或过硬的食物，宜进食高热量、高优质蛋白、高维生素及低脂肪等清淡饮食。进食后保持坐位或半卧位1～2h，尽量减少体位影响反流性食管炎发生。

2）药物治疗：RE主要是抗炎、镇痛等对症处理，可明显改善症状，提高患者生活质量，其治疗药物包括黏膜表面保护剂、抗生素、麻醉剂、激素类、维生素类、抑酸药物。硫糖铝是黏膜表面保护剂，能以胶体的形式形成一层薄膜覆盖在溃疡面或炎症处，抵御胃酸的侵袭，此外，还能促进溃疡处愈合、吸附唾液中的表皮生长因子、刺激前列腺素E的合成、刺激表面上皮分泌碳酸氢氨，来发挥保护的作用。抗生素可抑制炎症，减轻水肿。利多卡因是麻醉剂，能减轻局部疼痛。地塞米松属于激素类药物，早期可减少水肿，抑制炎性介质的产生和释放，促进受损组织修复。维生素B_{12}可促进消化道黏膜上皮细胞及血管内皮细胞的生长和修复，加速创面愈合。奥美拉唑、雷尼替丁分别属于质子泵抑制剂和H_2受体拮抗剂类抑酸药物，这类药物能够抑制胃酸分泌，防止胃酸反流入食管，从而减轻酸对食管黏膜的损伤。药物治疗可降低RE的严重程度及LRE的发生率，临床应注意不良反应，此外，由于远期效果欠佳，故临床很少用于预防RE。一些细胞因子如粒细胞-巨噬细胞集落刺激因子（granulocyte-macrophage colony-stimulating factor，GM-CSF）对于RE患者具有潜在的促进黏膜愈合作用。一项队列研究中，GM-CSF 400μg/d，连续使用5～10d后，23例3级RE患者中10例痊愈，8例降到1级，3例降到2级，21例患者全部完成整个放疗计划，总缓解率达91%。国内学者对31例出现3级RE的患者口服GM-CSF，连用5d，RE自3级退至0～1级者13例（41.94%），退至2级者15例（48.39%），继续维持在3级者3例（9.68%），总有效率为90.32%。

3）中医中药：采用辨证论治、专病专方、中药注射液、中西医结合及穴位贴敷等治法治疗RE，能提高放疗完成率，改善临床症状及患者生活质量。一些中药能抑制其COX-2、MMPs、IL-8和TGF-β1等蛋白的表达，从而减轻辐射所引起的食管损伤的病理改变。如白牡丹根口服液能够通过调节$CD3^+$、$CD4^+$、$CD8^+$T淋巴细胞计数、IgG和补体C3的水平修复损伤的细胞和体液免疫，从而减轻RE的严重程度。加味竹叶石膏汤能通过减轻TNF-α、IL-1β和IL-8等炎症因子的产生和释放防治RE。中医治疗可用于防治RE，显著降低RE的发生率及严重程度，不良反应较少。

4）LRE的治疗：当患者发生LRE时，此时食管黏膜已发生不可逆的变化，如发生食管狭窄的患者需行食管扩张术，食管穿孔及气管食管瘘的患者需行食管支架置入术，多采用镍钛合金网孔支架和硅胶膜被支架来解决患者的吞咽困难等症状。肿瘤患者食管狭窄，有报道镍钛诺假体涂层支架是一种安全、有效和快速姑息治疗吞咽困难的方法。

食欲下降：尤其是术后患者，手术改变造成消化系统异常，故化疗时更要注意营养支持。可以口服营养制剂和增强食欲的药物，如甲地孕酮等。或者放置胃或空肠营养管并通过营养管进行营养支持，必要时应静脉营养支持。

4.放射性肺炎　详见肺癌放射治疗。

5.食管穿孔　放疗是食管癌重要的治疗手段，而食管穿孔是放疗最严重的不良反应之一，需引起高度重视。放疗过程中，若患者出现以下临床表现，如饮水呛咳、胸背疼痛、低热、白细胞升高等，应高度怀疑出现食管穿孔。此时应进一步完善相关检查，如消化道泛影葡胺造影、内镜、CT（显示食管周围纵隔内可见气体，食管邻近纵隔或胸膜腔内见脓腔，充气食管与邻近纵隔存在气体瘘管）等，可明确诊断。

（1）食管穿孔后停止放化疗，立即禁食禁水，胃管或空肠营养管置入鼻饲饮食，因胃管鼻饲有反流的风险，所以优选空肠营养管进食。

（2）支架置入术能覆盖瘘口、保持管腔通畅，是目前采用较多的食管癌穿孔治疗方法，但置入支架后往往存在不适、支架滑脱，甚至大出血、再次穿孔等致命风险。

（3）静脉适当给予抑酸药物。当肠内营养不足时需静脉补充营养。此外，当合并感染时，需静脉使用抗生素。

6.腹泻　应注意避免进食寒凉和粗纤维丰富的食物，及时服用止泻药。腹泻超过每日5次或出现血性腹泻应停止化疗，并注意足量补液及纠正水、电解质紊乱。

7.免疫相关不良反应　免疫检查点抑制剂可能引发免疫相关不良反应。对于存在自身免疫性疾病病史的患者，在治疗决策时需特别谨慎。对于接受免疫检查点抑制剂单药或联合治疗的患者，必须密切监测。建议所有接受此类药物治疗的患者在治疗期间监测血常规、肝肾功能、心肌酶谱和甲状腺功能；如患者出现疲劳等非特异性症状，应考虑检测促肾上腺皮质激素和皮质醇；如出现呼吸急促、咳痰、发热、胸痛、咯血等症状，应考虑进行胸部影像学检查。如诊断免疫相关不良反应，可根据病情暂停或永久停用免疫检查点抑制剂，并针对不良反应进行治疗。免疫相关性肺炎、心肌炎等严重不良反应可能迅速致命，应特别警惕，必要时应快速、积极地使用糖皮质激素等免疫抑制治疗。

第三节　乳　腺　癌

一、背景

乳腺癌是全球女性中最常见的恶性肿瘤之一，其发病率和死亡率均居高不下，严重威胁女性的健康。近年来，随着医学技术的进步和对乳腺癌认识的不断加深，全球范围内的乳腺癌流行病学数据揭示了其复杂的发病趋势和防控挑战。

（一）全球乳腺癌流行病学现状

根据世界卫生组织（WHO）和国际癌症研究机构（IARC）的最新数据显示，全球癌症新发病例数为1996万例，其中乳腺癌有231万例，占比11.6%，女性乳腺癌发病率位于全球恶性肿瘤第2位，仅次于肺癌（12.4%）。2022年全球癌症死亡病例共974万例，其中乳腺癌66万例，占比为6.9%，位居全球癌症死亡例数第4位。

（二）中国乳腺癌流行病学现状

在中国，乳腺癌的发病率同样不容忽视。2022年中国恶性肿瘤新发病例约为482.5万例，其中乳腺癌新发病例为35.7万例，位列中国全癌种发病人数第6位。2022年我国癌症死亡病例257.4万例，其中乳腺癌7.5万例，位列我国全癌种死亡例数第7位。乳腺癌在中国女性中的终身患病率为1/30～1/20，意味着每20～30名女性中就可能有一人患乳腺癌。中国乳腺癌的发病年龄呈现年轻化趋势，发病高峰集中在45～55岁，且部分地区的年轻女性发病率有上升趋势。与西方国家相比，中国女性乳腺癌的发病年龄更早，这不仅加重了患者自身的负担，也对家庭和社会带来了较大影响。

二、肿瘤生物学特征

乳腺癌作为一种高度异质性的恶性肿瘤，其生物学特征的复杂性使其在临床诊断、治疗和预后评估中面临诸多挑战。肿瘤生物学特征不仅决定了肿瘤的侵袭性、转移能力和对治疗的反应，还影响患者的预后。乳腺癌的肿瘤生物学特征复杂多样，涉及细胞遗传学、分子分型、肿瘤微环境、代谢特征及信号传导通路等多个方面。近年来，随着分子生物学、基因组学和单细胞多组学技术的飞速发展，乳腺癌的肿瘤生物学特征研究取得了显著进展。

（一）乳腺癌的分子分型

1. 分子分型概述　乳腺癌的分子分型是基于其激素受体（HR）、人表皮生长因子受体-2（HER-2）的状态以及基因表达谱进行分类的。目前，乳腺癌主要分为以下几种亚型：激素受体阳性/HER-2阴性（HR＋/HER-2－）、HER-2阳性（HER-2＋）和三阴性乳腺癌（TNBC）。此外，基于基因表达谱分析，乳腺癌还可进一步分为Luminal A型、Luminal B型、HER-2富集型和基底样型。

2. 分子分型的临床意义　不同亚型的乳腺癌具有不同的生物学行为和预后特征。例如，Luminal A型乳腺癌通常预后较好，而基底样型和TNBC则具有较高的侵袭性和较差的预后。准确的分子分型有助于指导个体化的治疗方案，如内分泌治疗、靶向治疗和化疗。例如，对HER-2阳性的乳腺癌患者，抗HER-2靶向治疗可显著改善预后。

（二）乳腺癌的肿瘤微环境

1. 肿瘤微环境的组成　乳腺癌的肿瘤微环境由肿瘤细胞、基质细胞、免疫细胞以及细胞外基质等组成。肿瘤微环境在乳腺癌的发生、发展和转移过程中起着重要作用。研究表明，肿瘤微环境中的免疫细胞浸润情况与乳腺癌的预后密切相关。

2. 肿瘤微环境的异质性　乳腺癌的肿瘤微环境具有高度的异质性，不同亚型的乳腺癌表现出不同的微环境特征。例如，基底样型乳腺癌通常表现为"免疫冷"微环境，免疫细胞浸润较少。而某些"免疫热"型乳腺癌则具有丰富的免疫细胞浸润，可能对免疫治疗更为敏感。

（三）乳腺癌的代谢特征

1.代谢重编程　肿瘤细胞的代谢重编程是其生物学特征之一，乳腺癌细胞也表现出独特的代谢特征。研究表明，乳腺癌细胞中糖酵解、脂肪酸合成和氨基酸代谢等途径发生显著改变。例如，某些亚型的乳腺癌表现出较高的代谢失调水平，这可能与其侵袭性和耐药性有关。

2.代谢特征与治疗　靶点代谢特征的研究为乳腺癌的治疗提供了新的靶点。例如，铁死亡是一种与铁代谢紊乱相关的细胞死亡方式，研究表明，铁死亡在基底样型乳腺癌中可能是一个潜在的治疗靶点。

（四）乳腺癌的信号传导通路

1.常见信号通路异常　乳腺癌的发生和发展与多种信号传导通路的异常激活有关。例如，PI3K/AKT/mTOR信号通路的异常激活在乳腺癌中较为常见，与肿瘤的增殖、侵袭和耐药性有关。此外，HER-2信号通路的异常激活也是HER-2阳性乳腺癌的重要特征。

2.信号通路与靶向治疗　针对这些信号通路的靶向治疗已成为乳腺癌治疗的重要手段。例如，针对HER-2信号通路的靶向药物曲妥珠单抗（trastuzumab）显著改善了HER-2阳性乳腺癌患者的预后。此外，PI3K/AKT/mTOR通路抑制剂也在临床试验中显示出一定的疗效。

三、相关检查

（一）临床检查

1.乳腺触诊　乳腺触诊是乳腺癌筛查和诊断的初步手段。医师通过触诊检查乳房是否有肿块、腺体增厚、乳头溢液、乳头内陷、皮肤凹陷等异常。触诊时应采用手指指腹侧，按一定顺序进行，不遗漏乳头、乳晕区及腋窝部位。对于绝经前妇女，建议在月经结束后进行乳腺触诊。

2.乳房视诊　医师会观察乳房的外观，包括皮肤和乳头的改变，如皮肤橘皮样变、乳头回缩等。这些体征可能提示乳腺癌的存在。

（二）影像学检查

1.乳腺X线摄影（钼靶）　乳腺X线摄影是乳腺癌筛查最常用的方法之一，能够发现微小钙化灶和肿块，对早期乳腺癌的诊断具有重要价值。其优点是操作简单、价格相对较低，但对致密型乳腺的诊断准确性相对较低。一般建议40岁以上的女性每1～2年进行一次乳腺X线摄影检查。

2.乳腺超声检查　乳腺超声检查利用超声波观察乳房内部结构，适用于各个年龄段的女性，尤其是年轻女性和致密型乳腺的女性。其优点是无辐射、对致密型乳腺的诊断准确性较高，且可以实时观察肿块的血流情况。超声检查可作为乳腺X线摄影的补充检查方法。

3.乳腺磁共振成像（MRI）　乳腺MRI检查具有高敏感性，能显示多病灶、多中心或双侧乳腺癌病灶，并能同时显示肿瘤与胸壁的关系、腋窝淋巴结转移情况等。其优点是无辐射、对软组织的分辨率高，但价格较高、检查时间较长。适用于有乳腺癌家族史、*BRCA1/2*基因突变等高危因素的女性，以及乳腺X线摄影和超声检查结果不明确的患者。

（三）实验室检查

1. **肿瘤标志物检查** 肿瘤标志物检查可以帮助评估乳腺癌的存在和进展。常见的肿瘤标志物包括癌胚抗原（CEA）、癌抗原15-3（CA15-3）等。然而，肿瘤标志物的特异性有限，通常不单独用于乳腺癌的诊断，而是与其他检查方法结合使用。

2. **基因检测** 基因检测在乳腺癌的诊断和治疗中具有重要意义。例如，检测*BRCA1/2*基因突变可以帮助识别高危人群，并指导治疗方案的选择。此外，基因表达谱分析可用于乳腺癌的分子分型，为精准治疗提供依据。

（四）病理学检查

1. **细针穿刺活检** 细针穿刺活检是一种微创的病理学检查方法，通过细针从可疑病变部位抽取细胞样本进行检测。这种方法可以快速提供诊断信息，但有时可能无法提供足够的组织用于全面评估。

2. **空芯针穿刺活检** 空芯针穿刺活检可以获取较大的组织样本，有助于更准确地评估病变的性质。适用于影像学检查发现的可疑病变，可在超声或X线引导下进行。

3. **手术切除活检** 对于影像学检查和穿刺活检无法确诊的病变，手术切除活检是最终的诊断手段。手术切除活检可以提供完整的组织样本，用于详细的病理学评估。

（五）其他辅助检查

1. **乳腺导管造影** 乳腺导管造影主要用于检查乳头溢液的病因，可以帮助发现导管内的病变。对于伴有乳头溢液的乳腺癌患者，导管造影可以辅助诊断。

2. **骨扫描和PET-CT** 在乳腺癌分期过程中，骨扫描和PET-CT检查可用于评估癌症是否已经扩散到骨骼或其他远处器官。这些检查有助于确定乳腺癌的分期，并指导治疗方案的选择。

四、解剖结构

（一）乳腺的解剖结构

1. **乳腺的宏观结构**

（1）位置与范围：乳腺位于前胸壁浅筋膜的浅层与深层之间，上起第2～3肋骨，下至第6～7肋骨，内侧至胸骨旁线，外侧可达腋中线。乳腺的大部分位于胸大肌表面，其深面外侧位于前锯肌表面，内侧与下部位于腹外斜肌与腹直肌筋膜表面。

（2）主要结构：乳腺主要由腺体、导管、脂肪组织和纤维组织构成。腺体是乳腺的主要功能单位，由15～20个腺叶组成，每个腺叶又细分为20～40个小叶，每个小叶包含10～100个腺泡。腺叶以乳头为中心呈轮辐状排列，每个腺叶有一条导管汇集于乳头，称为输乳管。输乳管在乳头处较为狭窄，后膨大为壶腹，称为输乳管窦。

（3）乳头与乳晕：乳头位于乳房表面的中央，由致密的结缔组织及平滑肌组成，表面覆盖复层鳞状角质上皮。乳头周围色泽较深的环行区称为乳晕，乳晕区的皮肤含有丰富的皮脂腺，称为乳晕腺（蒙氏腺），具有保护皮肤、润滑乳头及婴儿口唇的作用。

（4）乳房悬韧带Cooper韧带：是连接腺体组织与皮肤的网状束带，对乳腺组织起支持固定作用。当乳腺癌侵及Cooper韧带时，可使纤维组织束短缩牵拉，导致皮肤出现"酒窝征"。

2.乳腺的微观结构

（1）终末导管小叶单位（terminal duct lobular unit，TDLU）：TDLU是乳腺的基本单位，也是大多数乳腺癌（如导管癌、小叶癌）的起源部位。TDLU包括小叶外末梢导管、小叶内末梢导管和腺泡。

（2）大导管系统：大导管系统由亚区段导管到集合管构成，最终形成输乳管。中央型导管内乳头状瘤、导管扩张症等病变常发生于大导管系统的某个部位。

（3）间质：乳腺间质包括小叶间和小叶内的纤维组织。小叶间纤维组织较致密，不随月经周期变化；小叶内纤维组织则随月经周期增生复原。

3.乳腺的血管与淋巴系统

（1）血管供应：乳腺的血液供应主要来自胸廓内动脉的穿支、肋间动脉和胸肩峰动脉。丰富的血管供应对乳腺的营养和代谢起着重要作用。

（2）淋巴引流：乳腺的淋巴系统分为浅淋巴系统和深淋巴系统。大部分乳腺淋巴液引流至腋窝淋巴结，少部分引流至内乳淋巴结。腋窝淋巴结按其与胸小肌的关系分为三组：胸小肌外侧组、后组和内侧组。

4.乳腺在不同生理阶段的变化

（1）青春期：青春期女性的乳腺腺体发育迅速，腺叶和小叶数目增多，体积增大。此时乳腺对雌激素敏感，腺体组织丰富，脂肪组织相对较少。

（2）妊娠期与哺乳期：妊娠期乳腺腺泡和导管系统进一步发育，腺叶数目和体积达到最大。哺乳期，乳腺腺泡分泌乳汁，通过导管系统排出。

（3）绝经后：绝经后，乳腺腺体逐渐萎缩，腺叶数目减少，体积变小。脂肪组织相对增多，乳腺逐渐被脂肪组织替代，呈现出脂肪化的特征。

（二）乳腺癌的组织学特征

1.非浸润性癌　非浸润性癌包括导管原位癌和小叶原位癌。导管原位癌的癌细胞局限于导管内，未突破基底膜。小叶原位癌的癌细胞局限于小叶内，未浸润到间质。

2.浸润性癌　浸润性癌是乳腺癌的主要类型，包括浸润性导管癌和浸润性小叶癌。浸润性导管癌是最常见的类型，癌细胞突破导管基底膜，浸润到周围间质。浸润性小叶癌的癌细胞突破小叶基底膜，浸润到小叶间质。

3.特殊类型癌　包括乳头状癌、髓样癌、小管癌、腺样囊性癌、黏液腺癌和鳞状细胞癌。这些特殊类型癌具有独特的组织学特征和生物学行为。

(三)乳腺癌的分子生物学特征

1. 基因突变　乳腺癌的发生和发展与多种基因突变密切相关。例如，*BRCA1*和*BRCA2*基因的突变与乳腺癌的遗传易感性密切相关。此外，*TP53*、*PIK3CA*、*PTEN*等基因的突变也常见于乳腺癌患者中，这些基因突变可能导致细胞增殖失控和凋亡抑制。

2. 基因表达异常　乳腺癌细胞的基因表达谱与正常乳腺细胞存在显著差异。例如，某些基因的过表达（如HER-2）或低表达（如BRCA1）可能影响肿瘤的侵袭性和对治疗的敏感性。

3. 蛋白质表达异常　蛋白质表达异常也是乳腺癌的重要特征之一。例如，雌激素受体（ER）、孕激素受体（PR）和人表皮生长因子受体-2（HER-2）的表达状态是乳腺癌分子分型的重要依据。此外，某些肿瘤标志物（如CA15-3、CEA）的表达水平也可用于乳腺癌的诊断和预后评估。

(四)乳腺癌的临床病理学特征

1. 肿瘤特征　乳腺癌肿块一般质地较硬、界限不清、活动度较差，并与周围组织粘连。乳头溢液的性质是乳腺癌确诊的重要依据之一。此外，乳腺癌侵及淋巴管时会使腋窝淋巴结增大、质硬、界限不清。

2. 组织学类型　乳腺癌的组织学类型多样，常见的包括浸润性导管癌、浸润性小叶癌和乳头状癌等。其中，浸润性导管癌最为多见，通常以癌细胞自乳腺导管向周围组织侵犯为特征。

3. 分子亚型　乳腺癌的分子亚型包括Luminal A型、Luminal B型、HER-2过表达型和三阴性乳腺癌（TNBC）。不同分子亚型的乳腺癌具有不同的生物学行为和预后特征。例如，Luminal A型乳腺癌通常预后较好，而TNBC则具有较高的侵袭性和较差的预后。

五、分期

(一)乳腺癌的TNM分期系统

乳腺癌的TNM分期系统是国际上最常用的肿瘤分期方法，它基于三个主要因素：原发肿瘤的大小（T）、区域淋巴结的转移情况（N）以及是否有远处转移（M）。根据这些因素的不同组合，乳腺癌被分为0～Ⅳ期。

1. 原发肿瘤（T）分期

T_X：原发肿瘤无法评价。

T_0：未发现原发肿瘤。

T_{is}：原位癌，包括小叶原位癌和导管内癌。

T_1：肿瘤最大径≤2cm。

T_2：肿瘤最大径＞2cm，≤5cm。

T_3：肿瘤最大径＞5cm。

T_4：无论肿瘤大小，直接侵犯胸壁或皮肤（包括炎性乳腺癌）。

2.区域淋巴结（N）分期

N_X：无法评价的区域淋巴结（如：过去已切除）。

N_0：无区域淋巴结转移。

N_1：同侧腋窝可触及活动的转移淋巴结。

N_2：同侧腋窝淋巴结转移，互相融合或与其他组织固定。或临床无证据显示腋窝淋巴结转移的情况下，存在临床明显的同侧内乳淋巴结转移。

N_3：同侧锁骨下淋巴结转移伴或不伴腋窝淋巴结转移；或有临床证据显示腋窝淋巴结转移的情况下，存在明显的临床内乳淋巴结转移；或同侧锁骨上淋巴结转移，伴或不伴腋窝或内乳淋巴结转移。

3.远处转移（M）分期

M_X：远处转移不能评估。

M_0：无远处转移。

M_1：有远处转移。

（二）乳腺癌的临床分期

根据TNM的不同组合，乳腺癌被分为以下临床分期：

0期：$T_{is}N_0M_0$（原位癌，无淋巴结转移，无远处转移）。

Ⅰ期：$T_1N_0M_0$（肿瘤较小，无淋巴结转移，无远处转移）。

Ⅱ期：包括$T_0N_1M_0$、$T_1N_1M_0$、$T_2N_0M_0$等（肿瘤大小和淋巴结受累程度介于Ⅰ～Ⅲ期）。

Ⅲ期：包括$T_0N_2M_0$、$T_1N_2M_0$、$T_2N_2M_0$、$T_3N_1M_0$等（肿瘤较大，淋巴结受累较严重）。

Ⅳ期：任何T、任何N、M_1（有远处转移）。

（三）乳腺癌的病理学分级

病理学分级主要根据肿瘤细胞的组织学特征进行评估，包括腺管形成的程度、细胞核的多形性和核分裂计数：

1.腺管形成的程度　1分（多数明显腺管）、2分（中度分化腺管）、3分（少或无腺管）。

2.细胞核的多形性　1分（细胞核小，形态规则）、2分（中度不规则）、3分（明显多形性）。

3.核分裂计数　1分（1个/10HPF）、2分（2～3个/10HPF）、3分（>3个/10HPF）。

根据上述三项评分，总分3～5分为I级（分化好），6～7分为Ⅱ级（中等分化），8～9分为Ⅲ级（分化差）。

（四）乳腺癌的分子分型

近年来，基于基因水平的分子分型在乳腺癌的诊断和治疗中越来越重要。常见的分子分型包括：

1. Luminal A型　ER（+）/PR（+），HER-2（-），预后较好，对内分泌治疗敏感。

2. Luminal B型　ER（+）/PR（+），HER-2（+），预后中等，需综合化疗、内分

泌治疗和靶向治疗。

3. HER-2过表达型　ER（-），PR（-），HER-2（+），对HER-2靶向治疗敏感。

三阴性乳腺癌（TNBC）：ER（-），PR（-），HER-2（-），预后较差，治疗选择有限，但近年来免疫治疗显示出一定的疗效。

（五）临床意义

乳腺癌的分期不仅影响治疗选择，也是评估预后的重要因素。早期乳腺癌（0期、Ⅰ期、Ⅱ期）通常预后较好，治疗以手术为主，辅以内分泌治疗或化疗。局部晚期乳腺癌（Ⅲ期）需要综合治疗，包括手术、化疗、放疗和靶向治疗。晚期乳腺癌（Ⅳ期）则以控制疾病进展、缓解症状和提高生活质量为主。

六、治疗策略

乳腺癌的治疗策略包括手术治疗、化学治疗、放射治疗、靶向治疗和免疫治疗等多种手段。

（一）手术治疗

手术治疗是乳腺癌治疗的基础手段，适用于早期和部分中期乳腺癌患者。手术方式的选择需综合考虑肿瘤的大小、位置、分期以及患者的意愿等因素。手术方式主要包括：

1. 前哨淋巴结活检　将乳腺癌患者转移淋巴结取出活检，若无转移则可避免腋窝淋巴结清扫，其优点在于创伤小，有利于术后上肢功能恢复，一定程度降低淋巴水肿发生风险。其缺点在于存在一定的假阴性，部分患者可能存在肿瘤跳跃转移风险，但其发生风险相对较低。

2. 保乳保腋窝术　若患者经过前哨淋巴结活检后无转移现象，并且患者乳腺肿块符合保乳条件，可采取保乳保腋窝术，该手术方式对于乳房，腋窝等部位创伤性较小，不影响乳房美观度，患者术后恢复速度较快，有效缩短住院时间。

3. 保乳改良根治术　患者经前哨淋巴结活检后存在转移现象，并且保乳意识较强，对于乳房外形要求较高，临床医师可依据患者术前检查情况，若其符合保乳条件，可采取保乳改良根治术。该手术方式最大程度保留乳房的完整性，不影响其生理功能，可起到较好的美容效果。

4. 乳房恶性肿瘤局部扩大切除术　针对高龄、全身病情症状较为严重、手术耐受性较差的肿瘤患者，乳房恶性肿瘤局部扩大切除术安全性较高，可一定程度保留乳房完整性，但手术彻底性较差，部分患者存在局部复发和转移的风险。

5. 乳腺切除手术　肿瘤较大或多灶性乳腺癌常采取全乳切除术，该手术类型是切除整个乳腺，其治疗效果较彻底，局部复发率低于保乳手术，其缺点在于创伤性较大患者恢复时间较长。

6. 乳房重建手术　针对乳腺切除患者，可通过植入假体或自身组织的形式，达到乳房重建的目的。

（二）化学治疗

化学治疗（化疗）是一种使用抗癌药物来消灭癌细胞或阻止其生长的全身治疗方法，是乳腺癌的传统治疗手段，尤其适用于肿瘤较大、分期较晚或三阴性乳腺癌患者。化疗作为乳腺癌综合治疗的重要组成部分，在术前新辅助治疗、术后辅助治疗及晚期姑息治疗中均发挥关键作用。

1. 乳腺癌化疗的作用机制

（1）细胞周期非特异性药物（如蒽环类）：细胞周期非特异性药物的作用不依赖于细胞周期的特定阶段，能够对处于任何周期阶段的癌细胞产生杀伤作用。蒽环类药物（如多柔比星、表柔比星）是典型的细胞周期非特异性药物，其作用机制主要包括以下几个方面。

1）嵌入DNA碱基对之间：蒽环类药物能够嵌入DNA的碱基对之间，干扰DNA的转录和mRNA的合成。

2）促使拓扑异构酶Ⅱ裂解DNA：蒽环类药物通过促使拓扑异构酶Ⅱ裂解DNA，破坏其三维结构，从而抑制DNA的复制。

3）抑制DNA多聚酶Ⅰ：这些药物还能抑制DNA多聚酶Ⅰ的活性，进一步抑制DNA的合成。

（2）细胞周期特异性药物（如紫杉类）：细胞周期特异性药物主要作用于细胞周期的特定阶段，通过干扰微管聚合来阻滞细胞分裂。紫杉类药物（如紫杉醇、多西他赛）是典型的细胞周期特异性药物，其作用机制如下。

1）稳定微管结构：紫杉类药物通过稳定微管蛋白的聚合，阻止微管的解聚，从而阻滞细胞有丝分裂的正常进行。

2）阻滞细胞周期：这些药物能够将细胞周期阻滞在G2/M期，最终导致细胞凋亡。

3）调节免疫微环境：紫杉类药物还具有免疫调控作用，能够重塑肿瘤免疫微环境，增强抗肿瘤免疫反应。

（3）抗代谢药物（如5-氟尿嘧啶）：抗代谢药物通过干扰DNA和RNA的合成来抑制肿瘤细胞的增殖。5-氟尿嘧啶（5-FU）是常用的抗代谢药物，其作用机制如下。

1）抑制胸苷酸合成酶：5-FU通过抑制胸苷酸合成酶，阻止脱氧尿苷酸（dUMP）转化为脱氧胸苷酸（dTMP），从而抑制DNA的合成。

2）干扰RNA合成：5-FU的代谢产物能够掺入RNA中，干扰RNA的合成和功能，进一步抑制癌细胞的增殖。

2. 常用化疗药物与方案

（1）经典化疗方案

1）AC方案（阿霉素＋环磷酰胺）：AC方案是乳腺癌术后辅助化疗的经典方案之一，适用于早期乳腺癌患者。阿霉素（多柔比星）是一种蒽环类药物，通过嵌入DNA双链，抑制DNA和RNA的合成，从而诱导癌细胞凋亡。环磷酰胺则通过烷化作用破坏DNA结构，进一步增强化疗效果。该方案能够显著降低局部复发率和远处转移率。

2）TAC方案（多西他赛＋阿霉素＋环磷酰胺）：TAC方案是经典的三药联合方案，适用于高风险乳腺癌患者。多西他赛属于紫杉类药物，通过稳定微管结构，阻滞细胞有丝分裂，从而抑制癌细胞的增殖。该方案在提高无病生存率（DFS）和总生存率（OS）方面表现出色，尤其在三阴性乳腺癌（TNBC）和HER-2阳性乳腺癌中效果显著。

3）FAC方案（氟尿嘧啶＋阿霉素＋环磷酰胺）：FAC方案是另一种常用的联合化疗方案，适用于可切除性乳腺癌患者术后的辅助治疗。氟尿嘧啶通过抑制胸苷酸合成酶，阻止DNA的合成，从而抑制癌细胞的增殖。该方案在早期乳腺癌的辅助治疗中表现出良好的疗效和耐受性。

4）CMF方案（环磷酰胺＋甲氨蝶呤＋氟尿嘧啶）：CMF方案是经典的联合化疗方案，主要用于晚期或复发转移性乳腺癌的治疗。甲氨蝶呤通过抑制二氢叶酸还原酶，干扰DNA合成，从而抑制癌细胞的生长。该方案在乳腺癌的辅助治疗中应用广泛，尤其适用于对蒽环类药物不耐受的患者。

（2）紫杉类药物为基础的方案

1）TC方案（紫杉醇＋环磷酰胺）：TC方案适用于对阿霉素不耐受或高复发风险的患者。紫杉醇通过稳定微管结构，阻滞细胞有丝分裂，从而抑制癌细胞的增殖。该方案在提高无病生存率（DFS）和总生存率（OS）方面表现出色，尤其在三阴性乳腺癌（TNBC）中效果显著。

2）EC-T方案（表阿霉素＋环磷酰胺序贯紫杉醇）：EC-T方案是一种序贯化疗方案，先使用表阿霉素和环磷酰胺进行初步治疗，后续再应用紫杉醇类药物进行巩固。这种序贯方案能够更全面地打击癌细胞，提高治疗效果。

3）TAC方案（多西他赛＋阿霉素＋环磷酰胺）：TAC方案是经典的三药联合方案，适用于高风险乳腺癌患者。多西他赛通过稳定微管结构，阻滞细胞有丝分裂，从而抑制癌细胞的增殖。该方案在提高无病生存率（DFS）和总生存率（OS）方面表现出色，尤其在三阴性乳腺癌（TNBC）和HER-2阳性乳腺癌中效果显著。

（3）靶向治疗联合化疗

1）抗HER-2靶向治疗联合化疗：对于HER-2阳性的乳腺癌患者，常采用靶向治疗药物如曲妥珠单抗联合化疗，以实现对癌细胞的精准打击。这种联合方案能够显著提高无病生存率（DFS）和总生存率（OS），尤其在早期和晚期HER-2阳性乳腺癌中表现出色。

2）免疫检查点抑制剂联合化疗：免疫检查点抑制剂（如PD-1/PD-L1抑制剂）联合化疗在三阴性乳腺癌（TNBC）中显示出显著疗效。例如，帕博利珠单抗联合紫杉醇和卡铂的方案在提高病理完全缓解率（pCR）和总生存率（OS）方面表现出色。

（4）单药化疗方案

1）多柔比星、表柔比星、紫杉醇、卡培他滨、吉西他滨、长春瑞滨：这些药物是单药化疗的常用选择，适用于不适合联合化疗的患者。例如，卡培他滨是一种口服化疗药物，通过抑制DNA合成，抑制癌细胞的增殖。

2）铂类药物：铂类药物（如顺铂、卡铂）在乳腺癌的新辅助和辅助治疗中应用广泛。这些药物通过破坏DNA结构，抑制癌细胞的增殖，尤其在三阴性乳腺癌（TNBC）中表现出色。

3.新辅助化疗与辅助化疗

（1）新辅助化疗（术前化疗）：新辅助化疗是指在手术或手术联合放疗之前进行的全身化疗，其主要目标是缩小肿瘤体积，提高手术切除率，尤其是保乳手术的成功率。

此外，新辅助化疗还可以消灭潜在的微转移病灶，为后续治疗创造更有利的条件。

（2）辅助化疗（术后化疗）：辅助化疗是指在手术后进行的化疗，旨在降低微转移风险，提高患者的生存率。辅助化疗适用于淋巴结阳性或高风险患者，能够显著降低局部复发率和远处转移率。

4.化疗耐药性的挑战与对策

（1）耐药机制

ABC转运蛋白过度表达（如P-糖蛋白）导致药物外排。

DNA修复机制增强（如 *BRCA* 突变与PARP抑制剂耐药）。

（2）逆转策略

联合靶向治疗（如抗HER-2药物曲妥珠单抗）。

表观遗传调控药物（HDAC抑制剂）。

（三）放射治疗

放射治疗主要用于手术后，利用高能射线破坏癌细胞的局部治疗手段。可一定程度降低癌症复发风险，也可用于无法手术切除、局部晚期患者和局部复发患者治疗，以此达到延缓症状、控制疾病进展的目的。

1.外照射放射治疗　常规放疗使用X线模拟机进行，三维适形放射治疗（3D-CRT）可根据患者病变靶区的形态从多个角度提高其剂量分布，调强放射治疗（IMRT）可通过调节射线束的强度，最大程度保护周围正常组织，体部立体定向放射治疗（SBRT）是聚焦式照射，一般为单次或大剂量分割放疗。

2.内照射放射治疗　内照射又称近距离照射，有多管组织间插植、施源器后装治疗、术中放疗等。多管组织间插植常用于全乳照射后的局部加量；施源器后装治疗在手术时或术后经皮穿入将其导入肿瘤切除区进行照射；术中放疗是在手术时对肿瘤切除的部位给予单独的术中剂量照射；通过将放射源靠近癌组织的形式，最大程度降低对于周围正常组织的损伤。

（四）靶向治疗

靶向治疗是针对癌细胞特有的分子和信号通路的治疗途径，对于正常细胞损伤更小，适用于表达特定分子标记的癌细胞。HER-2抑制剂可显著降低癌细胞生长速度，内分泌治疗相关药物作用于激素受体，可阻断相关激素对于癌细胞的刺激作用。靶向治疗在乳腺癌中主要有以下几种适用情况：

1. HER-2过表达的乳腺癌　这类乳腺癌患者可以使用针对HER-2的靶向药物，如曲妥珠单抗、帕妥珠单抗等。这些药物可以抑制HER-2蛋白的活性，从而抑制癌细胞的生长和分裂。

2.激素受体阳性的乳腺癌　这类乳腺癌患者可以使用内分泌治疗，如三苯氧胺、托瑞米芬等。这些药物可以阻断雌激素对癌细胞的刺激作用，从而抑制癌细胞的生长。虽然内分泌治疗不属于传统意义上的靶向治疗，但它在某种程度上也体现了针对特定分子进行治疗的理念。

3.其他靶向药物　如拉帕替尼、吡咯替尼、奈拉替尼等，这些药物可以针对其他特定的分子或信号传导通路进行治疗。它们通常用于对其他治疗方法无效或耐药的乳腺癌患者。

(五) 免疫治疗

免疫治疗旨在激发或增强患者自身免疫系统，适用于特定类型乳腺癌，免疫检查点抑制剂可解除癌细胞对免疫系统的制动，其副作用有皮肤反应、心血管系统和消化系统不适等。

七、放疗技术

放射治疗在乳腺癌的治疗中扮演着重要角色，尤其是在保乳手术后的局部控制和全乳切除术后的区域控制方面。近年来，随着放疗技术的不断进步，乳腺癌放疗的疗效和安全性得到了显著提升。

(一) 放射治疗的适应证

1.早期乳腺癌保乳术后　原则上，所有接受保乳手术的患者均需接受放射治疗，以降低局部复发风险。对于年龄超过70岁、肿瘤直径≤2cm、无淋巴结转移、雌激素受体(ER)阳性且能接受规范内分泌治疗的患者，可考虑不放疗。

2.改良根治术后　改良根治术后是否需要放射治疗取决于淋巴结转移情况、肿瘤大小、切缘状态等。若有腋窝淋巴结转移、肿瘤较大或切缘阳性，建议行胸壁及区域淋巴结放疗。

3.局部晚期乳腺癌　对于无法手术切除的局部晚期乳腺癌，放射治疗可与化疗联合使用，以缩小肿瘤体积，提高手术切除率。

4.转移性乳腺癌　放疗可用于缓解转移性乳腺癌引起的症状，如疼痛、呼吸困难等。

(二) 放射治疗技术与方案

放射治疗在乳腺癌的综合治疗中扮演着重要角色，其技术与方案的选择需根据患者的具体病情、肿瘤分期、病理类型以及患者的个体需求进行综合考虑。

1.传统放疗技术　传统放疗技术主要包括二维放射治疗和简单的三维适形放射治疗。这些技术在乳腺癌治疗中应用广泛，但存在一定的局限性，如剂量分布不均匀、对周围正常组织的辐射剂量较高等问题。

(1) 二维放射治疗：主要依赖于X线模拟机进行照射野的设计，其优点是操作简单、成本较低。然而，由于缺乏对患者体内解剖结构的精确成像，二维放射治疗难以实现对肿瘤的精确照射，容易导致肿瘤边缘的漏照或正常组织的过度照射。

(2) 三维适形放射治疗(3D-CRT)：通过CT或MRI获取患者体内肿瘤的三维结构信息，从而设计出与肿瘤形状相匹配的照射野。3D-CRT能够显著提高肿瘤区域的剂量均匀性，同时减少对周围正常组织的照射剂量。然而，3D-CRT在复杂形状肿瘤的照射中仍存在一定的局限性，需要进一步优化。

2.现代放疗技术　随着医学影像技术和计算机技术的发展，现代放疗技术在乳腺癌治疗中的应用越来越广泛。这些技术能够实现对肿瘤的精确照射，同时最大限度地保护周围正常组织。

（1）常规放疗技术：是乳腺癌放射治疗的基础，主要包括全乳照射和瘤床加量。这些技术通过精确的剂量控制和照射范围，旨在最大限度地杀灭残留癌细胞，同时保护周围正常组织。

1）全乳照射：是乳腺癌术后放疗的标准方案，通常用于保乳手术后的患者。照射剂量一般为45.0～50.0Gy，分25～28次照射，每周5次。这种分割方式能够有效降低正常组织的损伤，同时确保肿瘤区域得到足够的剂量。

2）瘤床加量：在全乳照射的基础上，对肿瘤原发部位（瘤床）进行加量照射，可进一步降低局部复发风险。瘤床加量可通过外照射或近距离插植进行，剂量通常为10～15Gy。这种加量照射能够针对高风险区域提供更高的剂量，从而提高治疗效果。

（2）大分割放疗：是一种通过减少治疗次数、缩短治疗时间的放疗方案，同时保持与常规放疗相同的疗效和安全性。这种方案特别适用于需要快速完成治疗的患者，如老年患者或身体状况较差的患者。

全乳大分割放疗：全乳大分割放疗的剂量通常为40.0～42.5Gy，分15～16次照射，每周5次，也可以考虑43.5Gy/15次方案。这种分割方式不仅缩短了治疗时间，还减少了患者往返医院的次数，提高了治疗的便利性。

（3）部分乳腺照射：是一种针对低危复发患者的放疗方案，适用于肿瘤较小、淋巴结阴性且手术切缘阴性的患者。这种方案通过集中照射肿瘤原发部位，减少了对正常乳腺组织的照射剂量，从而降低了放疗的副作用。

1）术中放疗：在手术过程中直接对瘤床进行单次大剂量照射，通常剂量为10～20Gy。这种方法能够在手术过程中直接对肿瘤区域进行照射，减少了术后放疗的需求。

2）近距离插植：通过将放射源直接放置在肿瘤原发部位，进行近距离照射。这种方法能够提供高剂量的局部照射，同时最大限度地保护周围正常组织。

3）外照射：部分乳腺外照射分割方案推荐首选30Gy/（5次，隔日照射，2周），也可以考虑40Gy/15次。这种方案通过精确的照射范围，集中照射肿瘤原发部位，减少了对正常乳腺组织的损伤。

（4）特殊技术：随着放射治疗技术的不断发展，一些特殊技术被应用于乳腺癌的治疗中，以提高治疗的精准度和安全性。

1）调强放射治疗（IMRT）：一种高度精准的体外照射技术，通过计算机控制的线性加速器，能够向肿瘤区域传输高剂量的辐射，同时最大限度地保护周围正常组织。IMRT的核心优势在于其适形调强技术，能够根据肿瘤的形状和大小，精确调整辐射剂量的分布，从而实现对肿瘤的精准打击。IMRT特别适用于肿瘤形状不规则或靠近重要器官（如心脏、肺部）的患者。通过精确控制辐射剂量，IMRT能够有效减少对这些器官的损伤，降低治疗相关的副作用。与传统放疗技术相比，IMRT能够显著提高肿瘤区域的剂量覆盖率，同时减少对周围正常组织的辐射剂量。

2）容积弧形调强放射治疗（VMAT）：一种先进的放射治疗技术，通过加速器在旋转过程中实时调整剂量输出分布与强度，能够在短时间内达到传统分野治疗的效果。这种技术不仅提高了治疗效率，还减少了患者在治疗过程中的不适感。VMAT广泛应用于乳腺癌的放射治疗，尤其是在需要保护心脏和肺部等重要器官的复杂病例中。通过动态调整照射角度和剂量强度，VMAT能够更好地保护正常组织，同时确保肿瘤区域得到足够的剂量。VMAT的治疗时间较短，患者舒适性更高，且能够减少由于长时间治疗引起的不确定因素。

3）图像引导放射治疗（IGRT）：一种基于影像引导的放射治疗技术，通过在治疗前使用三维超声或CBCT等影像设备，确保辐射剂量的精确传递。IGRT的核心优势在于其能够在治疗过程中实时监测肿瘤的位置和形状变化，从而提高治疗的精准度。IGRT适用于所有需要高精度放疗的乳腺癌患者，尤其是在肿瘤位置变化较大的情况下。通过实时影像引导，IGRT能够确保每次治疗的精确性，减少因肿瘤位置变化导致的剂量偏差。IGRT通过实时影像监测，能够显著提高治疗的精准度，减少对正常组织的损伤。

4）深吸气后屏气放射治疗（DIBH）：一种特殊的放射治疗技术，通过让患者在深吸气后屏气，将心脏移出照射区域，从而减少心脏的辐射剂量。这种方法特别适用于左侧乳腺癌患者，因为左侧乳腺癌的放射治疗区域与心脏距离较近。DIBH适用于左侧乳腺癌患者，尤其是那些需要保护心脏功能的患者。通过深吸气后屏气，DIBH能够显著减少心脏的额外辐射剂量，降低心脏相关并发症的风险。DIBH能够有效减少心脏的辐射剂量，同时通过屏气方式减少呼吸运动对治疗精度的影响。

5）术中电子束放疗（IORT）：一种在手术过程中直接对肿瘤区域进行放射治疗的技术，能够在手术切除肿瘤后立即对瘤床进行大剂量照射。这种方法能够有效杀灭残留的癌细胞，同时减少对周围正常组织的损伤。IORT适用于乳腺癌手术过程中，尤其是在肿瘤切除后需要对瘤床进行补充照射的情况下。通过高能电子束的直接照射，IORT能够显著降低局部复发率。IORT能够在短时间内完成大剂量照射，减少患者在手术过程中的等待时间。

6）3D体表光学技术（SGRT）：一种无辐射的实时位置监测技术，能够在放射治疗过程中对患者进行亚毫米级的精确监测。SGRT的核心优势在于其能够在治疗过程中实时调整患者的体位，确保治疗的精确性。SGRT适用于所有需要高精度放疗的乳腺癌患者，尤其是在需要长时间治疗的情况下。通过实时监测和调整，SGRT能够确保治疗的精确性，减少因患者体位变化导致的剂量偏差。SGRT无须使用热塑膜固定患者，提高了患者的舒适性，同时通过持续监测确保了治疗的稳定性和精确性。

3.新兴放疗技术　近年来，一些新兴的放疗技术，如质子治疗、重离子治疗和人工智能辅助放疗技术等，在乳腺癌治疗中显示出良好的应用前景。质子治疗利用质子的物理特性，能够在肿瘤区域释放高剂量的辐射，同时对周围正常组织的辐射剂量极低。重离子治疗利用碳离子束的高能量和精准定位，对肿瘤病灶进行集中照射，从而杀死癌细胞，同时最大限度地保护周围正常组织。与传统放疗相比，重离子治疗能够更有效地减少对心脏、肺部等重要器官的辐射剂量。人工智能辅助放疗技术则能够实现对肿瘤靶区的自动勾画和剂量优化，提高放疗的效率和准确性。此外，基于深吸气条件下的呼吸门控技术和俯卧位照射技术也逐渐应用于临床，以进一步降低心脏和肺部的照射剂量。

(三)放疗技术在乳腺癌治疗中的应用

1. 保乳术后放疗　保乳术后放疗是降低局部复发的关键措施。全乳照射后序贯瘤床加量可进一步降低复发率。对于低危患者,部分乳腺照射可作为全乳照射的替代方案。

2. 乳房切除术后放疗　乳房切除术后放疗适用于淋巴结阳性或肿瘤较大(>5cm)的患者。放疗范围包括胸壁和区域淋巴结引流区。

3. 局部区域复发后的放疗　局部复发患者需根据复发部位和既往治疗史制订放疗方案。对于既往未接受放疗的患者,照射范围包括胸壁和区域淋巴结。

八、不良反应及处理

(一)化疗不良反应及处理

1. 骨髓抑制　骨髓抑制是乳腺癌化疗中最常见的不良反应之一,主要表现为白细胞、血小板和红细胞减少。白细胞减少通常在化疗后7～10d达到最低点,随后逐渐恢复。研究表明,83.3%的乳腺癌术后化疗患者会出现不同程度的骨髓抑制,其中76.0%为轻度(Ⅰ、Ⅱ级),20%为重度(Ⅲ、Ⅳ级)。

处理方法如下。

(1)白细胞减少:使用人粒细胞刺激因子可有效提升白细胞水平。聚乙二醇重组人粒细胞刺激因子使用方便,但价格较高。

(2)血小板减少:可使用促血小板生成素(TPO)或输注血小板。

(3)贫血:补充铁剂、维生素B_{12}或叶酸,必要时使用促红细胞生成素(ESA)。

(4)预防感染:在白细胞低下的时期,患者需注意个人卫生和环境卫生,避免前往人群密集的场所。

2. 恶心和呕吐　恶心和呕吐是化疗最常见的副作用之一,通常在化疗开始后的几天内出现。部分患者可能在化疗前因焦虑而出现恶心感。

处理方法如下。

(1)药物预防:使用5-HT3受体拮抗剂或NK-1受体拮抗剂预防呕吐。

(2)饮食调整:避免油腻、辛辣食物,少食多餐,可选择清淡、易消化的食物。

3. 脱发　化疗后脱发通常在第一次化疗后的2～3周开始出现,头发逐渐稀疏并脱落。

处理方法如下。

(1)心理支持:鼓励患者提前准备假发或帽子,减少心理压力。

(2)头皮冷却:部分患者可通过头皮冷却技术减少脱发,但效果因人而异。

4. 口腔黏膜炎　口腔黏膜炎是化疗的常见副作用之一,表现为口腔疼痛、溃疡,甚至影响进食。

处理方法如下。

(1)口腔护理:使用温和的漱口水,避免刺激性食物。

(2)药物治疗:对于严重的口腔溃疡,可使用局部麻醉剂或抗菌漱口水。

5. 胃肠道反应　化疗药物可能引起胃肠道反应,如腹泻、便秘、腹痛等。

处理方法如下。

(1) 饮食调整：增加膳食纤维摄入，避免高脂肪、高糖食物。

(2) 药物治疗：对于腹泻，可使用洛哌丁胺；对于便秘，可使用缓泻剂。

6.心脏毒性　某些化疗药物（如蒽环类药物）可能引起心脏毒性，表现为心悸、胸闷、心律失常等。

处理方法如下。

(1) 监测心功能：定期进行心电图或心脏超声检查。

(2) 药物保护：使用心脏保护剂（如右丙亚胺）减少心脏损伤。

7.疲劳　化疗后疲劳是患者最常见的不适之一，通常在化疗后持续数周。

处理方法如下。

(1) 适度运动：鼓励患者进行适度的有氧运动，如散步。

(2) 营养支持：补充高蛋白、高维生素饮食，必要时使用营养补充剂。

8.其他不良反应

(1) 皮肤反应：部分患者可能出现皮肤干燥、瘙痒、脱皮等。处理方法包括使用温和的护肤品，避免抓挠。

(2) 泌尿系统毒性：化疗药物可能引起肾功能损伤，表现为水肿、尿量减少等。患者需多饮水，必要时进行肾功能检查。

(3) 神经毒性：某些化疗药物（如紫杉醇）可能引起周围神经病变，表现为手足麻木、刺痛感等。处理方法包括使用神经营养药物（如B族维生素）和物理治疗。

(4) 认知功能障碍：部分患者可能出现认知功能障碍，如记忆力减退、注意力不集中等，俗称"化疗脑"。处理方法包括心理支持和认知康复训练。

(二) 放疗不良反应及处理

1.急性不良反应

(1) 皮肤反应：放疗开始后2~4周，照射部位皮肤可能出现红斑、瘙痒、灼痛、干性脱屑、湿性脱屑，甚至溃疡、出血和坏死。

处理方法如下。

1) 保持放射区域皮肤清洁干燥，避免物理或化学刺激。

2) 穿着柔软的棉质宽松服装，避免摩擦、日光照射、热敷或冰敷。

3) 局部可使用医用防护膏，避免使用刺激性物品，如肥皂等。

4) 若皮肤破溃，可用生理盐水冲洗创口，局部湿敷康复新液或重组人表皮生长因子外喷。

(2) 乳房不适：放疗后乳房可能出现肿胀、胀痛、乳头敏感、乳房变硬、乳头收缩、乳头溢液等症状。

处理方法：这些不适感通常会随着放疗的结束而逐渐减轻。

(3) 疲劳：放疗患者可能会出现体力下降、精神不振、乏力等症状。

处理方法如下。

1) 保证充足的睡眠和休息时间，适当进行轻度锻炼。

2) 保持营养均衡，增加高蛋白和高热量食物的摄入。

（4）恶心和呕吐：放疗对胃肠道黏膜的刺激可能导致恶心和呕吐。

处理方法如下。

1）避免油腻、甜食和油炸食物，多吃清淡、易消化的食物。

2）必要时使用止吐药物。

（5）放射性肺炎：放射性肺炎急性期通常发生在放疗后4～12周，迟发性放射性肺炎出现在6～12个月后，患者可能出现干咳、气喘、低热，严重者出现呼吸困难。

处理方法如下。

1）轻症给予止咳、平喘、祛痰、氧疗等治疗。

2）重症采用激素治疗，合并肺部感染时可加用抗生素。

（6）上肢淋巴水肿：多发生于术后辅助放疗的患者，表现为上肢肿胀、沉重、紧绷或麻木感，严重时可出现上肢肿痛和上举外展等活动受限或合并感染。

处理方法如下。

1）穿着宽松柔软的上衣，避免压迫、负重、外伤及进行有创性的医疗操作。

2）高风险患者在手术后至辅助治疗结束后3个月内佩戴预防性压力袖套，并进行渐进式的功能锻炼。

2.慢性不良反应及处理

（1）放射性皮炎：放疗引起的皮肤损伤可能在治疗后几个月才出现，表现为上肢水肿、皮肤变厚、肤色加深等。

处理方法：这种皮肤变化通常会在放疗结束数月后甚至1年内好转。

1）使用温和的护肤品，避免化学刺激。

2）长期观察皮肤变化，必要时进行康复治疗。

（2）放射性心脏损害：左侧乳腺癌患者在放疗后可能出现心包、心肌等组织结构的损伤，远期缺血性心脏疾病的发生率和死亡率增加。

处理方法：以预防为主，最根本的措施是尽可能降低心脏受到照射的体积和剂量，放疗结束后应定期通过影像学和功能学检查进行评估。

1）定期进行心脏功能检查（如超声心动图）。

2）遵医嘱使用心脏保护药物。

（3）乳腺纤维化和硬化：放疗对乳腺组织的损伤和修复过程中的纤维组织增生可能导致乳腺纤维化和硬化。

处理方法：这种变化通常不可逆，但可以通过康复治疗和积极的康复运动来缓解症状。

（4）放射性臂丛神经损伤：照射腋窝及锁骨上区后可引起臂丛神经延迟性的损伤，潜伏期数月至数年不等，轻者表现为上肢感觉减退、有刺痛感和轻度上肢无力，重者持续感觉异常或缺失、疼痛剧烈、功能障碍、上肢肌肉萎缩。

处理方法如下。

1）出现损伤时可使用神经营养及镇痛药物缓解症状，中后期进行康复理疗。

2）患者及其家属应正确认识放疗的不良反应，积极配合医护人员顺利完成治疗。

第四节 胸腺瘤与胸腺癌

一、背景

胸腺瘤是起源于胸腺上皮细胞的肿瘤，是前纵隔最常见的原发性肿瘤之一。尽管其发病率相对低于肺癌、乳腺癌等常见肿瘤，但在纵隔肿瘤领域占据重要地位，占原发性纵隔肿瘤的20%～40%。胸腺瘤可发生于任何年龄段，发病高峰集中在40～60岁。其发病隐匿，部分患者早期常无明显症状，常在体检或因其他疾病进行胸部影像学检查时偶然发现。

胸腺瘤的发病机制尚未完全明确，当前研究认为是多种因素共同作用的结果。遗传因素在胸腺瘤的发生中扮演一定角色，部分胸腺瘤患者存在特定的遗传综合征，如多发性内分泌肿瘤1型（multiple endocrine neoplasia 1，MEN1）与胸腺瘤发病相关，*MEN1* 基因的突变可能导致细胞增殖和分化异常。环境因素方面，长期接触某些化学物质，如有机氯化合物、多环芳烃等，以及受到辐射暴露，尤其是高剂量电离辐射，可能增加胸腺瘤的发病风险。免疫系统异常也与胸腺瘤的发生发展紧密相关，免疫系统的过度激活或调节失衡可能为肿瘤细胞的生长提供适宜环境。

胸腺瘤的临床表现呈现多样化。无症状患者通常是在体检胸部影像学检查时意外发现病变。有症状的患者，其症状主要源于肿瘤对周围组织和器官的压迫。常见的压迫症状包括胸痛、胸闷，这是由于肿瘤压迫纵隔内神经、血管等结构所致；咳嗽、气短则是因为肿瘤压迫气管、支气管，影响气道通畅。此外，胸腺瘤常伴发多种副肿瘤综合征，其中重症肌无力最为常见。10%～50%的胸腺瘤患者合并重症肌无力，患者可出现部分或全身骨骼肌肉无力，活动后症状加重，休息和胆碱酯酶抑制剂治疗后症状减轻。其他副肿瘤综合征还包括纯红细胞再生障碍性贫血，患者表现为进行性贫血，面色苍白、乏力等；以及低丙种球蛋白血症，导致患者免疫力下降，容易反复发生感染。这些副肿瘤综合征不仅严重影响患者的生活质量，还对患者的预后产生重要影响。因此，深入研究胸腺瘤的各个方面，对于提高胸腺瘤的诊疗水平至关重要。

二、肿瘤生物学特征

（一）组织学分类

目前，世界卫生组织（WHO）2021年修订的分类标准在胸腺瘤组织学分类中被广泛应用，该标准将胸腺瘤分为A、AB、B1、B2、B3型以及胸腺癌。

1. A型胸腺瘤

（1）细胞形态：主要由梭形或卵圆形的上皮细胞构成，细胞缺乏核异型性，形态温和，且无或仅有极少的淋巴细胞浸润。在显微镜下，细胞排列较为疏松，呈束状或漩涡状分布。

（2）生物学行为：通常被视作良性肿瘤，生长进程缓慢，极少发生局部侵犯或远处转移。手术完整切除后，患者预后良好，5年生存率可达90%以上。

2. AB 型胸腺瘤

（1）细胞形态：兼具 A 型胸腺瘤的梭形上皮细胞和富含淋巴细胞的 B 型胸腺瘤成分。两种成分相互交织，梭形上皮细胞与淋巴细胞的比例在不同区域可能有所差异。

（2）生物学行为：其生物学行为介于 A 型和 B 型胸腺瘤之间。多数情况下表现为良性，但部分可呈现一定的侵袭性，手术切除后存在一定的复发风险，5 年生存率为 80%～90%。

3. B1 型胸腺瘤

（1）细胞形态：以富含淋巴细胞为显著特征，上皮细胞呈疏松排列，细胞形态与正常胸腺皮质相似，温和且无异型性。淋巴细胞主要为不成熟的 T 淋巴细胞。

（2）生物学行为：10%～20% 的 B1 型胸腺瘤具有侵袭性，可侵犯周围组织和器官，如纵隔胸膜、心包等。尽管总体预后较好，但侵袭性 B1 型胸腺瘤患者术后可能需要辅助治疗以降低复发风险，5 年生存率为 70%～90%。

4. B2 型胸腺瘤

（1）细胞形态：上皮细胞呈多边形，细胞核大且有明显的核仁，淋巴细胞丰富。上皮细胞与淋巴细胞紧密混合分布。

（2）生物学行为：具有较高的侵袭性，40%～60% 的 B2 型胸腺瘤可侵犯周围结构，如大血管、肺等。术后复发率相对较高，常需综合治疗，包括手术、放疗和化疗，以提高患者的生存率，5 年生存率为 50%～70%。

5. B3 型胸腺瘤

（1）细胞形态：主要由圆形或多边形的上皮细胞组成，细胞排列较密集，核异型性较明显，淋巴细胞相对较少。细胞之间可见较多的桥粒连接。

（2）生物学行为：侵袭性较强，易侵犯周围组织和器官，且复发和转移的风险较高。患者预后相对较差，多需要积极的综合治疗，5 年生存率为 40%～60%。

6. 胸腺癌

（1）细胞形态：具有明显的恶性细胞学特征，如核异型性显著，核大且深染，核分裂象多见，与胸腺瘤的上皮细胞形态有明显区别。细胞排列紊乱，呈巢状或片状分布。

（2）生物学行为：高度恶性，侵袭性强，常早期侵犯周围重要结构，如纵隔大血管、气管等，并可发生远处转移，预后较差，5 年生存率为 20%～40%。

（二）分子生物学特征

随着分子生物学技术的飞速发展，对胸腺瘤分子生物学特征的认识不断深入。研究发现，胸腺瘤存在多种基因变异和信号通路异常。

1. 基因变异

（1）*MEN1* 基因：在部分胸腺瘤患者中可检测到 *MEN1* 基因的突变。该基因编码一种名为 Menin 的肿瘤抑制蛋白，其突变可能干扰细胞内多种信号通路，导致细胞增殖和分化异常，与胸腺瘤的发生发展密切相关。

（2）*TP53* 基因：*TP53* 基因的突变在胸腺癌中相对常见。突变后的 p53 蛋白失去正常的抑癌功能，无法有效调控细胞周期，导致细胞增殖失控。同时，突变的 p53 蛋白还可使肿瘤细胞对放疗和化疗的敏感性降低。在胸腺瘤中，*TP53* 基因突变相对较少，但在具有侵袭性的胸腺瘤中也有一定比例的发生。

2.信号通路异常

（1）PI3K/Akt信号通路：在胸腺瘤中常发生异常激活。该通路的激活可通过多种机制促进胸腺瘤细胞的增殖、存活、侵袭和转移。例如，激活的Akt蛋白可磷酸化下游多种靶蛋白，抑制细胞凋亡，促进细胞周期进展。同时，PI3K/Akt信号通路的激活与放疗抵抗密切相关，通过抑制该通路活性，有望提高胸腺瘤对放疗的敏感性。

（2）Wnt/β-catenin信号通路：该信号通路在胸腺瘤的发生发展中也起到重要作用。正常情况下，β-catenin在细胞内受到严格调控，当Wnt信号通路异常激活时，β-catenin在细胞质内积累并进入细胞核，与转录因子结合，调控相关基因的表达，促进胸腺瘤细胞的增殖和分化，调节细胞的黏附、迁移等生物学行为。

（三）免疫微环境

胸腺瘤的免疫微环境是一个复杂且动态的生态系统，对肿瘤的生长、侵袭和转移具有深远影响。胸腺瘤组织中含有大量的淋巴细胞，包括T淋巴细胞、B淋巴细胞等，以及巨噬细胞、树突状细胞等免疫细胞。

1.T淋巴细胞

（1）辅助性T细胞（Th）：在胸腺瘤微环境中，Th细胞的亚群比例可能发生改变。Th1细胞主要介导细胞免疫，通过分泌干扰素（IFN）-γ等细胞因子，激活巨噬细胞、细胞毒性T淋巴细胞等免疫细胞，发挥抗肿瘤作用。而Th2细胞则主要参与体液免疫，其过度活化可能抑制Th1细胞的功能，从而有利于肿瘤细胞的生长和免疫逃逸。研究发现，在部分胸腺瘤患者中，Th2细胞的比例相对升高，可能与胸腺瘤的免疫逃逸有关。进一步研究表明，Th17细胞也参与胸腺瘤免疫微环境调节，其分泌的白细胞介素（IL）-17可促进炎症反应和血管生成，有利于肿瘤生长。

（2）调节性T细胞（Tregs）：Tregs在胸腺瘤微环境中数量增多。Tregs可通过分泌抑制性细胞因子如IL-10、转化生长因子（TGFβ）-等，抑制效应T细胞的抗肿瘤免疫反应，帮助胸腺瘤细胞逃避机体免疫系统的监视和杀伤。Tregs还可通过细胞间直接接触，抑制其他免疫细胞的活性。此外，Tregs在胸腺瘤微环境中的募集和活化可能与趋化因子及其受体的表达有关。

2.巨噬细胞　肿瘤相关巨噬细胞（TAM）在胸腺瘤微环境中也发挥重要作用。根据其表型和功能可分为M1型和M2型。M1型巨噬细胞具有抗肿瘤活性，可通过分泌TNF-α、IL-12等细胞因子以及活性氧（ROS）、一氧化氮（NO）等物质杀伤肿瘤细胞。然而，在胸腺瘤微环境中，TAM多极化成为M2型。M2型TAM可分泌IL-10、血管内皮生长因子（VEGF）等细胞因子，这些细胞因子可促进胸腺瘤细胞增殖、血管生成以及免疫逃逸。此外，TAM的极化可能受到胸腺瘤细胞分泌的细胞因子以及微环境中代谢产物的调控。

三、相关检查

(一)影像学检查

1. 胸部X线　胸部X线是胸部疾病初步筛查的常用方法。对于胸腺瘤,胸部X线可表现为纵隔增宽,在前上纵隔可见圆形、椭圆形或分叶状的肿块影。部分胸腺瘤可伴有钙化,在X线片上表现为肿块内的高密度影。然而,胸部X线对于较小的胸腺瘤(直径小于1cm)或隐藏在纵隔内的病变容易漏诊,且难以准确判断病变的性质、大小、与周围组织的关系等。其对胸腺瘤诊断的敏感度和特异度相对较低,仅能提供初步的影像学线索,通常需要进一步的检查来明确诊断。

2. CT　CT是诊断胸腺瘤最重要的影像学检查方法。胸部增强CT能够清晰显示胸腺瘤的位置、大小、形态、密度,以及与周围组织和器官的关系。胸腺瘤多位于前上纵隔,呈圆形、椭圆形或不规则形,边界可清晰或模糊。多数胸腺瘤密度均匀,少数可因囊变、出血、钙化而表现为密度不均匀。增强扫描时,胸腺瘤多呈均匀或不均匀强化。通过CT检查,可准确判断胸腺瘤是否侵犯周围组织和器官,如纵隔胸膜、心包、大血管、肺等,对于评估胸腺瘤的可切除性和分期具有重要意义。此外,CT还可发现纵隔内肿大的淋巴结,有助于判断是否存在淋巴结转移。多层螺旋CT的薄层扫描和三维重建技术,能够提供更详细的病变信息,进一步提高诊断准确性。

3. MRI　MRI在胸腺瘤的诊断中也有一定的应用价值。MRI软组织分辨率高,可更好地显示胸腺瘤与周围软组织的关系,对于判断胸腺瘤是否侵犯神经、血管等结构具有优势。在MRI图像上,胸腺瘤在T_1WI上多呈等信号或稍低信号,在T_2WI上呈高信号。对于胸腺瘤内的囊变、出血等情况,MRI能更好地显示其特征。然而,MRI对肺部病变的显示不如CT清晰,且检查时间较长,患者耐受性较差,检查费用相对较高,因此一般不作为胸腺瘤的首选检查方法。在评估胸腺瘤与周围软组织关系或对碘造影剂过敏的患者中,MRI具有一定的优势。

4. PET-CT　PET-CT融合了功能代谢显像和解剖结构显像的优势,在胸腺瘤的诊断、分期和疗效评估中具有一定作用。PET-CT通过检测肿瘤组织对^{18}F-FDG的高摄取来发现肿瘤病灶。一般来说,胸腺瘤的^{18}F-FDG摄取程度与肿瘤的恶性程度相关,侵袭性胸腺瘤或胸腺癌的^{18}F-FDG摄取通常较高。PET-CT可全面评估全身情况,发现隐匿的转移灶,对于胸腺瘤的分期具有重要意义,尤其是对于判断是否存在远处转移。此外,在治疗后随访过程中,PET-CT可通过监测肿瘤的代谢变化,早期发现肿瘤的复发或转移。但PET-CT检查费用较高,且存在一定的假阳性和假阴性结果。假阳性结果可能由于炎症、感染等因素导致^{18}F-FDG摄取增加;假阴性结果可能见于部分低代谢活性的肿瘤。因此,需要结合临床和其他影像学检查综合判断。

(二)实验室检查

1. 肿瘤标志物　目前尚无特异性的胸腺瘤肿瘤标志物。但一些肿瘤标志物在胸腺瘤患者中可能出现异常升高,对诊断和病情监测有一定的参考价值。

(1)癌胚抗原(carcinoembryonic antigen,CEA):部分胸腺瘤患者可出现CEA升

高，但CEA升高并非胸腺瘤所特有，其他肿瘤如肺癌、胃肠道肿瘤等也可导致CEA升高。因此，CEA对于胸腺瘤的诊断特异性较低，但在治疗过程中监测CEA水平的变化，可作为病情监测的指标之一。若CEA水平持续升高，可能提示肿瘤复发或进展。正常参考值一般< 5μg/L。

（2）糖类抗原125（carbohydrate antigen 125，CA125）：在部分胸腺瘤患者中，尤其是伴有胸腺瘤相关副肿瘤综合征如重症肌无力的患者，CA125可能升高。然而，CA125升高也可见于多种其他疾病，如卵巢癌、子宫内膜癌、盆腔炎等。因此，单独检测CA125对于胸腺瘤的诊断价值有限，需结合其他检查进行综合判断。正常参考值一般< 35U/ml。

2. 与副肿瘤综合征相关的检查

（1）重症肌无力相关检查：对于怀疑合并重症肌无力的胸腺瘤患者，需进行相关检查以明确诊断。新斯的明试验是诊断重症肌无力的常用方法，通过肌内注射新斯的明1~2mg，观察患者肌无力症状是否改善，若症状明显改善则为阳性，支持重症肌无力的诊断。该试验的原理是新斯的明抑制乙酰胆碱酯酶，增加乙酰胆碱在神经肌肉接头处的浓度，从而改善肌无力症状。此外，还可检测血清中的乙酰胆碱受体抗体（AChR-Ab），80%~90%的全身型重症肌无力患者AChR-Ab阳性。单纤维肌电图（sigle fiber electymyography，SFEMG）可检测神经肌肉接头处的传递功能，对于重症肌无力的诊断也具有重要意义。SFEMG通过记录单个肌纤维的动作电位，评估神经肌肉接头的功能状态，其敏感度较高，但特异度相对较低。

（2）纯红细胞再生障碍性贫血相关检查：对于怀疑合并纯红细胞再生障碍性贫血的患者，血常规检查可发现红细胞计数、血红蛋白浓度明显降低，而白细胞和血小板计数通常正常或接近正常。骨髓穿刺检查可见红系造血受抑，表现为骨髓中红系细胞明显减少，而粒系和巨核系细胞相对正常。此外，还可检测血清中的促红细胞生成素（erythropoietin，EPO）水平，纯红细胞再生障碍性贫血患者EPO水平通常升高。血清铁、铁蛋白、总铁结合力等检查有助于排除缺铁性贫血等其他贫血原因。

（三）病理检查

1. 活检方式

（1）经皮穿刺活检：对于位置较表浅、靠近胸壁的胸腺瘤，可考虑在CT引导下经皮穿刺活检。该方法操作相对简单，可获取肿瘤组织进行病理诊断。但经皮穿刺活检存在一定的风险，如气胸、出血等，尤其是对于靠近大血管或肺组织的肿瘤。此外，由于获取的组织量有限，可能影响病理诊断的准确性，对于一些复杂的胸腺瘤病理类型，可能难以明确诊断。一般适用于无法手术切除且需要明确病理类型以指导后续治疗的患者。

（2）纵隔镜活检：纵隔镜活检是获取纵隔内病变组织的常用方法，对于胸腺瘤的诊断具有重要价值。通过纵隔镜可直接观察纵隔内病变，并获取足够的组织进行病理检查。纵隔镜活检可明确胸腺瘤的病理类型、判断肿瘤的侵袭性等，为制订治疗方案提供重要依据。然而，纵隔镜活检属于有创检查，需要一定的技术和设备条件，且可能出现一些并发症，如出血、喉返神经损伤等。并发症的发生率与操作者的经验和技术水平有关。

（3）手术切除活检：对于可切除的胸腺瘤，手术切除活检是明确病理诊断的金标准。通过手术完整切除肿瘤，可获取足够的组织进行全面的病理检查，包括组织学类型、肿瘤分期、免疫组化等。手术切除活检不仅能明确诊断，还可同时进行治疗，对于早期胸腺瘤患者，手术切除可能达到根治的目的。但手术切除活检创伤较大，对于一些不能耐受手术或肿瘤无法切除的患者不适用。

2.病理诊断　胸腺瘤的病理诊断需要结合组织学形态、免疫组化等进行综合判断。

（1）组织学形态：根据WHO分类标准，通过显微镜观察肿瘤细胞的形态、排列方式、淋巴细胞浸润情况等，确定胸腺瘤的组织学类型。例如，A型胸腺瘤以梭形上皮细胞为主，无或极少有淋巴细胞浸润；B2型胸腺瘤上皮细胞呈多边形，核大且有明显核仁，淋巴细胞丰富等。此外，还需观察肿瘤细胞的分化程度、核分裂象等指标，评估肿瘤的恶性程度。

（2）免疫组化：免疫组化检测对于胸腺瘤的诊断和鉴别诊断具有重要意义。常用的免疫组化标志物包括细胞角蛋白（CK）、上皮膜抗原（EMA）、CD20、CD3、CD5等。CK和EMA可用于标记上皮细胞，有助于确定胸腺瘤的上皮来源；CD20用于标记B淋巴细胞，CD3、CD5用于标记T淋巴细胞，通过检测这些标志物的表达情况，可了解胸腺瘤内淋巴细胞的类型和分布，辅助病理诊断。此外，一些特殊的免疫组化标志物如p53、Ki-67等，对于评估胸腺瘤的恶性程度和增殖活性也具有一定的价值。p53蛋白的过度表达可能提示肿瘤细胞的基因组不稳定，Ki-67指数越高，表明肿瘤细胞的增殖活性越强。

四、解剖结构

（一）胸腺的正常解剖

胸腺位于前上纵隔，前方为胸骨，后方为心包及大血管，上方紧邻甲状腺，下方可延伸至前纵隔下部。胸腺由左右两叶组成，两叶之间借结缔组织相连。胸腺的大小和形态随年龄增长而发生变化，新生儿及幼儿时期胸腺相对较大，青春期后逐渐萎缩，成年后胸腺大部分被脂肪组织替代，但仍保留一定的胸腺组织。

胸腺的血液供应主要来自胸廓内动脉的分支，包括胸腺动脉等。静脉回流至胸廓内静脉。胸腺的淋巴引流主要至纵隔前淋巴结和气管旁淋巴结。胸腺的神经支配主要来自迷走神经和交感神经的分支，这些神经纤维主要调节胸腺的血管舒缩和腺体分泌等功能。

（二）胸腺瘤与周围结构的关系

胸腺瘤起源于胸腺上皮细胞，因此其生长位置与胸腺一致，位于前上纵隔。随着肿瘤的生长，胸腺瘤可压迫或侵犯周围的组织和器官，导致相应的临床表现。

1.与纵隔胸膜的关系　胸腺瘤可侵犯纵隔胸膜，引起胸膜增厚、胸腔积液等。当胸腺瘤侵犯纵隔胸膜时，手术切除可能较为困难，且术后容易复发。侵犯纵隔胸膜的胸腺瘤在病理上常表现为肿瘤细胞突破胸腺包膜，浸润至胸膜组织。

2. 与心包和心脏的关系　较大的胸腺瘤可压迫心包和心脏，导致心包积液、心律失常、心功能不全等。少数情况下，胸腺瘤可直接侵犯心包和心肌，增加手术难度和风险。胸腺瘤压迫心脏可影响心脏的正常舒缩功能，导致心排血量减少。侵犯心包可引起心包炎，导致心包积液。

3. 与大血管的关系　胸腺瘤可压迫或侵犯纵隔内的大血管，如主动脉、上腔静脉、无名静脉等。上腔静脉受压可导致上腔静脉综合征，表现为头面部、颈部及上肢水肿、胸壁静脉曲张等。当胸腺瘤侵犯大血管时，手术切除往往需要进行血管重建，增加了手术的复杂性和风险。例如，胸腺瘤侵犯上腔静脉时，可能需要切除部分上腔静脉并进行人工血管置换。

4. 与气管和支气管的关系　腺瘤压迫气管和支气管可导致咳嗽、气短、呼吸困难等症状。严重时可引起肺不张、肺部感染等并发症。若胸腺瘤侵犯气管和支气管，可导致气管支气管瘘等严重并发症。胸腺瘤对气道的压迫程度不同，症状表现也有所差异，轻度压迫可能仅引起咳嗽，重度压迫可导致呼吸困难甚至窒息。

五、分期

（一）Masaoka-Koga 分期系统

目前临床上广泛应用的胸腺瘤分期系统是 Masaoka-Koga 分期系统，该分期系统主要基于手术所见和病理检查结果，对胸腺瘤的治疗和预后评估具有重要意义。

1. Ⅰ期

定义：肿瘤局限于胸腺包膜内，肉眼及显微镜下均无包膜侵犯。此期胸腺瘤生长较为局限，与周围组织分界清晰。

特点：此期胸腺瘤多为良性，手术完整切除后预后良好，5年生存率可达90%以上。手术切除范围通常为胸腺及胸腺瘤完整切除，无须进行周围组织的广泛清扫。

2. Ⅱ期

ⅡA期：肿瘤肉眼可见侵犯纵隔胸膜或心包，但显微镜下无包膜侵犯。肿瘤与纵隔胸膜或心包有粘连，但未突破胸腺包膜。

ⅡB期：肿瘤显微镜下可见包膜侵犯。虽然肉眼可能看不到明显的侵犯迹象，但在显微镜下可观察到肿瘤细胞突破包膜。

特点：Ⅱ期胸腺瘤具有一定的侵袭性，但相对较低。手术切除后仍有较好的预后，5年生存率为70%～90%。部分患者术后可能需要辅助放疗以降低复发风险。术后放疗的目的是消灭可能残留的肿瘤细胞，减少局部复发。

3. Ⅲ期

定义：肿瘤肉眼可见侵犯周围器官，如心包、大血管、肺等。肿瘤与周围重要器官有明显的侵犯和粘连。

特点：Ⅲ期胸腺瘤侵袭性较强，手术完整切除难度较大。术后容易复发，5年生存率为50%～70%。通常需要综合治疗，包括手术、放疗和化疗，以提高患者的生存率。手术可能需要联合切除受侵犯的周围器官，术后放疗和化疗可进一步控制肿瘤细胞的生长和扩散。

4. Ⅳ期

ⅣA期：肿瘤侵犯胸膜或心包并伴有胸腔或心包积液，积液中找到肿瘤细胞。表明肿瘤已侵犯浆膜层并导致积液产生，且积液中存在肿瘤细胞，提示病情进展。

ⅣB期：肿瘤发生远处转移，包括纵隔淋巴结转移和远处器官转移。远处转移可至肺、肝、骨等器官，预后较差。

特点：Ⅳ期胸腺瘤预后较差，5年生存率为20%～50%。治疗以综合治疗为主，旨在缓解症状、延长生存期。治疗方案可能包括化疗、放疗、靶向治疗等多种手段的联合应用。

（二）WHO组织学类型与分期的关系

胸腺瘤的WHO组织学类型与Masaoka-Koga分期密切相关。一般来说，A型和AB型胸腺瘤多为Ⅰ期或Ⅱ期，侵袭性较低；B1型胸腺瘤部分为Ⅱ期，部分可表现为Ⅲ期；B2型和B3型胸腺瘤多为Ⅲ期或Ⅳ期，侵袭性较强；胸腺癌多为Ⅲ期或Ⅳ期，恶性程度高，侵袭性强。然而，组织学类型与分期并非完全对应，同一组织学类型的胸腺瘤在不同患者中可能表现出不同的分期，因此在临床实践中，需要综合考虑组织学类型和分期等因素来制订治疗方案。例如，部分A型胸腺瘤可能因生长部位特殊，虽组织学表现为良性，但手术切除困难，分期可能较高。而部分B2型胸腺瘤若发现较早，尚未侵犯周围器官，分期可能相对较低。

六、治疗策略

（一）手术治疗

1.手术适应证　手术是胸腺瘤的主要治疗方法，对于大多数可切除的胸腺瘤，手术切除是首选的治疗方式。一般来说，Ⅰ～Ⅲ期胸腺瘤患者若无手术禁忌证，均应考虑手术治疗。对于部分Ⅳ期胸腺瘤患者，如仅有孤立的远处转移灶，且原发肿瘤和转移灶均可切除，也可考虑手术治疗。此外，对于合并重症肌无力等副肿瘤综合征的患者，手术切除胸腺瘤后，部分患者的副肿瘤综合征症状可得到缓解或改善。例如，部分合并重症肌无力的患者，术后肌无力症状可明显减轻，减少胆碱酯酶抑制剂的用量。

2.手术方式

（1）胸腺扩大切除术：对于Ⅰ～Ⅱ期胸腺瘤，胸腺扩大切除术是标准的手术方式。手术不仅切除胸腺及胸腺瘤，还需切除前纵隔内的脂肪组织，以降低术后复发风险。这是因为胸腺组织可能存在异位，前纵隔内的脂肪组织中可能含有残留的胸腺上皮细胞，这些细胞有潜在的恶变可能。手术通常采用胸骨正中切口或胸腔镜辅助下进行，以确保完整切除胸腺及周围脂肪组织。

（2）根治性切除术：对于Ⅲ期胸腺瘤，若肿瘤侵犯周围组织和器官，如心包、肺、大血管等，在评估患者身体状况和肿瘤可切除性后，可考虑行根治性切除术。根治性切除术除切除胸腺及胸腺瘤外，还需切除受侵犯的周围组织和器官，必要时进行血管重建等操作。例如，当胸腺瘤侵犯部分心包时，需切除受侵犯的心包组织；若侵犯肺组织，可能需要进行肺叶或肺段切除。血管重建可采用人工血管置换或血管修补等方法。根治性切除术虽然手术难度和风险较大，但对于部分患者，可提高局部控制率和生存率。

（3）姑息性切除术：对于Ⅳ期胸腺瘤患者，若肿瘤无法完全切除，但为了缓解肿瘤压迫症状，改善患者生活质量，可考虑行姑息性切除术。姑息性切除术旨在尽可能切除肿瘤组织，减轻肿瘤对周围组织和器官的压迫，如解除上腔静脉压迫等。手术可能无法完全清除肿瘤，但可缓解患者的呼吸困难、上腔静脉综合征等症状，提高患者的生活质量。术后可结合放疗、化疗等综合治疗，进一步控制肿瘤生长。

（二）放疗

1.术后辅助放疗　对于Ⅱ期及以上胸腺瘤患者，术后辅助放疗可降低局部复发风险，提高患者生存率。Ⅱ期胸腺瘤患者，尤其是伴有显微镜下包膜侵犯（ⅡB期）的患者，术后放疗可显著降低复发风险。对于Ⅲ期胸腺瘤患者，由于手术完整切除难度较大，术后残留肿瘤的可能性较高，术后辅助放疗更是必不可少。放疗剂量一般为50～60Gy，分25～30次给予。放疗范围应包括瘤床及周围可能受侵的组织和器官。通过术后辅助放疗，可消灭手术残留的肿瘤细胞，降低局部复发率。研究表明，接受术后辅助放疗的Ⅱ～Ⅲ期胸腺瘤患者，局部复发率明显低于未接受放疗的患者。

2.术前新辅助放疗　对于部分Ⅲ期胸腺瘤患者，若肿瘤体积较大，与周围组织和器官关系密切，手术切除难度较大，可考虑术前新辅助放疗。特别是用于存在重要结构受侵的胸腺瘤患者中，以减低瘤负荷，提高手术切除率，有效率可达80%，并有助于减少术中肿瘤种植的风险。放疗剂量一般为40～50Gy，分20～25次给予。放疗后休息4～6周，待肿瘤缩小、局部炎症反应减轻后再进行手术。术前新辅助放疗可使部分原本无法切除的肿瘤变为可切除，提高患者的治疗效果。例如，一些侵犯大血管的胸腺瘤，经过新辅助放疗后，肿瘤与血管的粘连减轻，为手术切除创造条件。

3.根治性放疗　对于无法手术切除的胸腺瘤患者，如肿瘤侵犯重要血管、器官，手术风险极高，或患者身体状况无法耐受手术，根治性放疗可作为一种有效的治疗手段，取得一定的疗效。根治性放疗剂量一般为60～70Gy，分30～35次给予。通过给予较高剂量的放疗，可控制肿瘤生长，缓解症状，延长患者生存期。对于一些老年患者或合并多种基础疾病无法手术的患者，根治性放疗可作为主要的治疗方法。同时，放疗过程中需密切关注患者的不良反应，及时进行处理。

（三）化疗

1.新辅助化疗　对于Ⅲ～Ⅳ期胸腺瘤患者，尤其是肿瘤体积较大、侵袭性较强的患者，新辅助化疗可使肿瘤缩小，降期，提高手术切除率。常用的化疗方案包括顺铂联合依托泊苷（PE方案）、顺铂联合阿霉素联合环磷酰胺（PAC方案）等。新辅助化疗一般进行2～4个疗程，化疗后根据肿瘤的退缩情况决定是否进行手术治疗。例如，对于Ⅲ期胸腺瘤患者，经过2～4个疗程的新辅助化疗后，若肿瘤明显缩小，可考虑手术切除。新辅助化疗可减少肿瘤细胞的负荷，降低手术中肿瘤细胞播散的风险。

2.辅助化疗　对于术后病理提示肿瘤切缘阳性、有远处转移或复发高风险的患者，辅助化疗可降低复发风险，提高生存率。辅助化疗方案与新辅助化疗方案类似，一般进行4～6个疗程。辅助化疗可进一步消灭手术残留的肿瘤细胞，降低复发风险。例如，对于手术切缘阳性的胸腺瘤患者，术后辅助化疗可减少局部复发和远处转移的可能性。

3.姑息化疗　对于Ⅳ期胸腺瘤患者，尤其是无法手术切除且对放疗不敏感的患者，姑息化疗可缓解症状，延长生存期。姑息化疗方案可根据患者的身体状况和既往治疗情况进行选择，以提高患者的生活质量为主要目的。例如，对于身体状况较差的患者，可选择相对温和的化疗方案。姑息化疗可控制肿瘤生长，减轻肿瘤相关症状，如疼痛、压迫症状等。

（四）综合治疗

胸腺瘤的治疗通常需要综合应用手术、放疗和化疗等多种治疗手段。对于早期胸腺瘤（Ⅰ～Ⅱ期），手术切除后根据病理情况决定是否进行辅助放疗或化疗，以提高治愈率，降低复发风险。对于局部晚期胸腺瘤（Ⅲ期），术前新辅助化疗或放疗联合手术切除，术后再给予辅助化疗或放疗，可提高局部控制率和生存率。对于晚期胸腺瘤（Ⅳ期），以化疗、放疗等综合治疗为主，旨在缓解症状，延长生存期。此外，对于合并重症肌无力等副肿瘤综合征的患者，在进行肿瘤治疗的同时，还需对副肿瘤综合征进行相应的治疗，以改善患者的生活质量。例如，对于合并重症肌无力的患者，可使用胆碱酯酶抑制剂、免疫抑制剂等药物治疗重症肌无力。

七、放疗技术

（一）三维适形放射治疗（3D-CRT）

1.原理　3D-CRT是在CT图像基础上，利用三维治疗计划系统，将放疗剂量集中在肿瘤靶区，使靶区的剂量分布在三维方向上与靶区的形状一致，同时减少周围正常组织的受照剂量。其实现原理是通过对多个照射野的方向、形状和权重进行优化，使射线束从不同角度围绕靶区，形成与靶区形状相符的高剂量区。在治疗过程中，通过CT扫描获取患者的三维解剖信息，医师在三维图像上精确勾画肿瘤靶区和周围正常组织，治疗计划系统根据这些信息计算出每个照射野的剂量分布，通过调整照射野的参数，如角度、大小、形状等，使高剂量区紧紧包裹肿瘤靶区，而周围正常组织的受照剂量尽可能降低。例如，对于位于前上纵隔的胸腺瘤，可从多个不同角度设置照射野，使射线避开心脏、肺等重要器官，集中照射胸腺瘤靶区。

2.在胸腺瘤放疗中的应用　在胸腺瘤放疗中，3D-CRT可根据胸腺瘤的位置、形状和大小，设计多个适形照射野，使高剂量区与胸腺瘤靶区高度吻合。通过精确的剂量计算和照射野设计，能够提高胸腺瘤靶区的照射剂量，同时降低周围正常组织的放射性损伤，提高放疗的疗效和安全性。然而，3D-CRT对于复杂形状的靶区和紧邻重要器官的肿瘤，在剂量分布的精确性方面存在一定局限。例如，当胸腺瘤与大血管、心脏等重要结构紧密相邻时，3D-CRT可能难以在保证肿瘤剂量的同时，充分保护这些重要器官免受高剂量照射。

（二）调强放疗（IMRT）

1.原理　IMRT是在3D-CRT基础上发展起来的更为先进的放疗技术。它通过调节每个照射野内射线的强度,使靶区内剂量分布更加均匀,同时更好地保护周围正常组织。IMRT利用计算机控制的多叶准直器(MLC),在照射过程中动态改变射线的强度和形状,以适应靶区的不规则形状和不同部位对剂量的要求。具体来说,治疗计划系统根据肿瘤靶区和周围正常组织的三维结构信息,计算出每个照射野内不同位置所需的射线强度,然后通过控制MLC叶片的运动,在每个照射野内形成不同强度的射线分布,从而实现对肿瘤靶区的精确照射。例如,对于形状不规则的胸腺瘤,IMRT可通过调节射线强度,使剂量更均匀地分布在肿瘤靶区内,同时减少周围正常组织的受照剂量。

2. 在胸腺瘤放疗中的优势　在胸腺瘤放疗中,IMRT具有显著优势。由于胸腺瘤常位于前上纵隔,紧邻心脏、大血管、肺等重要器官,IMRT能够更好地保护这些危及器官。通过精确调节射线强度,可在保证胸腺瘤靶区剂量的同时,使心脏、肺等器官的受照剂量显著降低。此外,IMRT可根据胸腺瘤的生物学特性和周围正常组织的耐受剂量,灵活调整靶区内的剂量分布,实现剂量雕刻,提高肿瘤靶区的剂量均匀性,进一步提高放疗效果。例如,对于靠近心脏的胸腺瘤,IMRT可降低靠近心脏一侧的射线强度,减少心脏的受照剂量,同时保证胸腺瘤靶区其他部位的剂量充足。但IMRT计划设计复杂,计算时间长,对设备和技术人员要求较高。计划设计过程需要考虑众多因素,如靶区形状、周围器官位置、射线能量等,技术人员需要具备丰富的经验和专业知识。

(三)图像引导放射治疗(IGRT)

1. 原理　IGRT是利用影像设备在放疗过程中对患者进行实时或分次照射前的体位验证和靶区定位,根据所获得的图像信息,对患者的摆位误差和靶区位移进行纠正,确保放疗的准确性。常用的影像设备包括锥形线束CT(CBCT)、兆伏级CT(MVCT)等,它们能够在治疗室内快速获取患者的三维影像信息,与治疗计划中的参考影像进行配准。例如,在每次放疗前,通过CBCT扫描获取患者当前的体位和靶区位置信息,将其与治疗计划中的CT图像进行对比,计算出摆位误差和靶区位移量,然后通过治疗床的移动对患者体位进行精确调整,使靶区位置与计划位置一致,从而保证放疗的准确性。

2. 对胸腺瘤放疗的意义　在胸腺瘤放疗中,IGRT具有重要意义。由于胸腺瘤位置靠近心脏、大血管等重要结构,且呼吸运动、患者体位变化等因素可能导致靶区位置发生改变,IGRT能够实时监测靶区位置的变化,及时纠正摆位误差,确保放疗剂量准确地照射到胸腺瘤靶区。对于采用根治性放疗或术后辅助放疗的胸腺瘤患者,IGRT可提高放疗的精准性,减少因体位变化导致的剂量偏差,提高肿瘤局部控制率,同时降低周围正常组织的放射性损伤。研究表明,使用IGRT技术可将放疗摆位误差控制在较小范围内,提高放疗效果。此外,IGRT还可在放疗过程中根据肿瘤的退缩情况,及时调整放疗计划,实现自适应放疗,进一步提高放疗的精确性和疗效。

(四)质子放疗

1. 原理　质子放疗是利用质子束的物理特性进行放疗的技术。质子具有独特的布拉格峰,即质子在进入人体后,在射程末端释放出大部分能量,形成一个高剂量区,而在其前方和后方的正常组织受照剂量较低。通过调整质子束的能量和射程,可使布拉格峰精确地落在肿瘤靶区,实现对肿瘤的高剂量照射,同时最大限度减少周围正常组织的受照剂量。例如，对于位于前上纵隔的胸腺瘤，可根据胸腺瘤的深度和大小，精确调整质子束的能量，使布拉格峰覆盖胸腺瘤靶区，而周围的心脏、肺等器官受照剂量显著降低。

2.在胸腺瘤放疗中的潜在优势　对于胸腺瘤放疗，质子放疗具有潜在优势。胸腺瘤位于前上纵隔，周围有心脏、大血管、肺等重要器官，质子放疗能够利用其布拉格峰的特性，在保证胸腺瘤靶区获得足够高剂量的同时，显著降低心脏、大血管和肺等器官的受照剂量。这对于减少放射性心脏损伤、肺部损伤等不良反应具有重要意义，尤其适用于需要高剂量放疗的患者。例如，对于一些无法手术切除的胸腺瘤患者，需要较高剂量的放疗来控制肿瘤生长，质子放疗可在提高肿瘤控制率的同时，减少正常组织损伤，提高患者的生活质量。然而，质子放疗设备昂贵，治疗费用较高，目前尚未广泛应用。此外，质子放疗的技术要求较高，需要专业的技术人员进行操作和维护。

八、不良反应及处理

（一）放射性肺炎

1.发生机制与临床表现　放射性肺炎的发生与放射线对肺组织的直接损伤以及炎症反应有关。放射线可损伤肺泡上皮细胞和血管内皮细胞，导致细胞凋亡和坏死，引发炎症反应。炎症细胞浸润肺组织，释放多种细胞因子，如TNF-α、IL-1等，进一步加重肺组织的损伤和纤维化。放射性肺炎多发生在放疗后1～3个月，临床表现主要为咳嗽、气短、发热等症状。轻度放射性肺炎患者可能仅表现为轻微咳嗽，无明显气短和发热；中度患者可出现咳嗽加重、活动后气短，体温可升高至38℃左右；重度患者则可出现严重气短，甚至需要吸氧或机械通气支持，伴有高热，可合并肺部感染。胸部影像学检查可见与照射野相符的肺部渗出性改变，早期表现为磨玻璃样影，随着病情进展可出现实变影。例如，在胸部CT上，早期可见照射野内肺组织呈淡薄的磨玻璃样密度增高影，边界不清；病情进展后，可出现大片实变影，内可见支气管充气征。

2.预防与治疗

（1）预防：在作放疗计划设计时，应严格控制肺的受照剂量和体积，采用先进的放疗技术，如调强放射治疗（IMRT）和图像引导放射治疗（IGRT），优化剂量分布，减少肺组织的不必要照射。对于肺部基础疾病较多、肺功能较差的患者，应适当降低放疗剂量或延长放疗疗程。此外，戒烟、加强营养支持等措施有助于提高患者的肺功能和机体抵抗力，降低放射性肺炎的发生风险。例如，对于慢性阻塞性肺疾病患者，可在放疗前进行肺功能评估和治疗，改善肺功能后再进行放疗。

（2）治疗：对于轻度放射性肺炎，一般无须特殊治疗，可给予止咳、祛痰等对症处理，随着时间推移，症状可逐渐缓解。对于中度放射性肺炎，可给予糖皮质激素治疗，如泼尼松，初始剂量一般为0.5～1mg/（kg·d），根据病情逐渐减量，疗程一般为4～8周。同时，可给予抗生素预防或治疗肺部感染，以及吸氧等支持治疗。对于重度放射性肺炎，应及时住院治疗，加大糖皮质激素剂量，必要时可采用甲泼尼龙冲击治疗，同时给予积极的抗感染、呼吸支持等治疗措施。此外，还可使用一些具有抗氧化、抗纤维化作用的药物，如乙酰半胱氨酸等，辅助治疗放射性肺炎。

(二)放射性食管炎

1.发生机制与临床表现　放射性食管炎主要是由于放射线对食管黏膜的直接损伤所致。食管黏膜上皮细胞更新较快,对放射线较为敏感,放疗过程中,放射线可导致食管黏膜上皮细胞损伤、坏死,引起炎症反应。同时,放疗还可使食管黏膜下血管内皮细胞受损,导致局部血液循环障碍,影响组织的修复和再生。放射性食管炎多在放疗开始后2～3周出现,主要表现为吞咽疼痛、吞咽困难,疼痛程度可从轻度不适到严重剧痛,影响患者进食。早期症状较轻,随着放疗剂量的增加,症状逐渐加重。严重时患者可能只能进流食或半流食,甚至无法进食,导致营养不良。食管镜检查可见食管黏膜充血、水肿、糜烂,严重时可出现溃疡。例如,患者在吞咽时可感到胸骨后疼痛,疼痛可放射至背部,随着病情进展,吞咽固体食物困难,甚至吞咽口水也会引起疼痛。

2.预防与治疗

(1)预防:在作放疗计划设计时,应严格控制食管的受照剂量和体积,采用精确放疗技术,如调强放射治疗(IMRT),减少食管的不必要照射。放疗期间,指导患者保持口腔清洁,避免进食辛辣、刺激性食物,戒烟戒酒,以减少对食管黏膜的刺激。同时,鼓励患者多饮水,保持食管黏膜湿润。例如,在放疗前可向患者详细介绍饮食注意事项,告知患者避免食用辣椒、花椒、酒精等刺激性食物。

(2)治疗:对于轻度放射性食管炎,可给予黏膜保护剂,如康复新液、铝碳酸镁等,缓解症状。对于疼痛明显的患者,可给予镇痛药物,如布洛芬、对乙酰氨基酚等。对于中度放射性食管炎,除给予黏膜保护剂和镇痛药物外,可考虑给予糖皮质激素雾化吸入,减轻食管黏膜炎症。对于严重放射性食管炎,患者无法进食时,应给予胃肠营养支持,如鼻饲或胃肠造瘘,保证患者的营养摄入。同时,可使用抗生素预防或治疗食管感染。一般情况下,放疗结束后,随着食管黏膜的修复,症状会逐渐缓解。例如,对于中度放射性食管炎患者,可使用布地奈德混悬液1～2mg雾化吸入,每日2～3次,同时口服铝碳酸镁保护食管黏膜。

(三)放射性心脏损伤

1.发生机制与临床表现　放射性心脏损伤的发生机制较为复杂,主要与放射线对心脏组织细胞的直接损伤以及炎症反应、氧化应激等因素有关。放射线可直接损伤心肌细胞、血管内皮细胞、心包细胞等,导致细胞凋亡、坏死。同时,放射线可引发炎症反应,促使炎症细胞浸润,释放多种细胞因子,如IL-6、TNF-α等,进一步损伤心脏组织。此外,放疗还可导致心脏组织内氧化应激反应增强,产生大量自由基,损伤细胞膜、蛋白质和核酸等生物大分子,影响心脏功能。放射性心脏损伤的临床表现多样,可在放疗后数月至数年出现。常见的表现包括心包炎、心肌炎、心肌病、冠状动脉疾病等。放射性心包炎表现为胸痛、呼吸困难、心包积液等症状;放射性心肌炎可导致心肌收缩力下降,出现心力衰竭症状,如乏力、水肿、呼吸困难等;放射性心肌病表现为心肌纤维化、心脏扩大,可进展为心力衰竭;放射性冠状动脉疾病可导致冠状动脉狭窄、心肌缺血,出现心绞痛、心肌梗死等症状。心电图检查可出现ST-T改变、心律失常等;超声心动图可发现心脏结构和功能异常,如心包积液、心肌增厚、心脏收缩和舒张功能减退等。例如，放射性心包炎患者可感到胸痛，疼痛性质多为刺痛或钝痛，可随呼吸或体位变化而加重，超声心动图可发现心包腔内液性暗区。

2.预防与治疗

（1）预防：在作放疗计划设计时，应精确评估心脏的受照剂量和体积，尽量减少心脏的照射范围。采用先进的放疗技术，如调强放射治疗（IMRT）和图像引导放射治疗（IGRT），通过调整照射野角度、使用挡铅等方法，保护心脏免受不必要的照射。对于既往有心脏病史或心血管危险因素的患者，应更加谨慎地制订放疗计划，适当降低心脏的受照剂量。同时，在放疗期间和放疗后，应定期对患者进行心脏功能监测，如心电图、超声心动图等检查，以便及时发现和处理放射性心脏损伤。例如，对于冠心病患者，可在放疗前评估心脏功能，调整放疗计划，减少心脏受照剂量，放疗期间定期复查心电图和超声心动图。

（2）治疗：对于放射性心包炎，少量心包积液一般可自行吸收，患者应注意休息，给予对症治疗，如镇痛、吸氧等。对于中大量心包积液，可考虑心包穿刺引流，缓解症状。同时，可给予糖皮质激素治疗，减轻炎症反应。对于放射性心肌炎和心肌病，主要治疗措施为针对心力衰竭的治疗，包括使用利尿剂、血管紧张素转化酶抑制剂（ACEI）或血管紧张素Ⅱ受体拮抗剂（ARB）、β受体阻滞剂等药物，改善心脏功能。对于放射性冠状动脉疾病，可根据病情给予药物治疗（如抗血小板药物、他汀类药物等）、冠状动脉介入治疗或冠状动脉旁路移植术等。例如，对于放射性心肌炎导致的心力衰竭患者，可使用呋塞米利尿减轻心脏负荷，使用卡托普利改善心脏重构，使用美托洛尔降低心肌耗氧量。

（四）放射性皮肤损伤

1.发生机制与临床表现　放射性皮肤损伤是由于放射线对皮肤细胞的直接损伤以及炎症反应所致。放射线可直接损伤皮肤基底细胞，抑制细胞增殖和分化，导致皮肤屏障功能受损。同时，放疗可引发炎症反应，促使炎症细胞浸润，释放多种细胞因子，如IL-1、TNF-α等，进一步加重皮肤损伤。放射性皮肤损伤通常在放疗开始后2～3周出现，根据损伤程度可分为急性放射性皮肤反应和慢性放射性皮肤反应。急性放射性皮肤反应主要表现为皮肤红斑、色素沉着、干性脱皮、湿性脱皮等。早期皮肤可出现红斑，类似于日晒伤，随着放疗剂量增加，可出现色素沉着，皮肤颜色加深。干性脱皮表现为皮肤干燥、脱屑；湿性脱皮则较为严重，表现为表皮脱落、渗液，易继发感染。慢性放射性皮肤反应可在放疗后数月至数年出现，表现为皮肤纤维化、萎缩、毛细血管扩张等。例如，急性放射性皮肤反应早期，患者皮肤可出现边界清晰的红斑，随后红斑颜色逐渐加深，出现色素沉着，部分患者可出现皮肤干燥、脱屑，严重时可出现表皮破损、渗液。慢性放射性皮肤反应患者皮肤可逐渐变硬、变薄，出现毛细血管扩张，皮肤弹性减退。

2.预防与治疗

（1）预防：放疗前应向患者详细介绍放射性皮肤损伤的相关知识，指导患者保持照射野皮肤清洁、干燥，避免摩擦、搔抓，避免使用刺激性的清洁剂和化妆品，不佩戴项链等。穿着柔软、宽松的棉质衣物，减少对皮肤的刺激。在放疗过程中，可使用皮肤防护剂，保护皮肤，减轻放射性损伤。例如，放疗前可告知患者放疗期间使用温和的清水清洗照射野皮肤，避免使用肥皂和香皂等刺激性清洁剂，照射野皮肤不做穿刺，不做冷敷和热敷等理疗。

（2）治疗：对于轻度的皮肤红斑和色素沉着，一般无须特殊处理，放疗结束后可逐渐自行恢复。对于干性脱皮伴有瘙痒的患者，可使用润肤剂，如凡士林、维生素E乳膏等，保持皮肤湿润，缓解瘙痒症状。避免患者搔抓皮肤，以免引起皮肤破损和感染。对于湿性脱皮，应保持局部皮肤清洁、干燥，可使用生理盐水清洗伤口，然后涂抹具有抗感染和促进愈合作用的药物，如磺胺嘧啶银乳膏。对于渗液较多的伤口，可使用无菌纱布包扎，定期更换敷料。如出现感染，应根据病原体检测结果选择合适的抗生素进行治疗。对于慢性放射性皮肤反应，目前尚无特效治疗方法。可尝试使用一些物理治疗方法，促进局部血液循环，缓解症状。对于毛细血管扩张，可采用激光治疗等方法进行改善，但治疗效果因人而异。例如，对于湿性脱皮患者，可每日用生理盐水清洗伤口后，涂抹磺胺嘧啶银乳膏，并用无菌纱布包扎，如伤口出现红肿、渗液增多等感染迹象，可根据细菌培养结果选择抗生素治疗。

胸腺瘤作为纵隔常见肿瘤，其诊断和治疗涉及多个领域的知识和技术。通过对胸腺瘤的背景、肿瘤生物学特征、相关检查、解剖结构、分期、治疗策略、放疗技术及不良反应处理的全面研究，临床医师能够为患者制订更加精准、个体化的治疗方案。随着医学技术的不断发展，未来有望在胸腺瘤的发病机制研究、诊断方法优化、治疗技术创新等方面取得更多突破，进一步提高胸腺瘤患者的生存率和生活质量。例如，随着基因检测技术的发展，可能发现更多与胸腺瘤发生发展相关的基因变异，为靶向治疗提供新的靶点；放疗技术可能会朝着更加精准、个性化的方向发展，进一步减少正常组织损伤。同时，对于胸腺瘤免疫微环境的深入研究，也可能为免疫治疗带来新的机遇。

第五节　胸膜间皮瘤

一、背景

（一）概述

胸膜间皮瘤是一种来源于胸膜间皮细胞的罕见肿瘤，其发病可能与石棉接触有关，是机体通过多种信号通路对石棉纤维等产生的慢性炎症反应及局部免疫抑制所导致的恶性病变。

（二）发病率

胸膜间皮瘤全球发病率低，国外发病率高于国内。其中，恶性胸膜间皮瘤的恶性程度高、预后差，死亡率占全世界所有肿瘤的1%以下，但近年有明显上升趋势。

（三）预后

恶性胸膜间皮瘤（malignant pleural mesothelioma，MPM）初诊时多为晚期，治疗困难，疗效欠佳。患者中位总生存时间约为12个月（4～20个月），5年生存率约为10%，治愈病例罕见。其中肉瘤型8个月，上皮型19个月，混合亚型13个月。Ⅰ期20个月，Ⅱ期19个月，Ⅲ期16个月，Ⅳ期11个月。其预后与诊断时的分期、组织学类型（上皮型预后较好，肉瘤型和混合型较差）、患者年龄及整体健康状况有关。手术、化疗和放疗等综合治疗可延长生存期，但治愈率低，多数患者最终死于疾病进展。

（四）发病人群

多见于60～70岁人群，男性发病率占90%，显著高于女性，主要与职业性石棉暴露相关，从石棉暴露到MPM发病潜伏期长，平均为35～40年。

（五）危险因素

1. 石棉　MPM发病70%～80%的病例与石棉接触有关，常见于绝缘材料、造船、建筑工程和刹车片材料等。尽管多数国家已经禁用石棉，但是石棉对MPM发病的影响仍然存在。

2. 电离辐射　电离辐射也可能导致间皮瘤发生，MPM是部分接受过斗篷式放射野照射治疗的霍奇金淋巴瘤患者中常罹患的第2原发癌。

3. 毛沸石　毛沸石是一种用于碎石路的矿石，可能与间皮瘤发病有关。

4. 基因突变　基因在MPM发病中起到一定作用，如BRCA1相关蛋白1（BRCA associated protein 1，BAP1）基因是一种家族遗传突变，部分无石棉接触史的患者中存在*BAP1*基因突变或其他罕见基因突变。

二、肿瘤生物学特征

（一）遗传学

胸膜间皮瘤的遗传学改变复杂，涉及多种基因突变和表观遗传学异常，这些改变驱动了肿瘤的发生和发展。

1. 关键基因突变

（1）*BAP1*基因：BAP1是胸膜间皮瘤中最常见的突变基因，其功能缺失导致基因组不稳定性和肿瘤发生。*BAP1*突变与家族性胸膜间皮瘤相关。

（2）*NF2*基因：*NF2*基因突变在胸膜间皮瘤中较为常见，导致Merlin蛋白功能丧失，影响细胞增殖和凋亡调控。约50%的患者存在*NF2*杂合或纯合子缺失突变。

（3）*TP53*和*CDKN2A*基因：*TP53*和*CDKN2A*（编码p16蛋白）的失活也常见，导致细胞周期调控失常和肿瘤进展。*CDKN2A*（P16）突变与较差的预后有关。

2. 表观遗传学改变

（1）DNA甲基化异常：胸膜间皮瘤中常见抑癌基因的启动子区域高甲基化，导致基因沉默。

（2）组蛋白修饰：组蛋白乙酰化和甲基化异常影响染色质结构和基因表达。

3. 分子分型　根据基因表达谱，胸膜间皮瘤可分为上皮型、肉瘤型和双相型，其中上皮型预后较好，肉瘤型和双相型更具侵袭性。

（二）病理学

MPM是一组异质性肿瘤，其病理学特征反映了其高度异质性和侵袭性。

1. 病理特点

（1）形态：肿瘤通常表现为弥漫性胸膜增厚，累及壁层和脏层胸膜，常伴有胸腔积液。

（2）侵袭性：肿瘤组织呈灰白色，质地坚硬，可侵犯肺、心包、膈肌等邻近结构。常浸润胸壁、肺实质和纵隔，远处转移至肝脏、骨骼和脑部。

2. 分型　根据2015年世界卫生组织（WHO）胸膜肿瘤分类标准（表5-13），MPM组织学亚型主要包括肉瘤样型、上皮样型和双相型。

（1）肉瘤样型：占15%～25%，细胞呈梭形，类似肉瘤，侵袭性强，预后差。

（2）上皮样型：占40%～60%，细胞呈立方状或柱状，形成腺样或乳头状结构，预后最佳。

（3）双相（混合）型：占25%～35%，混合上皮型和肉瘤型特征，诊断双相型MPM要求上皮样和肉瘤样成分均＞10%，预后介于两者之间。

表5-13　2015版WHO胸膜间皮瘤病理分类标准

肿瘤类型	生物学行为
弥漫性恶性间皮瘤	
上皮样间皮瘤	恶性
肉瘤样间皮瘤	恶性
促结缔组织增生性间皮瘤	恶性
双相型间皮瘤	恶性
局限性恶性间皮瘤	
上皮样间皮瘤	恶性
肉瘤样间皮瘤	恶性
双相型间皮瘤	恶性
腺瘤样瘤	恶性
高分化乳头状间皮瘤	恶性

3. 免疫组化标志物　诊断MPM的主要标志物包括Calretinin、CK5/6、WT1、mesothelin和D2-40等，用于区分胸膜间皮瘤与肺腺癌等其他肿瘤。支持诊断肺腺癌的主要标志物包括TTF-1、Napsin A、CEA、BerEP4和Claudin4等，应至少使用2个MPM标志物和2个肺腺癌标志物进行鉴别诊断。肉瘤样MPM通常不表达任何典型的间皮瘤标志物，角蛋白阳性可能对诊断肉瘤样MPM有帮助。

(三)影像学

影像学在诊断、分期及疗效评估中具有核心作用,特征性表现反映肿瘤生物学行为。肺实质受累、纵隔或肺门淋巴结肿大有助于诊断胸膜转移性肿瘤。MPM的特点是存在胸膜斑、病变累及叶间裂和不累及肺实质。胸膜斑是石棉暴露的一个指标,但不是恶性肿瘤的标志。

三、相关检查

(一)病史

1.体力状况(performance status,PS)评分 通常采用美国东部肿瘤协作组(Eastern Cooperative Oncology Group,ECOG)评分(表5-14)和Karnofsky体力状况(Karnofsky performance status,KPS)评分(表5-15)。

表5-14 ECOG评分标准

分数	标准
0	完全正常活动,无症状,能无限制地进行疾病前所有活动
1	体力活动受限,但能自由走动并从事轻体力活动(如轻松家务、办公室工作)
2	能自由走动及生活自理,但无法工作,白天卧床时间<50%
3	生活部分自理,白天卧床时间>50%,但能站立或坐轮椅
4	完全卧床,生活完全依赖他人
5	死亡

表5-15 KPS评分标准

分数	标准
100	一切正常,无不适病症
90	能进行正常活动,有轻微症状
80	勉强能进行正常活动,有一些症状和体征
70	生活自理但不能维持正常活动或积极工作
60	生活偶尔需要帮助,但能照顾大部分私人需求
50	需要颇多帮助和经常的医疗护理
40	失去生活能力,需要特别照顾和帮助
30	严重失去活动能力,需要住院,暂时未有死亡危险
20	病重,需要住院和积极支持治疗
10	危重
0	死亡

2.石棉暴露史

(1)核心危险因素:约80%患者有职业或环境石棉暴露史(如建筑、造船、采矿行业),潜伏期长达20～50年。

(2)剂量-效应关系:暴露强度和时间与患病风险呈正相关。

(3)其他暴露:少数病例与毛沸石、辐射(如胸部放疗史)或 *BAP1* 胚系突变相关。

(二)临床表现

1.早期表现　慢性咳嗽、乏力,易被误诊为慢性肺部疾病。

2.主要症状　表现为胸痛和呼吸困难等。

(1)胸痛:钝痛或锐痛(75%患者),随呼吸加重,提示胸壁侵犯。

(2)呼吸困难(60%～80%):与胸腔积液、肺限制性通气障碍相关。

(3)体重减轻(30%～50%):晚期非特异性表现。

3.转移症状　较少出现远处转移和远处转移引起的相关症状,中枢神经系统转移不常见,副肿瘤综合征罕见。

4.体征

(1)胸腔积液:单侧为主,叩诊浊音,听诊呼吸音减弱。

(2)胸膜增厚:触诊可及胸壁结节或僵硬感。

(3)晚期表现:Horner综合征(颈交感神经受累)、上腔静脉综合征或远处转移征象(肝大、骨痛)。

(三)实验室检查

1.常规检查

(1)血常规:贫血或血小板增多(反应性炎症)。

(2)生化检查:LDH升高(提示肿瘤负荷或组织坏死)。

2.生物标志物　目前尚无特异性的 MPM 生物标志物,不建议单独应用生物标志物用于MPM的诊断。对于细胞学疑诊MPM患者,不适合更侵袭性的确诊方法时,可使用生物标志物检查。

(1)可溶性间皮素相关肽(SMRP):敏感度为50%～80%,特异度为80%～90%,用于辅助诊断及疗效监测。SMRP 水平与肿瘤体积呈正相关,胸膜外肺切除术(EPP)术后下降,但基线水平不能预测间皮瘤的病理分期。与病情稳定和缓解的患者相比,进展性疾病患者的平均中位 SMRP 水平有显著差异。在基线检查和化疗后SMRP的下降可以预测疾病的稳定性。化疗结束时SMRP水平下降与生存期延长密切相关,但基线 SMRP 不能预测生存期。

(2)骨桥蛋白(osteopontin)和纤维蛋白原-3(fibulin-3):血清和胸水骨桥蛋白在MPM的诊断中具有较高的特异度,fibulin-3在MPM 诊断中的敏感度不一致,临床实用性待验证。

(四)病理及活检

病理学检查是确诊MPM的金标准。在临床实践中,通过多种手段获取组织和细胞学样本以进行病理学诊断，通常情况下，影像学引导下的经皮穿刺活检是获取病理学组织样本的首选方式，包括超声和CT引导下的穿刺活检。当需要更全面地评估胸膜病变或获取更充足的组织样本时，则需要进行胸腔镜检查。送检标本时需提供患者完善的临床信息，特别是职业暴露史等。

1.超声或CT引导的经皮穿刺活检　影像学引导下的经皮穿刺活检是获取胸膜间皮瘤病理学样本的重要方法。超声引导的经皮穿刺术具有无辐射、实时动态显示、操作时间短、并发症少等优点，适用于胸膜病变的穿刺。然而，CT引导的穿刺活检在空间分辨率上更具优势，能够更准确地选择穿刺病灶并显示针尖位置。尽管CT引导穿刺存在放射性暴露、非实时显示和切面固定等不足，但在某些情况下，如小结节或角度不佳的病灶，CT引导仍然是必要的。

2.胸腔镜检查　当影像学检查怀疑胸膜间皮瘤时，胸腔镜检查是获取病理学组织样本的有效手段。胸腔镜检查不仅能全面观察胸膜病变，还能获取足够的组织样本（包括脂肪和肌肉组织），以确定肿瘤是否浸润。其诊断率超过90%，且相比开胸手术，胸腔镜检查创伤更小。此外，胸腔镜检查还可以处理胸腔积液和病变胸膜，甚至进行肿物切除或胸膜固定术，也可指导MPM分期。

3.细胞学检查　MPM首诊时多伴有胸腔积液，胸腔积液细胞学检查是易于进行的首个诊断性操作，是早期诊断胸膜间皮瘤的重要方法之一。但细胞学检测灵敏度低，且肉瘤样间皮瘤中的恶性细胞通常不会脱落至浆膜腔，因此不常规推荐胸腔积液细胞学检查作为确诊依据。但对于不能获取胸膜病变组织的患者，若间皮瘤细胞数量充足且具有代表性，可通过制备细胞蜡块进行免疫组化和荧光原位杂交技术分析，并结合临床、影像学和（或）外科检查进行MPM的诊断。

4.组织学诊断　MPM组织学亚型主要有上皮样型、肉瘤样型和双相型3种类型。双相型是同时含有上皮样和肉瘤样成分的混合亚型，且每种成分均不低于10%。如果任一成分小于10%，则诊断为肉瘤样为主或上皮样为主。但小活检标本中只要出现肉瘤样及上皮样间皮瘤两种成分，无论含量多少，均应被诊断为双相型间皮瘤。原位间皮瘤（MIS）在2021版WHO肿瘤分类中被提出，被认为是恶性间皮瘤的前期病变。大多数MIS患者出现复发性原因不明的胸腔积液。

（1）免疫组化：阳性标志物包括Calretinin（核/浆）、WT-1（核）、D2-40（膜）、CK5/6（浆），阴性标志物包括TTF-1、Napsin A（排除肺腺癌）、Ber-EP4（排除转移癌）。至少两个阳性间皮瘤标志物和两个阴性腺癌标志物的结合可提高诊断的准确性。不能单靠细胞学依据诊断MPM，除非患者无诊治意愿或身体状态差，不需要或不能通过活检来确定诊治方案，应明确MPM的组织学亚型。

（2）分子检测：*BAP1*是恶性间皮瘤中最常见的突变基因，胚系*BAP1*突变与葡萄膜黑色素瘤、肾细胞癌和其他恶性肿瘤相关，因此称为"BAP1肿瘤综合征"。*BAP1*胚系突变的患者家族易患多种肿瘤，发病年龄低，有家族聚集现象，推荐无石棉暴露史的患者进行*BAP1*胚系基因检测。*CDKN2A*缺失可用于鉴别良恶性间皮增生，但不能用于区分恶性间皮瘤与腺癌。*CDKN2A*检测的敏感度为41.2%～100%，阳性预测值为100%。

（五）影像学检查

1. X线　胸膜间皮瘤在X线片上可表现为胸膜增厚、胸腔积液或胸膜肿块。

2. 胸部CT（增强扫描）　是胸膜间皮瘤诊断和分期的主要影像学检查手段，推荐首先采用胸腹部增强CT进行临床分期。其表现包括胸膜增厚＞1cm、结节性胸膜增厚、纵隔胸膜增厚和叶间胸膜结节，在最初评估疑似间皮瘤患者时具有整体优势，可用于评估MPM原发肿瘤范围、区域侵袭、淋巴结转移和胸外及腹膜外播散情况，在治疗随访及疗效评价中也是重要的辅助检查手段，胸腔镜联合CT引导活检诊断准确率达98%，尤其适用于小病灶定位，是目前MPM首选的影像学检查方法。但在评估软组织浸润（T_4期）和淋巴结分期（N_2和N_3）方面表现不佳。

3. MRI　胸部MRI可发现胸壁、胸内筋膜、膈肌和纵隔脂肪的浸润病变，对于评估胸壁、脊柱、膈肌或血管病变有更高的敏感度，其可利用多序列及功能成像方式，如高b值磁共振扩散加权成像（DWI）图像评估胸腹部病灶的良恶性，并可能避免不必要的侵入性诊断，在胸膜间皮瘤分期中的作用优于CT。对禁忌注射碘造影剂的患者，MRI是观察纵隔、大血管受侵及肿大淋巴结的首选检查，无造影剂的情况下也可准确判断淋巴结形态、大小及内部信号，并可应用多种成像序列，提高淋巴结转移检出的准确性，但其对淋巴结分期的敏感性有限。

4. PET-CT　PET-CT主要用于手术患者的分期评估，该方法能更好地显示胸内、外淋巴结转移和远处转移，对MPM分期较单纯胸部CT更加精确，也有助于评估治疗反应和检测复发。对于接受滑石粉胸膜固定术的患者，PET-CT扫描应在胸膜固定术前进行，因为滑石粉会产生胸膜炎症，这可能影响FDG的亲和力（即假阳性结果）。结核病患者的PET-CT扫描结果也容易出现假阳性。在TNM分期中，如不同的T期会改变患者的治疗方案，建议使用MRI评估T分级；如排除远处转移将会改变患者的治疗方案，建议应用PET-CT评估。

四、解剖结构

（一）胸膜的正常解剖结构

胸膜是覆盖肺部和胸壁的浆膜层，分为脏胸膜和壁胸膜两部分。

1. 脏胸膜　直接包裹肺实质，随肺叶间裂深入，形成肺叶分隔。由单层间皮细胞、基底膜、弹性纤维或胶原基质组成。

2. 壁胸膜　覆盖胸壁内侧面、纵隔及膈肌，按解剖区域分为以下3种。

（1）肋胸膜：覆盖肋骨内表面。

（2）纵隔胸膜：包裹纵隔结构（如心包）。

（3）膈胸膜：覆盖膈肌顶部。

由多种神经支配，其中含感觉神经，对疼痛敏感，因此MPM侵犯时易引发胸痛。

3. 胸膜腔　脏层与壁层胸膜间的潜在腔隙，含少量润滑液（＜15ml）。

（二）胸膜间皮瘤的解剖学特点

MPM的解剖学特征体现其弥漫性生长和局部侵袭性。

1.起源与扩散模式

（1）起源部位：多灶性起源于壁层或脏层胸膜，早期沿胸膜表面播散。

（2）生长方式

1）结节状增厚：胸膜表面形成不规则结节，融合后呈"盔甲样"包裹肺组织（"冰冻胸腔"）。

2）纵向侵犯：通过直接蔓延和播散到胸膜腔，穿过胸壁，进入纵隔、腹膜和淋巴结扩散，有沿着活检或胸腔导管的轨迹生长的趋势。

2.累及区域 见表5-16。

表5-16 IMIG解剖分期

分期	
T_1	单侧壁层胸膜受累（如肋胸膜、纵隔胸膜或膈胸膜）
T_2	脏胸膜受累＋同侧肺实质或膈肌侵犯
T_3	局部侵袭性生长（如胸壁软组织、心包、纵隔脂肪）
T_4	穿透膈肌侵犯腹膜、对侧胸膜或远处转移

3.关键解剖标志的侵犯表现

（1）膈肌侵犯：肿瘤穿透膈胸膜至腹膜腔（CT/MRI可见膈肌增厚或结节）。

（2）心包侵犯：心包增厚或积液，增强CT显示心包不规则强化。

（3）胸壁侵犯：肋骨破坏或胸壁软组织肿块（PET-CT高代谢）。

（三）病理学解剖特征

1.大体病理

（1）早期：胸膜表面散在灰白色斑块。

（2）晚期：融合性肿块，包裹肺组织并侵犯胸壁/纵隔。

2.微观侵袭模式

（1）间皮下浸润：肿瘤细胞穿透间皮层，侵犯胸膜下脂肪或肌肉。

（2）淋巴管侵袭：沿胸膜淋巴管网播散，早期转移至肺门/纵隔淋巴结。

五、分期

MPM沿着胸膜弥漫性生长，并且侵袭周围组织。准确估计肿瘤大小和局部侵犯范围非常困难，因此MPM的分期与其他恶性肿瘤不同。根据美国癌症联合委员会（AJCC）第8版恶性胸膜间皮瘤TNM分期对MPM患者进行分期（表5-17、表5-18）。

表5-17 恶性胸膜间皮瘤分期（AJCC第8版）

原发肿瘤（T）	
T_x	原发肿瘤无法评估
T_0	没有原发肿瘤的证据
T_1	局限于同侧的壁胸膜，有/没有脏胸膜、纵隔胸膜或横膈胸膜的侵犯
T_2	侵及同侧胸膜表面一个部位（胸膜顶纵隔胸膜、膈胸膜、脏胸膜），并具备至少一种以下特征：①侵犯膈肌；②侵犯脏胸膜下的肺实质
T_3	局部晚期但有潜在切除可能的肿瘤。侵及同侧胸膜表面的所有部位，并具备至少一种以下特征：①侵犯胸内筋膜；②侵犯纵隔脂肪；③侵犯胸壁软组织的单个、可完整切除的病灶；④非透壁性心包受累
T_4	不可切除的局部晚期肿瘤。肿瘤侵犯同侧胸膜表面所有部位，并具备至少一种以下特征：①胸壁的弥漫性浸润或多个病灶，伴或不伴肋骨破坏；②经膈肌侵入腹腔；③侵犯对侧胸膜；④侵犯纵隔器官；⑤侵犯脊柱；⑥侵犯心包的内表面，伴或不伴心包积液，或累及心肌
区域淋巴结（N）	
N_x	淋巴结转移情况无法评估
N_0	无区域淋巴结转移
N_1	转移至同侧支气管、肺、肺门或纵隔（包括同侧内乳、横膈周围、心包脂肪垫、肋间淋巴结）淋巴结
N_2	转移至对侧纵隔、同侧或对侧锁骨上淋巴结
远处转移（M）	
M_0	无远处转移
M_1	伴有远处转移

表5-18 恶性胸膜间皮瘤
TNM分期对应表（AJCC第8版）

TNM分期	T分期	N分期	M分期
ⅠA	T_1	N_0	M_0
ⅠB	$T_{2\sim3}$	N_0	M_0
Ⅱ期	$T_{1\sim2}$	N_1	M_0
ⅢA	T_3	N_1	M_0
ⅢB	$T_{1\sim3}$	N_2	M_0
	T_4	任何N	M_0
Ⅳ期	任何T	任何N	M_1

六、治疗策略

近年来，随着对疾病生物学行为的深入了解以及多学科诊疗（multi-disciplinary team，MDT）模式的推广，胸膜间皮瘤的治疗策略不断优化，包括手术、化疗、放疗、免疫治疗和靶向治疗等。

当高度怀疑 MPM 诊断时，应尽快由具有 MPM 诊治经验的多学科团队进行评估，以尽早对 MPM 进行有效干预。其治疗需基于分期、组织学类型、分子特征及患者体力状况（PS 评分）制订多学科治疗策略。

（一）综合治疗原则

1. 可手术切除 MPM 的综合治疗原则

（1）手术切除与术中辅助治疗：对于可手术切除的Ⅰ～ⅢA 期非肉瘤样 MPM 患者，推荐采用胸膜切除术/剥脱术（pleurectomy/decortication，P/D）或胸膜外全肺切除术（extrapleural pneumonectomy，EPP），以切除肉眼可见病灶。术中可联合辅助化疗或放疗，以进一步降低局部复发风险，一般不推荐减瘤手术。

（2）术后辅助治疗策略

1）P/D 术后：建议行辅助化疗联合半胸调强放射治疗（IMRT），以控制微残留病灶。

2）EPP 术后：推荐辅助化疗联合半胸放疗，以降低局部复发风险。

3）预防性放疗：不常规推荐术后即刻预防性放疗，但对于未接受辅助化疗的患者，预防性放疗可有效降低手术路径转移风险。

4）放疗剂量：推荐剂量为 45～60Gy/1.8～2Gy。对于 R2 切除（肉眼残留）患者，在邻近组织耐受的前提下，可考虑使用 >60Gy 的剂量（ESTRO 共识，2021）。

（3）治疗时机与多学科协作：术后辅助化疗及放疗的具体时机应由多学科团队根据患者病理分期、手术切除范围及术后恢复情况综合讨论决定。

2. 不可手术切除 MPM 的综合治疗原则

（1）初始不可手术切除的Ⅰ～ⅢA 期非肉瘤样 MPM：对于初始评估为不可手术切除的Ⅰ～ⅢA 期非肉瘤样 MPM 患者，可考虑新辅助化疗以缩小肿瘤体积，随后重新评估手术可行性。若达到手术条件，可行根治性手术（如 P/D 或 EPP），术后序贯辅助放疗。对于确实无法手术的患者，推荐行全身化疗。

（2）晚期或肉瘤样 MPM 的治疗：对于ⅢB 期、Ⅳ期或病理类型为肉瘤样 MPM 的患者，以及因其他原因不适宜手术的患者，治疗策略应根据患者的一般情况（PS 评分）制订。

PS 评分 0～2 分：对于无症状肿瘤负荷小者，可定期检查至疾病进展后开始全身化疗或即刻开始全身化疗。

PS 评分 3～4 分：以最佳支持治疗为主，包括症状控制（如胸腔积液引流、镇痛治疗）和营养支持。

（二）手术治疗

MPM 手术治疗的目标是切除所有肉眼可见或可触及的肿瘤，即完全肿瘤细胞减灭术。在不能彻底切除肉眼所见肿瘤的情况下，如多部位胸壁侵犯，则应中止手术。MPM 的手术切除方式主要有以下几种。

1. 胸膜切除术或剥脱术（P/D） 彻底切除受累胸膜及所有肿瘤组织，P/D 手术旨在切除受累的壁层和脏层胸膜，尽量保留肺组织。其优点是手术创伤较小，术后并发症较少，且能有效缓解症状。研究表明，P/D手术患者的中位生存期较EPP手术患者延长4个月，且术后30d死亡率显著降低（P/D 1.7% vs.EPP 4.5%）。因此，P/D被认为是胸膜间皮瘤的首选手术方式，尤其适用于肿瘤局限且技术上可行的情况。

2. 胸膜外全肺切除术（EPP） 大范围切除受累胸膜、肺、同侧膈肌和心包。其优势在于能更彻底地切除肿瘤细胞，减少局部复发。然而，EPP手术创伤大，围手术期死亡率和并发症发生率较高，且长期生存优势并不明显。因此，EPP的应用逐渐减少，目前仅在特定情况下考虑。

P/D和EPP均旨在切除肉眼可见或可触及的肿瘤，应切除至少3组及以上的纵隔淋巴结，但两者均难以达到R0切除。

3. 胸膜固定术 恶性胸腔积液（malignant pleural effusion，MPE）是MPM的常见并发症。胸膜固定术是一种通过促进脏层和壁层胸膜粘连来防止积液再次积聚的治疗手段，能够有效缓解相关症状，减少患者因胸腔穿刺术而反复住院的需求。该术式可通过化学硬化剂（如滑石粉）或在胸腔镜检查及开胸手术中通过物理磨损胸膜表面来完成。

在多种用于胸膜固定术的硬化剂中，滑石粉被认为是最有效的。滑石粉胸膜固定术能够显著缓解MPE的症状。对于不可手术的患者，若需处理胸腔积液，推荐使用滑石粉胸膜固定术或胸膜导管引流；而对于可能接受手术的患者，则首选胸腔引流。在支持治疗中，滑石粉胸膜固定术可有效预防胸腔积液的复发，但需确保肺部充分复张。

（三）化疗

对不可手术切除的MPM患者，化疗是传统的标准一线治疗。

1. 一线治疗 首选方案包括培美曲塞+顺铂双药或培美曲塞+顺铂+贝伐珠单抗三药。特定情况下推荐使用的治疗方案有培美曲塞+卡铂+贝伐珠单抗（不耐受顺铂）、吉西他滨联合顺铂（无法使用培美曲塞），以及单用培美曲塞或长春瑞滨（不耐受含铂化疗）。MPM具有高度的组织学异质性，不同组织学分型的MPM对化疗的治疗敏感性也存在差异，上皮样MPM对化疗相对较敏感，中位总生存期（overall survival，OS）可达13.1个月；而非上皮样MPM则对化疗不敏感，尤其是肉瘤样间皮瘤，中位OS仅约4个月。

2. 二线治疗 对于一线治疗未使用培美曲塞的患者，推荐二线治疗使用。一线使用含培美曲塞的患者治疗失败后，仍可再次使用培美曲塞，尤其是对于年轻、PS评分良好、一线治疗后无进展生存时间长的患者。

（四）免疫治疗

1. 一线治疗 近年来免疫治疗在MPM中的探索和应用获得显著发展，与标准化疗（培美曲塞+顺铂或卡铂）相比，细胞程序性死亡因子-1（PD-1）抗体纳武利尤单抗和细胞毒性T淋巴细胞相关抗原4（CTLA-4）抗体伊匹木单抗联合的双免疫疗法能够改善不可切除MPM患者的OS。

2. 二线治疗 对于一线治疗失败的患者，免疫治疗的二线应用也在探索中。研究表明，单药免疫治疗（如帕博利珠单抗、纳武利尤单抗、阿维鲁单抗）在部分患者中显示出一定的疗效。

3.免疫联合治疗　免疫治疗与其他治疗方式（如化疗、靶向治疗）的联合应用也在研究中。例如，纳武利尤单抗联合化疗在某些研究中显示出更好的疗效。

4.新型免疫疗法　CAR-T细胞疗法的原理是体外对T细胞进行改造，使其表面表达特异性识别肿瘤表面抗原的受体片段，后将识别肿瘤抗原的T细胞输入患者体内，直接靶向体内癌细胞并发挥免疫杀伤作用。CAR-T细胞疗法在晚期MPM中安全性及疗效的预期试验处于开展阶段。

（五）靶向治疗

基因组学研究表明，MPM患者肿瘤组织中未检测到明确的驱动基因突变，而抑癌基因的失活占主导地位，其中包括 $CDKN2A/2B$、$BAP1$、$NF2$、$LAST2$ 等基因的失活。因纠正失活的抑癌基因远比靶向肿瘤驱动基因困难，此前，MPM的靶向治疗研究多以失败告终。针对这些异常基因下游或相关基因的靶向治疗的相关研究正在进行中。

（六）其他治疗

1.溶瘤病毒　是一种新型的抗肿瘤治疗策略，由于胸腔注射的可操作性，使溶瘤病毒治疗MPM展现出了应用前景。研究表明，对于I型干扰素纯合缺失的患者，溶瘤病毒治疗效果更好。

2.肿瘤电场治疗　肿瘤电场治疗通过一个便携式非侵入性设备来进行局部治疗，通过贴在胸部的一次性传感器，产生一种低强度（1～3 V/cm）、中频率（100～300 kHz）、2个方向间的交变电场。研究显示采用电场治疗＋培美曲塞＋铂化疗，中位生存时间达到18.2个月，上皮样MPM患者中位生存时间可延长至21.2个月。常见1～2级不良事件为传感器下皮炎，接受局部皮质类固醇治疗或短暂中断治疗后，皮肤反应均消退，可作为未来综合治疗的一种新模式。

3.内科治疗　MPM的原则及推荐方案见表5-19。

表5-19　MPM治疗方案推荐

治疗线数	I类证据	II类证据
一线治疗	培美曲塞＋顺铂	培美曲塞＋卡铂±贝伐珠单抗
	培美曲塞＋顺铂＋贝伐珠单抗	度伐利尤单抗＋培美曲塞＋顺铂
	纳武利尤单抗＋伊匹木单抗	吉西他滨＋顺铂
		培美曲塞
		长春瑞滨
二线治疗	培美曲塞	长春瑞滨
		吉西他滨
		帕博利珠单抗
		纳武利尤单抗±伊匹木单抗

七、放疗技术

(一)放疗适应证

1.术后辅助放疗　对术后患者,如体能评分良好,肺功能和肾功能良好,腹部、对侧胸部或其他部位不存在病变,可考虑术后半侧胸腔辅助放疗以降低局部复发率。近20年间随着高度适形放疗[如调强放射治疗(IMRT)]的应用,研究者可以优化完成半胸腔的高剂量放疗,促进了MPM放疗的进展。临床可使用的方式主要包括IMRT和容积弧形调强放射治疗(VAMT)。对于延长生存期需吸氧治疗的患者,不考虑术后辅助放疗。

2.姑息性放疗　存在明显疼痛和纵隔综合征的晚期MPM患者,通常可进行姑息性放疗。目前国外推荐的剂量方案包括8Gy单次、4Gy 5次或3Gy 10次,临床实践中可根据患者的耐受性和镇痛效果进行剂量调整。

3.预防性放疗　局部复发好发于胸腔手术区域(如胸膜抽吸、活检、胸腔引流和胸腔镜检查),建议对胸部手术部位应及早接受低剂量放射治疗(8Gy单次),以预防和降低手术或穿刺部位种植转移。预防性放疗不能改善生活质量以及减轻胸痛或减少对镇痛药的需求;但如果患者未接受术后化疗,预防性放疗则可降低手术路径转移的风险。

MPM患者不同治疗目的所推荐的放疗剂量见表5-20。

表5-20　MPM患者不同治疗目的所推荐的放疗剂量

治疗种类及时机	放疗剂量及周期	证据等级
EPP术后辅助放疗	45～60Gy,1.8～2Gy/次,共5～6周	2A级
P/D术后辅助IMRT放疗	45～60Gy,1.8～2Gy/次,共5～6周	2A级
姑息治疗:胸壁结节所致的疼痛	20～40Gy,≥4Gy/次,1～2周或20～40Gy,3Gy/次,2周	2A级
多发脑或骨转移	30Gy,3Gy/次,2周	2A级

(二)放疗技术

1.调强放射治疗(IMRT)与容积弧形调强放射治疗(VMAT)

(1)原理:通过多角度、多射野动态调节射线强度,优化剂量分布。

(2)优势:减少对肺、心脏、脊髓的照射剂量(如肺V_{20}＜30%),适用于术后辅助放疗或无法手术患者的根治性放疗。IMRT可降低术后局部复发率,效果优于3D-CRT,但临床也报告了较高的致死性放射性肺炎风险(15%～46%)。多项研究证实,如严格限制对侧肺,IMRT大剂量半胸放疗可安全实施,3～4级放射性肺炎发生率降低至＜14%,5级(致死性)放射性肺炎发生率降低至＜6%。

2.质子放疗

(1)原理:利用质子束的布拉格峰特性,在肿瘤靶区释放高剂量,后方剂量骤降。

（2）适应证：术后辅助放疗（尤其对侧肺功能差者）、复发病灶或邻近关键器官（如心脏、脊髓）的肿瘤。

3.体部立体定向放射治疗（SBRT）

（1）原理：高剂量（如30～50Gy/3～5次）精准照射小体积病灶。

（2）适应证：无法手术的局部晚期MPM姑息治疗、寡转移灶（如胸壁孤立复发）。

4.术中放疗（IORT）

（1）原理：手术中直接对瘤床或残留病灶单次高剂量照射（10～20Gy）。

（2）优势：减少术后残留，保护正常组织。

目前仅限研究性应用，需进一步验证长期安全性。

5.新型技术 MRI引导放疗与人工智能（AI）计划

（1）MR-Linac：实时MRI引导调整靶区，适应呼吸运动或胸腔积液变化。

（2）AI自动勾画：通过深度学习优化靶区（如胸膜不规则增厚）和危及器官的勾画效率，较人工勾画缩短50%时间，且剂量分布更优。

（三）摆位与模拟定位

患者仰卧位，双臂上举，带翼板、上身Vac-Lok装置和T-bar。用4DCT进行模拟定位。金属丝标记出瘢痕和引流口，并在瘢痕和引流口位置周围使用5mm厚的填充物（3cm）。扫描范围从胸廓入口（T，周围的肋骨）至肋骨下缘（至少到达L，或尽可能低）。如果仅进行PD或活检，则进行定量灌注扫描以评估肺功能FEV_1（对侧肺的贡献率）应比预测值＞30%。

（四）靶区

同侧半胸胸膜表面，包括壁/脏胸膜、横膈和受累淋巴结。改良靶区应包括约2.5cm边缘的瘢痕和引流口。胸骨前内侧入路，椎后内侧入路。在下方包括膈脚/插入部（至L）。利用手术夹、瘢痕和引流部位。靶区轮廓缺失的高危区域有肋膈、肋膈膜、胸膜前内侧反折和心膈角。如果在P/D或单独活检后进行治疗，则考虑在胸壁外1cm，肺实质内0.6cm（包括裂隙）应用"中空环"技术。

（五）剂量与分割方案

1.术后辅助放疗的剂量与分割　术后放疗旨在降低局部复发风险，尤其适用于接受胸膜切除术（P/D）或胸膜外全肺切除术（EPP）的患者。

（1）常规分割方案

1）推荐剂量：50～54Gy，分25～30次（2Gy/次，5次/周），该剂量范围可平衡局部控制与毒性风险。

2）靶区范围：包括手术区域、残留胸膜及高危淋巴结区，需结合术前影像与术中标记。

（2）研究进展

1）质子放射治疗的剂量优化：研究显示，术后质子放射治疗可提升至54～60Gy（RBE），心脏平均剂量降低40%，2年局部控制率提高至58%。

2）超分割放疗探索：小样本研究尝试1.8Gy/次、每日2次的分割模式。

2.根治性放疗的剂量与分割　适用于无法手术或拒绝手术的局限期患者，需严格限制正常器官剂量。

（1）常规方案

推荐剂量：60～66Gy，分30～33次（2Gy/次，5次/周）。60Gy为最低有效剂量，但需确保肺 V_{20} < 20%、心脏 V_{30} < 10%。

（2）大分割放疗（hypofractionation）

1）方案：55～60Gy，分20次（2.75～3Gy/次），缩短疗程至4周。

2）优势：大分割放疗的总生存率与常规分割相当，且治疗时间缩短30%。

3）限制：需严格筛选患者（如肺功能良好、肿瘤远离心脏）。

3.姑息性放疗的剂量与分割　旨在缓解疼痛、呼吸困难或压迫症状，疗程短且注重快速起效。

（1）常规姑息放疗

推荐方案：20Gy/5次（4Gy/次，1周内完成）或30Gy/10次（3Gy/次，2周内完成）。症状缓解率达60%～80%。

（2）体部立体定向放射治疗（SBRT）

1）适应证：寡转移灶（如胸壁孤立复发）或局部晚期无法手术者。

2）推荐剂量：30～40Gy/3～5次（如30Gy/3次或40Gy/5次）。SBRT治疗胸壁复发病灶，1年局部控制率＞80%，疼痛缓解率70%。

3）注意事项：需避免高剂量照射紧邻肺实质或心脏的病灶，防止放射性肺炎或心包炎。

4.预防性放疗的剂量与分割　用于预防手术切口或胸腔穿刺后的种植转移。

（1）穿刺针道预防照射

推荐方案：21Gy/3次（7Gy/次，连续3d）。可降低种植转移率至＜5%。

（2）术后切口预防照射

推荐剂量：单次10Gy或18Gy/3次（6Gy/次）。部分研究认为预防性放疗对生存无显著改善，需个体化评估。

5.剂量限制与毒性管理

（1）关键器官剂量约束

PTV的V95%或D95%为45Gy；CTV的D99%～100%达45Gy。

对侧肺：MLD＜8Gy，V_{20}＜7%。

肝脏：V_{30}＜50%，平均＜30Gy。

对侧肾：V_{15}＜20%。

同侧肾脏：V_{20}＜33%（必要时根据肾脏扫描降低剂量分布要求）。

胃：平均＜30Gy。

食管：V_{55Gy}＜70%，V_{60Gy}＜30%，平均＜34Gy。

心脏：V_{40Gy}＜70%，V_{45Gy}＜30，V_{30Gy}＜45%，平均＜26Gy。

脊髓：最大剂量＜50Gy，V_{45Gy}＜10%。

大血管：5cm³＜70Gy，10cm³＜60Gy。

臂丛神经：最大剂量＜60Gy，1cm³＜50Gy，10cm³＜40Gy。

（2）毒性缓解策略

1）功能肺回避技术：基于4DCT模拟，动态追踪呼吸运动，减少肺照射体积。

2）质子放射治疗的器官保护：心脏剂量可降低50%。

八、不良反应及处理

近年来，随着放疗技术的进步，如调强放射治疗（IMRT）、三维适形放射治疗（3D-CRT）和容积弧形调强放射治疗（VMAT）等，MPM的放疗效果得到了显著提升，但放疗相关不良反应仍是临床关注的重点。

（一）急性不良反应（放疗期间或结束后3个月内）

1. 放射性肺炎（radiation pneumonitis，RP） RP是胸部放疗最常见的不良反应之一。其发生率与肺受照剂量相关，V_{20}＞20%时风险显著升高。传统放疗技术（如3D-CRT）的RP发生率较高，为15%～46%。然而，随着IMRT技术的广泛应用，RP的发生率显著降低，3～4级RP的发生率可降低至＜14%，5级（致死性）RP的发生率降低至＜6%。

（1）危险因素：高肺V_{20}/V_5剂量、同步化疗（如培美曲塞）、既往肺纤维化。采用质子放射治疗可降低风险（心脏平均剂量减少50%，肺V_{20}降低30%）

（2）临床表现：干咳、发热、呼吸困难，CT可见磨玻璃影或实变，严重时可导致呼吸衰竭。

（3）预防：优化放疗计划（肺V_{20}＜20%），4DCT模拟追踪呼吸运动。

（4）处理：对于轻度RP，可给予糖皮质激素治疗，如泼尼松0.5～1mg/(kg·d)，逐渐减量，并密切监测症状变化。对于重度RP，需住院治疗，使用大剂量糖皮质激素，并给予氧疗支持。激素无效者，可采用免疫调节剂，如托珠单抗（IL-6抑制剂）。

2. 放射性食管炎（radiation-induced esophagitis，RIE） RIE是胸部肿瘤（如食管癌、肺癌、纵隔恶性肿瘤等）放射治疗过程中常见的剂量限制性不良反应，主要与放疗剂量和照射范围有关，多见于根治性高剂量放疗（＞50Gy），尤其在同步化疗时发生率更高。其发生率在不同放疗技术（如三维适形放射治疗、调强放射治疗和质子放疗）中基本一致。

（1）危险因素：食管V_{50}＞30%、同步化疗。

（2）临床表现：患者可能出现吞咽困难、胸骨后疼痛、反酸等症状，严重者可出现食管溃疡、食管狭窄、硬化甚至气管食管瘘等并发症。

（3）预防

1）限制剂量：严格限制食管V_{50}（50Gy照射体积）＜30%，平均剂量＜34Gy。采用IMRT或质子放射治疗优化剂量分布，减少食管高剂量区。

2）同步放化疗调整：避免同步使用加重黏膜损伤的化疗药物（如多西他赛），或调整化疗时序（序贯治疗）。

（4）治疗

1）1～2级RIE：避免辛辣、酸性或硬质食物，推荐温凉流质或半流质饮食（如米汤、酸奶）。可使用黏膜保护，如硫糖铝混悬液（10ml，每日3次）或康复新液口服。

可使用利多卡因胶浆（2%浓度，5ml餐前含漱）或苯佐卡因含片镇痛。用含激素的漱口水（如地塞米松5mg＋生理盐水100ml漱口）进行抗感染治疗。口服维生素B_{12}或蜂蜜以缓解黏膜损伤。

2）3级RIE：可置入鼻饲管或胃造瘘（PEG）保证营养摄入，避免经口进食加重损伤。使用糖皮质激素，如泼尼松0.5mg/（kg·d），疗程1~2周，快速缓解炎症。采用生长因子，如重组人表皮生长因子（rhEGF）口服溶液（如依济复），促进黏膜修复。阿片类药物（如羟考酮缓释片）或加巴喷丁（神经病理性疼痛）可缓解疼痛。

3）4级RIE：禁食、禁水，胃肠减压，静脉营养支持。怀疑穿孔或瘘管时，立即行CT增强扫描或内镜检查。

3.皮肤反应　放疗相关皮肤反应是指放射线照射后引起的皮肤损伤，是放疗最常见的急性毒性反应之一。根据严重程度，可分为轻度（红斑、干燥）、中度（脱皮、水肿）和重度（溃疡、坏死）。发生率较高，85%~95%的患者会出现不同程度的皮肤反应，10%~20%的患者可能出现中度至重度皮肤反应，尤其是在高剂量放疗或联合化疗时。由于胸膜间皮瘤放疗通常涉及大面积照射，皮肤反应的发生率和严重程度可能更高。

（1）危险因素

1）治疗相关因素：高剂量放疗（＞60Gy）、大照射野或重叠照射、联合化疗或靶向治疗（如贝伐珠单抗）。

2）患者相关因素：皮肤敏感或既往有皮肤病病史、肥胖（皮肤皱褶处易发生反应）、吸烟或糖尿病（影响皮肤愈合能力）。

3）其他因素：放疗技术（如传统放疗比调强放疗更易引起皮肤反应）。

（2）临床表现：根据不良事件通用术语评价标准（Common Terminology Criteria for Adverse Events，CTCAE）v5.0分级标准，放疗相关皮肤反应可分为以下几级。

1级：轻度红斑或干燥。

2级：中度红斑、斑片状湿性脱皮、水肿。

3级：融合性湿性脱皮，除皱褶外，其他部位也有脱皮。

4级：皮肤坏死或溃疡，可能伴出血。

5级：死亡（罕见）。

（3）预防

1）皮肤护理：放疗期间保持皮肤清洁，使用温和的清洁剂和保湿霜（如凡士林、尿素霜）。

2）避免刺激：避免摩擦、搔抓、使用含酒精或香料的产品。

3）防晒：放疗区域避免阳光直射，使用广谱防晒霜（SPF 30以上）。

4）预防性用药：对于高风险患者，可考虑使用预防性药物（如米诺环素、皮质类固醇乳膏）。

（4）处理

1）轻度反应（1级）：①保湿：使用无刺激的保湿霜（如凡士林、尿素霜）。②局部抗炎：使用低效皮质类固醇乳膏（如氢化可的松）。③避免摩擦：穿宽松衣物，避免摩擦放疗区域。

2）中度反应（2级）：①局部治疗：使用中效皮质类固醇乳膏（如曲安奈德）。

②抗感染：如出现感染迹象（红肿、化脓），使用抗生素软膏（如莫匹罗星）。③湿敷：对于湿性脱皮，可使用生理盐水湿敷。

3）重度反应（3～4级）：①系统性治疗：口服或静脉注射皮质类固醇（如泼尼松）。②伤口护理：使用高级敷料（如水胶体敷料）促进愈合。③暂停放疗：如皮肤反应严重影响患者生活质量，可考虑暂停放疗或调整剂量。

（5）最新研究进展

1）新型敷料：研究表明，银离子敷料和水胶体敷料可有效促进放疗相关皮肤损伤的愈合。

2）靶向治疗联合放疗：部分靶向药物（如贝伐珠单抗）可能加重皮肤反应，需密切监测和调整治疗方案。

3）预防性干预：近期研究支持预防性使用米诺环素或低剂量皮质类固醇，以减少皮肤反应的发生率和严重程度。

（二）慢性不良反应（放疗结束后3个月以上）

1.放射性肺纤维化 放射性肺纤维化是指放疗后肺组织发生的慢性炎症和纤维化改变，通常在放疗结束后3～6个月开始出现，并可能持续进展数年。其病理特征包括肺泡壁增厚、胶原沉积和肺实质结构的破坏。放射性肺纤维化的发生率为10%～30%，因放疗剂量、照射范围和技术而异。由于胸膜间皮瘤放疗通常涉及大面积肺组织照射，放射性肺纤维化的发生率可能更高，可达30%～50%。其中5%～10%的患者可能出现严重的肺纤维化，导致显著的肺功能下降。

（1）危险因素

1）治疗相关因素：高剂量放疗（＞20Gy）、大照射野或双侧肺照射、联合化疗（如顺铂、培美曲塞）或免疫治疗。

2）患者相关因素：既往有肺部疾病（如慢性阻塞性肺病、间质性肺病）、吸烟史、年龄较大（＞65岁）。

3）其他因素：放疗技术（传统放疗比调强放疗更易引起肺纤维化）。

（2）临床表现：放射性肺纤维化的临床表现通常在放疗结束后数月逐渐出现，可出现进行性呼吸困难（最常见）、干咳、胸痛或不适、活动耐力下降等。肺部听诊可闻及爆裂音（Velcro啰音）。晚期可能出现杵状指和发绀。CT显示肺实质纤维化（网格状影、蜂窝状改变）、牵拉性支气管扩张和胸膜增厚。

（3）预防

1）优化放疗计划：采用调强放射治疗（IMRT）或质子放疗，减少正常肺组织的照射剂量。限制肺平均剂量（MLD）＜20Gy，V_{20}（接受20Gy以上剂量的肺体积）＜30%。

2）保护性药物：氨磷汀（amifostine）等放射保护剂可能减少肺损伤。抗氧化剂（如N-乙酰半胱氨酸）可能有一定保护作用。

3）生活方式干预：戒烟，鼓励肺康复训练，提高肺功能。

（4）处理

1）药物治疗

①皮质类固醇：用于急性放射性肺炎或早期纤维化，常用泼尼松，0.5～1mg/（kg·d），

逐渐减量。②抗纤维化药物：吡非尼酮（pirfenidone）和尼达尼布（nintedanib）已获批用于特发性肺纤维化，可能对放射性肺纤维化有效。③免疫调节剂：如沙利度胺（thalidomide）可能减轻纤维化进展。

2）对症治疗：支气管扩张剂（如沙美特罗）缓解呼吸困难。氧疗改善低氧血症。

3）非药物治疗

①肺康复训练：包括呼吸训练、有氧运动和肌肉强化，改善肺功能和生活质量。②氧疗：对于低氧血症患者，长期氧疗可改善症状和预后。③定期随访：监测肺功能（如肺活量、弥散功能）和影像学变化。

2. **放射性心脏损伤** 放射性心脏损伤是指放疗后心脏组织因放射线暴露而发生的急性和慢性损伤，包括心包炎、心肌纤维化、冠状动脉疾病、瓣膜病变和传导系统异常。其发生机制与内皮细胞损伤、炎症反应和纤维化相关。放射性心脏损伤的发生率为5%～20%，因放疗剂量、照射范围和技术而异。由于胸膜间皮瘤放疗可能涉及心脏邻近区域，放射性心脏损伤的发生率可能更高，尤其是在左侧胸膜间皮瘤放疗中。急性损伤（如心包炎）可能在放疗结束后数月内发生，而慢性损伤（如冠状动脉疾病、心肌纤维化）可能在放疗结束后数年甚至数十年出现。

（1）危险因素

1）治疗相关因素：高剂量放疗（>30Gy）、心脏照射体积较大（如 $V_{25}>10\%$）、联合化疗（如蒽环类药物、曲妥珠单抗）或靶向治疗。

2）患者相关因素：既往有心血管疾病（如冠心病、高血压）、吸烟、糖尿病或高脂血症、年龄较大（>60岁）。

3）其他因素：放疗技术（传统放疗比调强放疗更易引起心脏损伤）。

（2）临床表现：放射性心脏损伤的临床表现因损伤类型和严重程度而异。

1）急性损伤

①心包炎：胸痛、心包摩擦音、心包积液。②心肌炎：心律失常、心力衰竭。

2）慢性损伤

①冠状动脉疾病：心绞痛、心肌梗死。②心肌纤维化：心力衰竭、活动耐力下降。③瓣膜病变：瓣膜狭窄或关闭不全，听诊可闻及杂音。④传导系统异常：房室传导阻滞、束支传导阻滞。

（3）预防

①优化放疗计划：采用调强放疗（IMRT）或质子放射治疗，减少心脏照射剂量。限制心脏平均剂量（MLD）<20Gy，V_{25}（接受25Gy以上剂量的心脏体积）<10%。

②保护性药物：氨磷汀（amifostine）等放射保护剂可能减少心脏损伤。他汀类药物和 ACE 抑制剂可能具有心脏保护作用。

③生活方式干预：戒烟，控制血压、血糖和血脂。鼓励适度运动，改善心血管健康。

（4）处理

1）急性损伤

①心包炎：非甾体抗炎药（NSAID）或秋水仙碱缓解症状。严重心包积液需心包穿刺引流。②心肌炎：皮质类固醇（如泼尼松）减轻炎症。抗心律失常药物（如胺碘酮）控制心律失常。

2)慢性损伤

①冠状动脉疾病:抗血小板药物(如阿司匹林)、他汀类药物和β受体阻滞剂。必要时行经皮冠状动脉介入治疗(PCI)或冠状动脉旁路移植术(CABG)。②心肌纤维化:血管紧张素转化酶抑制剂(ACEI)或血管紧张素Ⅱ受体拮抗剂(ARB)类药物延缓纤维化进展。利尿剂和β受体拮抗剂治疗心力衰竭。③瓣膜病变:严重瓣膜病变需手术修复或置换。④传导系统异常:永久性起搏器置入治疗严重传导阻滞。

3.肋骨骨折与胸壁疼痛　胸膜间皮瘤放疗后肋骨骨折与胸壁疼痛是潜在的并发症,可能影响患者的生活质量和治疗效果,通常在放疗结束后数月到数年发生,属于晚期并发症。

放疗后由于骨组织受到放射线损伤,导致肋骨强度下降,发生病理性骨折,发生率为5%~15%,高剂量放疗(>50Gy)或大范围照射时发生率更高。胸壁疼痛发生率为20%~40%,通常与放疗后胸壁组织(包括肋骨、肌肉、神经)肋骨骨折、神经损伤或胸壁纤维化相关。

(1)危险因素

1)治疗相关因素:高剂量放疗(>50Gy)、大范围胸壁照射或重叠照射、联合化疗(如顺铂、培美曲塞)或靶向治疗。

2)患者相关因素:骨质疏松或骨密度降低、年龄较大(>60岁)、既往有肋骨骨折或胸壁手术史。

(2)临床表现

1)肋骨骨折:局部疼痛,常为持续性或活动时加重。触诊可发现局部压痛或骨擦感。影像学检查(X线、CT)显示肋骨骨折线或骨皮质不连续。

2)胸壁疼痛:疼痛性质多样,可为钝痛、刺痛或烧灼样疼痛。疼痛范围与放疗区域一致,可能伴有放射痛,可伴随胸壁肌肉僵硬或活动受限。

(3)预防

1)优化放疗计划:采用调强放射治疗(IMRT)或质子放疗,减少肋骨和胸壁的照射剂量。限制肋骨V_{30}(接受30Gy以上剂量的肋骨体积)<30%。

2)骨健康管理:补充钙剂和维生素D,预防骨质疏松。对于骨质疏松患者,可使用双膦酸盐(如阿仑膦酸钠)或地诺单抗(denosumab)。

3)生活方式干预:避免剧烈活动或外伤,减少肋骨骨折风险。鼓励适度运动,增强胸壁肌肉力量。

(4)处理

1)肋骨骨折

①镇痛治疗:非甾体抗炎药(NSAID,如布洛芬)或对乙酰氨基酚缓解轻度疼痛。阿片类药物(如吗啡)用于中重度疼痛。②固定与支持:使用胸带或绷带固定胸壁,减少活动时疼痛。③促进愈合:补充钙剂和维生素D。对于愈合缓慢的骨折,可使用低强度脉冲超声(LIPUS)促进骨愈合。

2)胸壁疼痛

①药物治疗:非甾体抗炎药(NSAID)或对乙酰氨基酚缓解疼痛。加巴喷丁或普瑞巴林用于神经性疼痛。局部外用药物(如利多卡因贴剂)缓解局部疼痛。②物理治疗:

热敷或冷敷缓解疼痛。胸壁肌肉拉伸和强化训练，改善活动能力。③神经阻滞：对于顽固性疼痛，可考虑肋间神经阻滞或胸椎硬膜外阻滞。

参考文献

［1］王绿化，朱广迎. 肿瘤放射治疗学［M］. 2版. 北京：人民卫生出版社，2021.

［2］Chad Tang，Ahsan Farooqi. 放射肿瘤学掌中宝［M］. 杨镨，王奇峰，张烨，岳金波，章文成，译. 北京：中国科学技术出版社，2024

［3］中国医师协会放射肿瘤治疗医师分会，中华医学会放射肿瘤治疗学分会，中国抗癌协会肿瘤放射治疗专业委员会. 中国食管癌放射治疗指南（2019年版）［J］. 国际肿瘤学杂志，2019，46（7）：385-398.

［4］邵丽华，张秋宁，田金徽，等. 食管癌临床指南和共识的质量评价［J］. 中国循证医学杂志，2020，20（5）：593-603.

［5］王程浩，韩泳涛. 2020年中国临床肿瘤学会《食管癌诊疗指南》解读［J］. 肿瘤预防与治疗，2020，33（4）：285-290.

［6］中国抗癌协会肿瘤营养专业委员会，中华医学会肠外肠内营养学分会，中国医师协会放射肿瘤治疗医师分会营养与支持治疗学组. 食管癌患者营养治疗指南［J］. 中国肿瘤临床，2020，47（1）：1-6.

［7］丘岳，张宏亮，黄振光，等. 肿瘤化疗致胃肠不适或恶心呕吐的预防用药临床指南系统评价［J］. 医药导报，2018，37（12）：1518-1523.

［8］杨从容，王军，袁双虎. 放射性食管炎的预防与治疗临床实践指南［J］. 中华肿瘤防治杂志，2023，30（6）：324-332.

［9］中国医师协会放射肿瘤治疗医师分会，李晔雄，王玉，等. 乳腺癌放射治疗指南（中国医师协会2020版）［J］. 中华放射肿瘤学杂志，2021，30（4）：321-342.

［10］国家癌症中心，国家肿瘤质控中心. 乳腺癌术后放疗靶区勾画和计划设计指南［J］. 中华放射肿瘤学杂志，2022，31（10）：863-878.

［11］中国抗癌协会乳腺癌专业委员会. 中国抗癌协会乳腺癌诊治指南与规范（2021年版）［J］. 中国癌症杂志，2021，31（10）：954-1040.

［12］中国抗癌协会乳腺癌专业委员会，中华医学会肿瘤学分会乳腺肿瘤学组. 中国抗癌协会乳腺癌诊治指南与规范（2024年版）［J］. 中国癌症杂志，2023，33（12）：1092-1186.

［13］蔡凌翼，陈涛，张晓琳，等. 基于基因组学视角的乳腺癌化疗耐药机制研究进展［J］. 中华全科医学，2023，21（12）：2005-2008.

［14］国家肿瘤质控中心乳腺癌专家委员会，中国抗癌协会乳腺癌专业委员会，中国抗癌协会肿瘤药物临床研究专业委员会. 中国晚期乳腺癌规范诊疗指南（2024版）［J］. 中华肿瘤杂志，2024，46（12）：1079-1106.

［15］李明，王强. 乳腺癌放疗后并发症的预防与处理［J］. 中国肿瘤临床，2024，51（15）：112-115.

［16］爱德华·C. 海普林，戴维·E. 沃泽，卡洛斯·A. 佩雷兹，等. Pere Z和Brady放射肿瘤学原理和实践［M］. 6版. 于金明，主译. 天津：天津科技翻译出版社，2019.

［17］王玉艳，何语灵，迟雨佳，等. 恶性胸膜间皮瘤内科治疗进展［J］. 中华结核和呼吸杂志，2022，45（1）：111-115.

［18］中国医师协会肿瘤多学科诊疗专业委员会. 中国恶性胸膜间皮瘤临床诊疗指南（2021版）［J］. 中华肿瘤杂志，2021，43（4）：383-394.

[19] 曾然，刘芳，杨锦，等. 晚期恶性胸膜间皮瘤免疫治疗进展[J]. 中华转移性肿瘤杂志，2022，5（1）：96-100.

[20] Nicholson AG, Tsao MS, Beasley MB, et al. IASLC consensus statement on molecular testing in thoracic cancers[J]. J Thorac Oncol, 2022, 17（12）：1364-1378.

[21] Husain AN, Colby TV, Ordóñez NG, et al. Guidelines for pathologic diagnosis of malignant mesothelioma: 2020 update of the consensus statement from the International Mesothelioma Interest Group[J]. Lancet Oncol, 2021, 22（12）：e542-e553.

[22] Zhang Y, Li X, Wang J, et al. Diagnostic accuracy and safety of CT-guided core needle biopsy for thoracic lesions: a meta-analysis[J]. J Vasc IntervRadiol, 2022, 33（5）：567-576.

[23] Smith J, Jones R, Brown T, et al. Submesothelial invasion in malignant pleural mesothelioma: histopathologic and molecular correlates[J]. Histopathology, 2023, 82（4）：567-578.

[24] 毛伟敏，陆舜，王俊，等. 恶性胸膜间皮瘤（MPM）诊治共识（2022，杭州）[J]. 中国肿瘤，2022，31（12）：941-951.

第6章
胸部肿瘤放射治疗临床护理

第一节 肺癌放射治疗护理

肺癌是我国发病率最高且增长速度最快的恶性肿瘤之一。其治疗方式包含手术、放疗、化疗、靶向治疗和免疫治疗等。其中，放射治疗是肺癌治疗的核心手段之一，肺癌的放射治疗主要包括术前放疗、根治性放疗和姑息性放疗。在放疗的整个过程中，护理人员通过规范化的教育干预和指导，帮助患者正确认识放射治疗，掌握应对不良反应的方法。这不仅能增强患者的治疗信心，减轻其身心痛苦，还能提升患者的生活质量。

一、肺癌放射治疗前护理

（一）病史采集

了解患者的病史、治疗情况及有无合并其他疾病。

1. 询问患者的基本情况：身高、体重，皮肤情况、睡眠习惯、大小便、活动情况、体力状况、阳性体征、心理状况等，是否存在既往病史、过敏史，评估患者各种检查及检验结果是否正常。
2. 进行常规营养风险筛查和营养评估。
3. 评估患者放疗具体方式、放疗部位、放疗剂量、有无放疗的禁忌证、不良反应及严重程度。
4. 评估原发肿瘤的生长位置、肿瘤的大小，有无转移灶部位，了解患者是否同期联合化疗和（或）其他抗肿瘤治疗，评估患者可能出现不良反应及可能出现的并发症。
5. 评估患者的专科体征，评估患者有无咳嗽、咳痰情况以及痰液的性状、量、颜色；有无呼吸困难；有无胸闷、胸痛情况；观察患者有无声音嘶哑情况。

（二）体格检查

一般检查包括体温、脉搏、呼吸、血压、疼痛、身高、体重等，专科检查包括检查患者的咳嗽、咳痰、咯血、胸闷、气紧、胸痛感、声音嘶哑等系统性的评估。

(三)放疗前准备

1.心理准备　放疗前医务人员向患者及其家属讲解放疗流程、注意事项等,帮助患者减少对放疗的恐惧和焦虑,树立战胜疾病的信心。

2.放疗前检查的准备

(1)病理检查:通过组织活检获取肿瘤样本后,由病理科医师进行诊断。

(2)影像学检查:患者在放疗前需接受全面的影像学检查,包括CT、MRI、超声、胸部X线检查及骨扫描等,以评估肿瘤的进展情况及是否发生转移。

(3)全身情况检查:包括抽血化验、心脏相关检查、肺功能检查、肝肾功能检查等。

3.医师准备　放疗医师对靶区进行勾画、校实、物理师设计具体的放疗计划,进行CT模拟定位、医师和物理师对放疗计划进行验证,同时进行放疗前的对症支持治疗、纠正患者一般状况等。

4.患者准备

(1)皮肤准备:评估放疗照射野部位,如放疗区域有未愈合伤口,一般待愈合后再放疗。

(2)营养支持:入院时常规行营养筛查和评估(表6-1、表6-2),存在风险患者进行进一步评估,积极进行营养干预,不存在营养风险患者并每周进行复评。鼓励患者进食高蛋白、高热量、高维生素、易消化、营养丰富的食物,少量多餐;避免进食带骨、坚硬、辛辣、腌制、油炸等食物,推荐采用煮、炖、烧的烹饪方法;放疗期间鼓励患者多饮水,每日饮水量2000～3000ml,促进毒素排出体外以减轻全身放疗反应。可少量饮用绿茶,以减轻射线对正常组织的辐射损伤,做好放射性口咽、食管黏膜反应以及消化系统反应的观察及指导。

表6-1　营养风险筛查(NRS2002)

患者资料

病区		床号		住院号	
姓名		性别		年龄	
身高/cm		体重/kg		体重指数(BMI)/(kg/m^2)	
血清白蛋白/(g/L)		临床诊断			

疾病严重程度评分

疾病的严重程度		分数	若"是"请打钩
正常营养需要量	没有	0	
营养需要量轻度提高:髋关节骨折、慢性疾病有急性并发症者(肝硬化、慢性阻塞性肺病、血液透析、糖尿病、一般肿瘤患者)	轻度	1	

续表

疾病的严重程度		分数	若"是"请打钩
营养需要量中度增加：腹部大手术、脑卒中、重症肺炎、血液恶性肿瘤	中度	2	
营养需要量明显增加：颅脑损伤、骨髓移植、APACHE＞10的ICU患者	重度	3	
	合计		

营养状况受损评分

营养状况指标（单选）		分数	若"是"请打钩
正常营养状态	没有	0	
3个月内体重丢失＞5%或食物摄入比正常需要量低25%～50%	轻度	1	
一般情况差或2个月内体重丢失＞5%，或食物摄入比正常需要量低50%～75%	中度	2	
BMI＜18.5kg/m² 且一般情况差，或1个月内体重丢失＞5%（或3个月体重下降15%），或者前1周食物摄入比正常需要量低75%～100%	重度	3	
	合计		

年龄评分

年龄超过70岁者总分加1分	1

营养风险筛查评估结果

营养风险筛查总分

处理

□总分≥3分：患者有营养不良的风险，需营养支持治疗

□总分＜3分：若患者将接受重大手术，则每周重新评估其营养状况

执行者：时间：

注：NRS 2002评分≥3分，则提示患者存在营养风险，应转介营养医师进行营养评估，并制订和实施营养治疗计划。对于表中没有明确列出诊断的疾病参考以下标准，依照调查者的理解进行评分（1分：慢性疾病患者因出现并发症而住院治疗。患者虚弱但不需要卧床。蛋白质需要量略有增加，但可通过口服补充来弥补。2分：患者需要卧床，如腹部大手术后。蛋白质需要量相应增加，但大多数人仍可以通过肠外或肠内营养支持得到恢复。3分：患者靠机械通气支持。蛋白质需要量增加而且不能被肠外或肠内营养支持所弥补。但是通过肠外或肠内营养支持可使蛋白质分解和氮丢失明显减少）

表6-2 患者主观整体评估表（PG-SGA）

第一部分　患者自评部分

1. 体重（见工作表1）
目前我的体重是____kg，身高__m
1个月前我的体重是____kg
6个月前我的体重是____kg
近2周内体重：
□减轻（1）□没有变化（0）□增加（0）

第1项评分：____分

2. 进食情况
在过去1个月里，我的进食情况与平时情况相比：□无改变（0）□比以往多（0）□比以往少（1）
我目前进食：
□正常饮食（0）
□正常饮食，但比正常情况少（1）
□少量固体食物（2）□只能进食流质（3）
□只能口服营养制剂（3）
□几乎吃不下什么（4）□只能通过管饲或静脉营养（0）

第2项评分：____分

3. 症状
近2周，我有以下问题影响我摄入足够的饮食：
□吃饭没有问题（0）□无食欲，不想吃（3）
□恶心（1）□呕吐（3）□便秘（1）□腹泻（3）
□口腔溃疡（2）　□口干（1）
□食品没味（1）□食品气味不好（1）
□吞咽困难（2）
□一会儿就饱了（1）
□疼痛（部位）（3）
□其他（如抑郁、经济、牙齿）（1）

第3项评分：____分

4. 活动和身体功能
在过去的1个月，我的活动：
□正常，无限制（0）
□不像往常，但还能起床进行轻微活动（1）
□多数时候不想起床活动，但卧床或坐椅时间不超过半天（2）
□几乎干不了什么，一天大多数时间都卧床或坐在椅子上（3）
□几乎完全卧床，无法起床（3）

第4项评分：____分

第1～4项的合计评分（A）：____分

工作表1——体重变化

1个月内体重下降	评分	6个月内体重下降
≥10%	4	≥20%
5%～9.9%	3	10%～19.9%
3%～4.9%	2	6%～9.9%
2%～2.9%	1	2%～5.9%
0～1.9%	0	0～1.9%
2周内体重下降	1	

第二部分　医务人员评价部分

5. 疾病与营养需求的关系（见工作表2）
相关诊断__癌症__年龄__岁
原发疾病的分期 □Ⅰ □Ⅱ □Ⅲ □Ⅳ；其他

第5项评分（B）：____分

工作表2——疾病评分

疾病	评分
癌症	1
艾滋病	1
呼吸或心脏病恶病质	1
存在开放性伤口或肠瘘或压疮	1
创伤	1
年龄超过65岁	1

6.代谢需求

应激	无（0分）	轻（1分）	中（2分）	重（3分）
发热	无	37.2～38.3℃	38.3～38.8℃	>38.8℃
发热持续时间	无	<72h	72h	>72h
是否用激素	无	低剂量	中剂量	大剂量

□无应激　□低度应激　□中度应激　□高度应激

第6项评分（C）：____分

7.体格检查
□无消耗（0分）　□低度消耗（1分）　□中度消耗（2分）　□高度消耗（3分）

第7项评分（D）：____分

8.PG-SGA总分（A+B+C+D）：____分

9.PG-SGA分级　　　　　□A营养良好（0～1分）□B可疑或中度营养不良（2～8分）
　　　　　　　　　　　□C重度营养不良（≥9分）

10.营养支持的推荐方案　□0～1分（暂不干预，1个疗程后再次评估）
　　　　　　　　　　　□2～3分（由营养师对患者及其家属进行营养指导）
　　　　　　　　　　　□4～8分（需要营养干预和对症治疗）
　　　　　　　　　　　□≥9分（迫切需要改善状况的治疗和营养干预）

护士签名：

（3）口腔卫生：患者应该保持良好的口腔卫生，用软毛牙刷刷牙，以减少口腔感染的风险。每日2次软毛牙刷刷牙；每次进食后立即漱口，保持口腔清洁，推荐的漱口方法为：将漱口液含在嘴里做鼓腮动作，让液体在口腔内来回冲击，每次含漱3～5min，建议每日漱口约15次。口腔反应严重时可用破壁机将食物打成匀浆膳，或者使用胃管/造瘘管保证营养摄入。

二、肺癌放射治疗中护理

（一）肺癌的放射治疗中引起放射性肺炎的评估和护理措施

放射性肺炎一般发生在胸部放疗后的4～12周，发生率为10%～30%，若不加干预可能导致患者肺部纤维化，极大影响患者的预后和生活质量。早期放射性肺炎的临床症状多以咳嗽、胸闷、气短为主，症状较轻的患者一般只在用力活动后发生气短，所以很容易被忽略，但严重的患者在平静的状态下也会出现明显的呼吸困难。一些肺部合并感染患者会出现发热、胸痛、呼吸困难等反应。约50%患者伴有发热，多发生在咳嗽、气短等症状出现前，体温介于37.0～38.5℃。若不及时对症处理，患者会出现肺广泛纤维化，大量纤维化组织代替肺泡，肺换气功能严重受损，出现严重呼吸困难、酸中毒，进而出现肺源性心脏病、呼吸衰竭，甚至死亡。在放疗阶段注意观察放疗副反应，及早发现症状，及时处理。

1.放射性肺炎的评估　根据《放射相关性肺炎中国专家诊治共识（2022版）》的诊疗建议，见表6-3。

表6-3 放射相关性肺炎中国专家诊治共识

等级	发生率	临床表现	治疗
Ⅰ级	20%～24%	存在干咳症状，但经过药物治疗可有效缓解干咳，患者经过治疗后依然会发生轻微的干咳。部分患者患病后会出现呼吸功能障碍，在患者熬夜、剧烈运动后会呈现呼吸困难的情况	无须治疗 观察是否出现症状 病情进展按2级及以上处理
Ⅱ级	18%～22%	出现长达1周以上的持续性咳嗽，患者必须服用具有麻醉性质的药物	症状明显，需口服糖皮质激素治疗 有感染依据时，建议尽早抗感染治疗 病情进展或治疗48～72 h未改善，按照3级及以上处理
Ⅲ级	7%～16%	出现明显的咳嗽，需用具有麻醉性质的药物进行治疗，咳嗽难以停止，具有显著的呼吸困难症状，患者需给予氧气、激素药物等辅助治疗手段	静脉使用糖皮质激素，推荐使用地塞米松或甲泼尼龙 抗感染治疗：根据痰培养及药敏结果调整用药，并需警惕肺部真菌感染 氧疗，必要时辅助通气；病情改善达到2级及以下，按2级RP处理
Ⅳ级	2%～4%	患者肺部功能严重受损，呼吸困难，难以自行呼吸，需持续吸氧或通气治疗	治疗48～72h后病情未改善，可适当增加激素等，调整治疗方案

2.放射性肺炎的护理措施　Ⅰ级放射性肺炎无明显症状，不需要进行治疗，定期进行肺功能检查，注意观察患者症状。当进入Ⅱ～Ⅳ级，有咳嗽、发热、运动后呼吸困难（Ⅱ级症状），严重时静息状态呼吸困难和呼吸衰竭（Ⅲ～Ⅳ级）等症状，需要立即前往医院呼吸内科就诊（治疗初期，建议每周复查）。

（1）饮食护理：补充充足优质蛋白质、充足热量，多食用新鲜蔬菜与水果，多食用含铁丰富的食物（猪肝、猪血、瘦肉等），维生素C含量高的食物，如西红柿、苦瓜、葡萄柚、猕猴桃等。

（2）呼吸功能锻炼：包括缩唇呼吸（嘴唇呈吹蜡烛状，用鼻深吸气3s→缩唇缓慢呼气4～6s、腹式呼吸（平躺或坐姿，一手放腹部，一手放胸口，缓慢用鼻吸气，腹部鼓起（胸口不动）→缩唇如吹口哨缓慢呼气，腹部下陷，吸气时腹部隆起，呼气时收缩），每日3～4组，每组5～10min。

（3）保持房间洁净安静：清洁卫生、空气流通，定期开窗换气；患者外出时应佩戴口罩。

（二）肺癌放疗中营养状况评估及护理

肺癌患者接受放疗后，易出现放射性食管炎、进食后疼痛、胃肠功能紊乱、食欲下降、体重降低等情况，这是由于放射线导致的局部黏膜损伤，引起食管黏膜充血、水肿，食管进一步狭窄，患者自身感觉不适症状有所加重，这会大大影响患者治疗的信心。一般多为暂时现象，随着放疗时间的延长，肿瘤组织的退缩，便可自行缓解。整个放疗期间定期复查患者的各项营养指标,动态调整营养方案,通过鼻饲管对患者进行个体化肠内营养支持,全面保证患者放疗期间的营养需求。详见食管癌放射性食管炎的护理。

(三)评估检查定位标记线,保证标记清晰

每日评估定位的标记线是否清晰,定位处的贴膜是否粘贴完好;如标记线不清晰时及时找医师补画,以免影响放疗精准性。

(四)定期监测血常规情况

骨髓抑制是指放射线照射之后骨髓的造血功能抑制,使人体内的红细胞、白细胞、血小板等出现不同程度的下降。

1. 评估 患者血常规是否出现骨髓抑制,根据分级采取相应的治疗及护理措施。

2. 护理措施 常规每周检查血常规1~2次,根据监测结果遵医嘱使用相关药物辅助治疗;当白细胞降低时,应避免感冒,避免去人多的地方,预防感染;当红细胞降低,出现贫血症状时,指导患者多进食动物内脏(如猪肝)、菠菜等含铁丰富食物;血小板低的患者注意预防出血、勿碰撞防跌倒,多食蔬果预防便秘,避免剧烈咳嗽、打喷嚏等导致腹压增加的诱发因素;必要时可遵医嘱使用药物治疗或输血,并注意血压变化;加强营养支持,多食排骨汤、鲫鱼汤、牛奶、鸡汤、甲鱼、虾仁等;每日用紫外线灯消毒房间2次,纠正骨髓抑制后可适当进行活动和锻炼。

(五)放疗中其余不良反应的评估及护理措施

1. 评估患者放射野皮肤情况 放射性皮炎是由放射线照射引起的皮肤黏膜炎症性损害,表现为放疗部位的皮肤颜色发红、变黑、干性脱皮、瘙痒等。放疗前应向患者说明保护照射野皮肤对预防皮肤反应的重要性。放疗3~4周肺癌患者会出现头发脱落、局部皮痒等病症,肺癌放疗期间护理要注意保护照射野皮肤清洁干燥,避免过度刺激,防止日晒、手抓等。

护理措施如下。

(1)采用合适的放疗方式,调强放射治疗(IMRT)可降低急性放射性皮肤损伤的严重程度。

(2)外科伤口愈合以后才能开始放射治疗。

(3)放疗期间在放疗区域使用自粘性软聚硅酮薄膜敷料,能有效预防2级以上急性放射性皮肤损伤的发生。

(4)指导患者进行日常皮肤护理,具体如下:照射野(区域)减少皮肤清洗,必要时可淋浴,勿用肥皂、沐浴露等,水温不宜过冷或过热,用纯棉毛巾轻轻拍干,不可用力揉搓,防止擦伤皮肤;禁止游泳局部皮肤切忌用手指搔抓甚至剥皮,经常修剪指甲,勤洗手,并避免外伤;胸背部、腹部、盆腔放疗的患者应选择宽大柔软的全棉内衣;头颈部放疗患者应穿宽松、柔软的低领或无领易吸汗织物或棉质衣物;放疗局部皮肤避免粗糙毛巾、硬衣领、首饰的摩擦;放射野位于腋下、腹股沟、颈部等多汗、皱褶处时,要保持清洁、干燥,室温不宜过高,避免出汗,可在室内适当暴露通风;治疗区域皮肤避免冷、热刺激,如热敷、冰袋等;避免治疗区域皮肤阳光直射,夏天建议身携带遮阳

伞，头部放疗的患者外出要戴帽子，颈部放疗患者外出戴围巾；局部放疗的皮肤禁用碘酒、酒精等刺激性药物，不可随意涂抹药物、护肤品、化妆品；在治疗区域避免使用橡皮胶带或绷带。

2.评估有无放射性食管损伤　观察患者有无吞咽困难，进食或空咽唾液时吞咽疼痛，抑或与吞咽无关的持续性胸骨后疼痛，有无胸部剧痛、呛咳、呼吸困难或恶心、呕吐等症状。若患者出现剧烈胸背疼痛、发热和白细胞计数升高，警惕食管穿孔的发生。

护理措施如下。

（1）心理干预：消除患者紧张、焦虑不安的情绪，为患者提供关于放射性食管损伤的相关知识，包括症状、治疗方法及可能的恢复过程，这有助于患者更好地理解自身的状况，减少不必要的担忧。

（2）教导患者使用放松技巧，如深呼吸、渐进性肌肉放松等，帮助患者在遇到疼痛或不适时能够有效地管理自己的情绪。

（3）饮食干预：指导患者进食高热量、高蛋白、高维生素且易于吞咽的软食、半流质或流质饮食，少量多餐，避免过硬、油炸、过热、过咸以及酸、辣等粗糙、刺激性食物。

（4）营养干预：给予饮食指导，遵医嘱选择肠内、肠外营养支持治疗，保证患者每日的营养摄入量。

（5）症状干预：缓解患者吞咽疼痛、进食梗阻的症状。

（6）健康教育：包括用药宣教、营养教育、其他放疗相关不良反应。

3.评估有无放射性气管损伤　评估患者有无发热、咳嗽、胸闷、胸痛、呛咳等症状，肺部听诊有无干、湿啰音。

护理措施：详见肺癌放疗并发症的观察与护理。

4.评估有无放射性心脏损伤　最常见表现为心包积液，评估患者有无发热、胸闷、心包摩擦音等急性期表现；评估患者有无呼吸困难、干咳、颈静脉高压、肝大等慢性期表现。

护理措施：详见放射性胸腺瘤和胸腺癌放射治疗并发症的观察和护理。

三、肺癌放射治疗后护理

1.保证充足的睡眠和休息　调整睡眠，保持正常的生物钟，避免中重度体力劳动。

2.皮肤护理　详见放疗中皮肤护理。

3.保证营养，适当饮食　在治疗过程中，患者可能出现食欲下降的情况，可进食清淡可口、易于消化、富有营养的饮食，特别是高蛋白、高维生素的饮食，采用少食多餐的办法，尽量多进食。

4.预防感冒及出院指导　放疗过程中及放疗后6个月内应预防受凉感冒，防止诱发放射性肺炎，避免到人群聚集区，出院后若出现发热、咳嗽、胸闷等症状应及时就医。坚持呼吸功能锻炼，根据身体情况适当运动。定期复查、随访。一般在放疗结束后1个月进行第1次以后1年内每3个月随访1次，2年后3～6个月1次，期间有任何不适，及时就诊。

四、肺癌放射治疗并发症的观察和护理

(一) 放射性肺炎

放射性肺炎是由于电离辐射引起肺细胞的组织病理学反应所致,包括肺泡充血、渗出、肿胀和间质水肿等病理改变。此外,个体对放射线的敏感性、肺部的原有疾病(如肺炎、慢性支气管炎等),以及放射治疗的剂量、照射方法、照射面积和照射速度等因素,均可能影响放射性肺炎的发生和严重程度。

1.放射性肺炎的临床表现　放射性肺炎是肺癌放疗常见的并发症之一,按照出现时间的早晚可以分为急性放射性肺炎和晚期放射性肺炎。

急性放射性肺炎通常发生在放疗后的1~3个月,临床表现多样,轻症患者可能无症状或轻微症状,炎症可自行消退,其主要表现有:①咳嗽,多为刺激性干咳,无痰或少痰,程度随着病情的发展而加重;②发热,由于电离辐射造成正常肺组织损伤引发无菌性炎症,刺激体温调节中枢,导致发热,多为低热,但严重时也可能出现高热;③气促和胸闷,放射性肺炎可能导致呼吸困难、低氧血症、影响气体交换,导致缺氧,进而引起胸闷、气短,通常在活动后加剧;④胸痛,伴随咳嗽或深呼吸,可能出现针刺样胸痛。随着病情的进展,还可能出现呼吸困难、不能平卧、咳血痰等症状。

晚期放射性肺炎通常发生于放疗后6个月以后。这一阶段的放射性肺损伤也被称为放射性肺纤维化。除了表现为呼吸困难、咳嗽、发热、胸痛等症状外,晚期放射性肺炎还可能出现全身乏力、虚弱、疲倦、食欲下降等症状,甚至出现杵状指、慢性肺源性心脏病、胸腔积液、自发性气胸、肺动脉高压等并发症,并可能出现发绀、端坐呼吸、颈静脉扩张、肝大等体征。

2.放射性肺炎分级标准　见表6-4。

表6-4　放射性肺炎分级标准

评估标准	0级	1级	2级	3级	4级	5级
NCI CTCAE V5.0	无临床症状,无影像学相关表现	无临床症状,仅有轻微影像学表现	轻度临床症状,不影响日常活动	明显临床症状,影响活动,需支持治疗	可能危及患者生命,需辅助通气	死亡
RTOG急性放射损伤分级	无症状	轻度干咳或劳累性呼吸困难	持续性咳嗽需麻醉性镇咳剂缓解,轻微活动即呼吸困难,但休息时无	严重咳嗽,麻醉性镇咳剂无效,休息时呼吸困难,有急性肺炎的临床表现或放射影像学改变,需间断吸氧或激素治疗	严重呼吸困难,需持续吸氧	
RTOG慢性放射损伤分级	无症状	无症状或轻微症状(如干咳),放射影像学轻微改变	中度症状(剧烈咳嗽、低热),放射影像学斑片状浸润改变	严重症状,放射影像学有致密阴影	严重呼吸困难,需持续吸氧或辅助呼吸	

注:NCI,美国国家癌症研究所;CTCAE,不良事件通用术语标准;RTOG,放射治疗肿瘤协作组

3.放射性肺炎的观察要点

（1）呼吸状况：注意观察患者的呼吸频次深浅及节律、氧饱和度等。如出现口唇发绀、呼吸困难等症状，应立即采取相应措施，如取半卧位、给予氧气吸入等，以缓解症状。

（2）体温变化：发热是放射性肺炎的主要症状之一，因此需要每日观察患者的体温变化。对于轻度发热，可采取物理降温措施，如30%酒精或温水擦浴；对于高热患者，则需遵医嘱使用退热药物，并观察药物疗效及副反应。

（3）咳嗽与痰液：注意患者咳嗽的变化和伴随症状，观察痰液的性状、量及颜色。对有痰不易咳出者，可协助患者叩击背部，由下往上、由外向内帮助排痰；必要时可遵医嘱使用化痰药物或进行雾化吸入治疗。

（4）药物反应：放射性肺炎患者可能需要使用大剂量抗生素、激素等药物进行治疗。在使用过程中，要密切观察药物的不良反应，如胃部不适、大便颜色改变、面色潮红、皮肤痤疮等，并及时进行处理。

（5）血常规监测，观察患者血常规变化，每周复查，出现异常及时处理。

4.放射性肺炎的护理措施

（1）保持室内空气清新：确保患者处于干燥、通风良好的环境中，室内温度保持在18～20℃，湿度维持在60%～65%，以避免吸入更多的放射性物质或其他有害物质。

（2）呼吸道护理：保持呼吸道通畅，定期帮助患者翻身、拍背，以促进痰液排出。对于有痰不易咳出的患者，可轻拍背部协助排痰。

（3）进行呼吸功能锻炼：指导患者进行深呼吸、缩唇呼吸、腹式呼吸法等呼吸训练，有助于清除肺部痰液，保持呼吸道通畅。呼吸功能锻炼方法如下所述。

1）腹式呼吸：患者取仰卧位，两膝弯曲，放松腹肌，减少腹部肌肉的紧张度。在开始呼吸之前，确保全身肌肉放松，特别是腹部和胸部的肌肉。通过鼻子缓慢吸气，在吸气时，膈肌收缩，腹部向外膨胀，可以感觉到腹部的手有上升感。呼气时用鼻子缓慢呼气，在呼气时，膈肌放松，腹部向内收缩，可以感觉到腹部的手有下降感。尽量排出肺内最多的气体，做到"深而慢"的呼吸。腹式呼吸每次锻炼宜连续重复8～10次，每日练习2～3次。增强膈肌运动，改善异常呼吸模式。减少呼吸辅助肌肉的使用，降低呼吸能耗。

2）缩唇呼吸：患者采用自主体位，先用鼻吸气再用口呼气。呼气时尽量将口唇缩拢似吹口哨状，持续缓慢呼气，呼与吸的比例为2∶1或3∶1。缩唇呼吸每次锻炼宜持续10～20min，每日练习2～3次。缩唇呼吸可以减轻或阻止小气道过早闭合，增加气道阻力，有利于促进肺泡扩张和肺泡内气体交换，减少肺内残气量，提高气体交换效率。

3）全身呼吸锻炼操：①患者平静呼吸。开始前，患者先进行平静呼吸，以达到放松状态。②立位吸气，再前倾呼气。患者站立，吸气时挺胸，呼气时前倾，有助于深度呼吸。③单举上臂呼气，再双手压腹行腹式呼吸。单手上举时呼气，同时用另一只手轻压腹部，进行腹式呼吸。④平举上肢吸气，双臂下垂呼气。双臂平举时吸气，双臂自然下垂时呼气，这个动作有助于打开胸腔。⑤平伸上肢吸气，双手压腹呼气，再双手压腹行腹式呼吸。双臂前伸时吸气，双手压腹时呼气，再次进行腹式呼吸。⑥抱头吸气，转体呼气。双手抱头时吸气，转体时呼气，这个动作有助于增加肺活量。⑦立位，上举上臂吸气，蹲位呼气。站立时上举上臂吸气，蹲下时呼气，这个动作有助于增强腹部和腿部肌肉。⑧缩唇呼气。通过缩唇慢慢呼气，增加呼气阻力，有助于肺泡内气体的充分交换。⑨平静呼吸及放松。最后，患者恢复到平静呼吸状态，进行放松，结束锻炼。这套全身呼吸锻炼操通过结合不同的呼吸方式和身体动作，旨在提高患者的呼吸功能，增强肺活量，改善气体交换，同时也有助于放松身体和减轻压力。患者可以根据自己的身体状况和能力，逐步增加动作的难度和持续时间。在开始任何新的锻炼计划之前，建议先咨询医师或专业的康复治疗师。

（4）饮食调整：提供清淡、易消化的饮食，以高蛋白、高热量为主，多进食新鲜蔬菜水果，补充维生素，避免刺激性食物如辣椒、酒精等。鼓励患者多喝水，保持身体水分充足，有助于排出体内的放射性物质。

（5）病情监测：密切观察患者的病情变化，包括呼吸频率、体温、咳嗽等症状的变化。如有异常，应及时向医师报告并采取相应的护理措施。

（6）预防感染：严格执行无菌操作，保持病房环境的清洁和通风，避免交叉感染的发生。同时，注意定时更换衣服、床单、被褥，保持患者皮肤及口腔的清洁。

（7）药物护理：遵医嘱给予患者药物治疗，如口服或静脉滴注激素类药物等，并观察药物的疗效及副反应。在使用药物过程中，要确保患者按时、按量服药，并告知患者药物的作用及注意事项。

（8）心理疏导：给予患者充分的心理支持和疏导，帮助他们保持良好的精神状态，树立战胜疾病的信心。家人也应多陪伴患者，给予其生活上的照顾和关心。

（二）放射性食管炎

放射性食管炎多发生于肺癌、食管癌、甲状腺癌、下咽癌等，主要表现：进食梗阻、吞咽疼痛、进食困难、胸骨后疼痛、烧灼感等。

放射性食管炎的分级、表现及护理详见食管癌放射治疗并发症的观察和护理。

（三）放射性皮肤反应

放射性皮肤损伤是由于放射治疗对皮肤组织的损害所引起的。人体皮肤更新快，对放射线中度敏感，放射性皮肤反应是放疗常见的不良反应之一，其发生率高达90%以上，尤其好发于皮肤褶皱多汗处。

放射性皮肤反应的分级、观察及护理详见食管癌放射治疗相关并发症及护理。

（四）骨髓抑制

骨髓抑制分级、表现、观察要点及护理详见食管癌放射治疗并发症的观察和护理。

（五）放射性心脏损伤

心脏作为肺的邻近器官，在肺部放疗的过程中也容易被射线损伤。放射性心脏损伤的表现、观察要点及护理详见食管癌放射治疗并发症的观察及护理。

（六）放射性气管损伤

放射性气管损伤是肺癌放疗中可能出现的并发症之一，当射线累及气管、支气管时，可能造成气管、支气管黏膜的炎症和损伤，可导致放射性气管炎。肺癌放疗患者放射性气管炎一般出现在放射治疗后1～2个月为急性期，而慢性期往往发生于放疗9个月后。

1.放射性气管损伤的表现

（1）咳嗽、咳痰、呼吸困难等症状。

（2）患者可能会表现出原有呼吸道症状加重和（或）新的临床表现。例如，咳嗽和咳痰的频率和程度随着病情加重而增加，如出现低氧血症和新发呼吸衰竭。

（3）体格检查可能包括胸膜摩擦音或湿啰音。

（4）实验室检查有时会发现中性粒细胞比例增高。

2.放射性气管损伤的观察要点

（1）症状监测：注意患者是否出现咳嗽、咳痰、呼吸困难等症状。

（2）体格检查：检查患者是否有胸膜摩擦音或湿啰音，这些体征可能提示放射性气管炎的存在。

（3）血常规监测：定期监测患者的中性粒细胞比例，有时可能会发现增高，这可能与炎症反应有关。

（4）借助影像学检测：如CT和支气管镜检查。

3.放射性气管损伤的护理

（1）保持室内空气湿度，给予患者吸氧，遵医嘱使用抗炎、止咳、平喘等药物，密切观察病情变化。

（2）活动指导：避免过度活动，避免接触烟雾、花粉等过敏原，以减少对气管的刺激。

（3）饮食调整：放疗期间，患者应选择清淡、易消化的食物，避免过热、过冷或刺激性食物，以免加重食管炎症状。可以适量进食温食和流食，减轻对食管的刺激。

（4）药物治疗：对于放射性气管炎等严重副作用，应及时就医，在医师的指导下使用抗生素、激素等药物治疗。同时，适当增加蛋白质、热量的摄入，增强身体抵抗力。

（5）心理护理：医护人员经常与患者交流，适时传递一些有关癌症和治疗方面的知识，帮助患者正确对待疾病。在医师的治疗方案确定后护士要主动告知患者，并讲解放疗过程中的注意事项和配合要点。护士在与患者交谈和进行各项护理活动中，应以稳重的举止、和蔼的态度、娴熟的技术给患者以心理支持，增强其与病魔做斗争的信心和勇气，使其处于接受治疗的最佳心理状态。

（七）其他肺癌放疗副反应及并发症

1.颅内压增高　常见于肺癌脑转移放疗的患者。

（1）颅内高压的症状表现

1）头痛：是最常见的症状，初期可能较轻，随后可能会加重，并呈现持续性、阵发性加剧的特点。

2）呕吐：不如头痛常见，典型表现为喷射性呕吐。

3）视盘水肿：可能有视力改变，早期视力可能不受影响，但随着水肿加重，可能出现视力下降、视野缺损。

4）生命体征改变：早期机体代偿性出现血压升高、脉压增大、脉搏慢而有力、呼吸深而慢（二慢一高），这种典型的生命体征改变称为库欣（Cushing）反应。

5）脑疝：急性和慢性颅内压增高者均可以引起脑疝。急性颅内压增高发生较快，有时数小时内就可以出现，而慢性颅内压增高发生缓慢，甚至可能不发生。

6）其他症状：患者可能会出现头晕、耳鸣、烦躁不安、嗜睡、癫痫发作、展神经麻痹、复视等症状。

（2）颅内高压的观察要点

1）生命体征监测：监测血压、脉搏、呼吸频率和体温，特别注意是否存在库欣反应，即血压升高、脉搏缓慢有力、呼吸深慢。

2）意识状态评估：观察患者的意识水平，是否有嗜睡、昏迷或意识模糊等症状。

3）神经系统检查：检查患者的神经反射，包括膝反射、踝反射等，以及是否存在病理反射。评估患者的肌力和肌张力，观察是否有肢体无力或瘫痪。

4）视力和视野检查：监测视力变化，检查视野是否有缺损。注意视盘水肿的迹象，这是颅内高压的常见体征。

5）头痛和呕吐：观察头痛的性质、频率和强度，以及是否伴有呕吐。注意呕吐的特点，如喷射性呕吐可能与颅内高压有关。

6）脑疝迹象：监测是否有脑疝的迹象，如瞳孔不等大、眼球运动障碍等。

7）脑膜刺激征：检查是否有脑膜刺激征，如颈强直、Kernig征和Brudzinski征。

8）认知和行为变化：观察患者的认知功能和行为变化，是否有记忆力减退、定向力障碍或性格改变。

9）癫痫发作：注意是否有癫痫发作，这可能是颅内高压的表现之一。

10）其他症状：观察是否有头晕、耳鸣、烦躁不安、嗜睡等症状。

11）影像学检查：定期进行头部CT或MRI检查，以评估颅内病变的情况和颅内压的变化。

12）实验室检查：定期检查血常规、电解质、肝肾功能等，以评估患者的全身状况。

13）治疗反应：观察患者对治疗的反应，如药物治疗、手术减压等，以及是否有并发症发生。

（3）颅内高压患者的护理

1）指导患者保持安静、心态平和、避免情绪激动，卧床休息，并抬高床头15°～30°，以利于颅内静脉回流，减轻脑水肿。对于昏迷患者，应取侧卧位，便于呼吸道分泌物排出。

2）密切观察患者意识、瞳孔及生命体征变化，注意原有症状是否加重。一旦发现急性颅内压增高表现，应立即给予处理。

3）保持呼吸道通畅，持续或间断给氧，减轻脑水肿，降低颅内压。对于意识障及排痰困难患者，应配合医师尽早行气管切开术。定时为患者翻身叩背，防止肺部并发症。

4）及时控制抽搐发生，避免情绪激动、剧烈咳嗽、便秘等，防止和控制癫痫发作，以免加重脑缺氧和脑水肿，并防止患者发生坠床、窒息等意外。

5）每日补液量不超过2000ml，保持尿量每日不少于600ml，并记录24h出入量。

6）观察患者应用脱水剂的反应，密切监测电解质情况，防止低钠、低钾、急性心力衰竭和肺水肿的发生。

7）避免用力排便，便秘者给予缓泻剂或低压少量液体灌肠。

2.上腔静脉压迫综合征　肺部肿瘤侵犯或压迫上腔静脉时，血管管腔变窄，导致上半身血液回流受阻。

（1）上腔静脉综合征的症状表现

1）症状

①呼吸困难：由于上腔静脉受阻，血液回流受阻，可能导致肺循环压力增加，引起呼吸困难。

②咳嗽、胸痛：可能与胸腔内压力增加或肺部充血有关。

③面部和颈部肿胀：血液回流受阻导致面部和颈部组织液积聚，引起肿胀。

④眶周水肿：眼部周围组织液积聚，可能导致眼睑肿胀，结合膜充血，有时伴有眼球突出。

⑤咽喉部水肿：可能导致吞咽困难。

⑥手臂肿胀：上肢血液回流受阻，导致手臂肿胀。

⑦脑水肿与颅内压增高：可能引起头痛、眩晕、惊厥及视觉与意识障碍。

2）体征

①颈静脉扩张：颈部静脉因血液回流受阻而扩张。

②胸壁静脉扩张：胸部静脉因血液回流受阻而扩张，可能呈现曲张状态。

③面部水肿、面部充血、发绀：面部组织液积聚，导致水肿和充血，严重时可能出现发绀（皮肤呈现青紫色）。

④手臂水肿：上肢血液回流受阻，导致手臂水肿。

⑤喉部、气管与支气管水肿：可能引起咳嗽、呼吸困难、声嘶和喘鸣，平卧或弯腰时上述症状加重。

⑥周围静脉压升高：双上肢静脉压高于下肢，肘前静脉压常升至30～50cmH$_2$O。

（2）上腔静脉综合征的观察要点

1）呼吸情况：多数患者平卧时气促，尤其是夜间。应加强巡视，密切观察患者呼吸情况，给予床头抬高、氧气吸入，以纠正缺氧。同时，定时为患者翻身拍背，指导其有效咳嗽，必要时给予雾化吸入或机械辅助排痰，保持呼吸道通畅。

2）神经系统症状：注意观察患者有无中枢神经系统症状，如意识改变、头痛、视力下降等，若发现异常，及时通知医师处理。

3）水肿情况：观察患者颜面部、上肢等水肿部位情况，每日用温水清洗，保持局部皮肤清洁、干燥，避免局部长期受压，防止压力性损伤发生限制钠和液体摄入量，记录24h出入水量，症状较重时，可应用利尿药减轻水肿。

4）放疗不良反应的观察：详见放射性肺炎及放射性食管炎的护理。

(3) 上腔静脉综合征的护理

1）心理护理：患者因病情发展迅速且症状明显，常会出现焦虑、烦躁、恐惧等情绪。护理人员应了解患者对疾病认知程度，给予耐心、细致的心理支持和精神鼓励，帮助其建立战胜疾病信心。如通过与患者交谈，解答其疑问，让患者感受到关心与支持。

2）体位与休息：协助患者取半卧位或端坐位，以促进静脉回流，降低静脉压力，减轻水肿，缓解呼吸困难等症状。患者应适当限制活动量，避免剧烈运动或过度劳累，症状较重者需绝对卧床休息。

3）饮食护理：患者饮食应以高热量、高蛋白、高维生素、低脂肪食物为主，少食多餐，多吃蔬菜、水果，增强机体抵抗力。对于有水肿的患者，应限制水分摄入。

4）用药护理

①抗凝药物：若患者使用抗凝药，需定期监测凝血功能，观察有无鼻出血、牙龈出血等倾向，一旦出现，应立即通知医师处理。

②利尿药物：大多数患者会使用利尿药，加之饮食少等，容易引发电解质紊乱，从而导致心律失常。要定期监测血清电解质的变化，尤其是血钾变化，若有异常给予及时处理。同时，观察患者术后尿量及尿液颜色，并准确记录，若发现尿量减少，应告知医师处理。

5）皮肤护理：加强皮肤和黏膜护理，眼睛分泌物应及时处理干净，防止感染。对于水肿部位，要避免局部长期受压，防止压力性损伤发生。

6）静脉通路护理：避免从上腔静脉特别是右上肢静脉输液，因右上肢压迫时，回心血量减少，导致阻塞位置上方静脉压力升高，加重上肢肿胀。对于置有中心静脉导管的患者，要做好导管的维护和观察，预防相关并发症的发生。

五、肺癌放射治疗随访

肺癌放射治疗后的随访是提升患者生存率和生活质量的关键环节。通过系统的随访，可及时发现和处理复发与转移，评估治疗效果，监测放疗后的不良反应，医师能依据具体副反应调整治疗方案，采取对症处理措施，帮助患者缓解痛苦，提供心理支持，提高患者的生活质量。随访不仅是对肿瘤本身的监测，也是对患者身体状态进行评估的重要手段。肺癌放射治疗后的随访主要包括以下几个方面。

（一）营养支持

1.营养均衡　患者应坚持高热量、高蛋白、高维生素的饮食，以支持身体恢复和增强免疫力。推荐食物包括牛奶、鸡蛋、瘦肉、新鲜瓜果等。

2.避免刺激性食物　应避免辛辣、油腻、过热或过冷的食物，这些可能刺激肠胃，影响消化。

3.少食多餐　对于消化能力较弱的患者，建议少食多餐，每次进食量不宜过多，以减轻肠胃负担。

4.补充水分　鼓励患者多饮水，每日1000～2000ml，以保持身体水分平衡，预防便秘和静脉血栓。

（二）保持呼吸道通畅

1. 有效咳嗽　指导患者如何进行有效咳嗽，以帮助清除呼吸道分泌物。
2. 翻身拍背　教会家属如何为患者翻身和拍背，以促进痰液排出，防止肺部感染。
3. 坚持呼吸功能锻炼　锻炼方法详见本节中放射性肺炎的护理。

（三）提高免疫力

1. 适当活动　鼓励患者进行适当的体育活动，如打太极拳、散步等，以增强体质。
2. 充足睡眠　保证充足的睡眠，有助于免疫系统的恢复和调节。

（四）戒烟、戒酒

烟草和酒精是肺癌的危险因素，戒烟和戒酒有助于预防肺癌的复发和转移。

（五）保持口腔清洁

1. 多饮水，勤漱口　多饮水有助于保持口腔湿润，勤漱口可以减少口腔细菌的滋生。
2. 避免接触感染源　避免与上呼吸道感染者接触、避免出入公共场所，以减少感染风险。

（六）出院后按照医嘱按时、按量服用药物

1. 正确服药　确保患者能够按照医师的指示正确服用药物，以控制病情和减少副作用。
2. 药物管理　患者或其家属应了解药物的副作用和相互作用，必要时咨询医师或药师。

（七）定期复查

1. 复查时间表　出院后，无特殊情况按1个月、3个月（前2年）、6个月（第2～5年）、每年（5年后）定时返院复查。
2. 复查内容　定期复查血常规及肝功能等，监测身体状况。
3. 及时就医　出现呼吸困难、咯血等症状时，应及时返院治疗，以免延误病情。

（八）心理支持

1. 情绪管理　患者可能会经历焦虑、抑郁等情绪问题，需要家人和医疗团队提供心理支持。
2. 心理咨询　必要时，可以寻求专业的心理咨询服务，帮助患者调整心态，积极面对疾病。

（九）生活方式调整

1. 避免劳累　避免过度劳累和剧烈运动，以免影响身体恢复。

2.环境清洁　保持居住环境清洁,避免烟尘和化学刺激品,减少对呼吸道的刺激。

第二节　食管癌放射治疗护理

食管癌放疗护理贯穿治疗全程,直接影响患者的治疗效果与生活质量。一方面,科学的护理措施如营养支持、皮肤保护和心理疏导,可有效减轻放疗引发的副作用与并发症,保障治疗顺利开展;另一方面,通过密切观察病情变化、指导康复训练及定期复查能及时发现并处理潜在问题,促进患者身体恢复,提升其对抗疾病的信心,最终延长生存期,改善整体预后。

一、食管癌放射治疗前护理

(一)病史收集

了解患者的病史、治疗背景及合并症,特别是与食管相关的疾病或以往的疾病放疗史。

1.询问患者既往史、过敏史、睡眠习惯、大小便、活动情况、体力状况、心理状况等,评估患者各种检查及检验结果是否正常。

2.进行常规营养风险筛查和营养评估,详见本章第一节中的肺癌放射治疗前护理。

3.评估放疗方式、放疗剂量以及不良反应及严重程度。

4.评估原发肿瘤位置、大小,评估转移灶部位、肿瘤负荷,了解患者是否同期联合化疗和(或)其他抗肿瘤治疗。

5.评估患者有无发热、恶心、呕吐、食欲下降、吞咽困难等临床表现。

(二)体格检查

一般体格检查包括身高、体重、体温、脉搏、血压、疼痛等基本生命体征,专科检查包括检查患者的营养状态、体重、吞咽能力及头颈部、胸部、腹部及四肢的系统性评估。

(三)放疗前准备

1.思想准备　详见本章第一节中的肺癌放射治疗前护理。

2.医师的准备　包括对靶区进行校实、CT模拟定位、放疗前的对症支持、纠正患者一般状况等。如患者有严重内科合并症,需要在放疗前进行治疗,使患者达到能耐受放疗的条件,若治疗前已经存在的肿瘤合并感染者,需要评估和预防发生食管大出血、穿孔瘘的可能性,并采取相应的预防措施,并与患者进行沟通并签署知情同意书。纠正治疗前存在的营养不良状态和水、电解质紊乱等,家属做好营养支持工作,由于食管癌患者同步放化疗时出现急性放射性食管炎可能性较大,因此放疗期间患者的进食将会受到明显的影响,造成患者体重下降,难以耐受后续治疗,因此在放疗前针对高危营养风险的患者,可行置入鼻饲管、空肠营养管或胃造瘘等给予营养支持。

3.患者准备

(1)皮肤准备:详见本章第一节中的肺癌放疗前皮肤准备。

（2）营养支持：营养筛查和评估应在肿瘤诊断及治疗期间进行，并在后续的每一次随访中重新评估。存在营养不良或营养风险的患者，每日摄入能量低于需要量60%超过1～2周需进行营养干预。鼓励患者进食高蛋白、高热量、高维生素、易消化、营养丰富的食物，少食多餐；忌食热、硬、酸、辛辣、腌制、油炸等食物。放疗期间鼓励患者多饮水，每日饮水量2000～3000ml，促进毒素排出体外以减轻全身放疗反应。做好放射性口咽、食管黏膜反应和消化系统反应的观察及饮食指导。

（3）口腔护理：头颈部放疗的患者在放疗前护理应该接受口腔的预处理，如果患者口腔中有龋齿或者有损坏的牙齿，建议进行修复，如补牙、修复牙齿等。患者应该保持良好的口腔卫生，用软毛牙刷刷牙，以减少口腔感染的风险。

（4）心理护理：医护人员应于放疗前，耐心向患者及其家属讲述放疗的过程、放疗中可能会出现的情况、放疗过程的注意事项，以及放疗后患者会产生的不良反应和应对方法。同时告知患者，良好的配合可以预防或者减轻不良反应，争取患者的配合。除此以外，还可向患者提供简单易懂的宣传手册，并带患者提前熟悉放疗机房的环境，实地观摩放疗的全过程，以使患者尽快消除紧张、恐惧、悲观心理。

二、食管癌放射治疗中护理

在食管癌患者接受放疗期间，需要注意以下几个关键方面，确保患者顺利完成治疗。

（一）食管癌放疗中营养状况评估及护理

接受放疗2周后的食管癌患者，可能会发生放射性食管炎，导致进食时疼痛、胃肠功能失调、食欲缺乏以及体重下降等问题。这些症状的出现，是由于放射线对局部黏膜造成的损伤，导致食管黏膜充血、水肿，进而引起食管进一步狭窄。患者会感到不适症状加剧，这可能会影响他们对治疗的信心。通常情况下，这些症状是暂时性的，随着放疗的持续，肿瘤组织的缩小，症状会逐渐缓解。为了确保放疗的顺利进行，食管癌患者在放疗前可考虑留置鼻饲管。在整个放疗期间，应定期复查患者的营养指标，并根据情况动态调整营养方案。通过鼻饲管为患者提供个体化的肠内营养支持，以全面保障患者在放疗期间的营养需求。

1. 评估　使用NRS 2002营养风险筛查量表评估是否有营养风险。NRS 2002评估量表详见本章第一节中的肺癌患者营养评估。

2. 护理措施

（1）放疗期间密切关注患者的营养状况，根据患者NRS 2002营养风险筛查结果和PG-SGA评估结果定期进行评价和调整营养治疗方案。

（2）定期检测患者体重，指导患者保证每日能量25～30kcal/（kg·d）、蛋白质摄入量1.2～2.0g/（kg·d），根据实际需求进行调整。

（3）指导口服营养补充剂的患者按医嘱足量服用，保证营养治疗的有效性。

（4）食物选择方面指导患者多进食高蛋白、高维生素、高热量、清淡易消化的软食或流质，保证维生素C、维生素E、维生素A和微量元素的充足供应；不吃霉变的食物，戒烟酒。自我进食的患者要注意细嚼慢咽，食物不可过硬。

（5）鼻饲流质时每次量以200～300ml为宜，温度不可过烫，以40～42℃为宜，以免进一步刺激和损伤消化道黏膜；每次进食或鼻饲结束后，均需50ml温水冲洗食管或鼻饲管，以减少食物滞留管腔引发感染，进食后30min内取半坐卧位，避免流质反流导致呛咳。

（6）留置鼻饲管的患者要妥善双重固定管道，避免拉扯、扭曲或反折管道，预防脱管；同时依旧要早晚刷牙和经常漱口，保持口腔清洁卫生，促进食欲。

（二）评估检查定位标记线，保证标记清晰

每日评估定位的标记线是否清晰，定位处的贴膜是否粘贴完好；如标记线不清晰时及时找医师补画，以免影响放疗精准性。

（三）定期监测血常规情况

骨髓抑制是指放射线照射之后抑制住骨髓的造血功能，使人体内的红细胞、白细胞、血小板等均会出现不同程度的下降。应遵医嘱按时监测血常规变化。

1.评估　患者血常规情况，是否出现骨髓抑制及骨髓抑制的分级，根据分级采取相应的治疗及护理措施。

2.护理措施

（1）常规每周检查血常规1～2次，根据监测结果遵医嘱使用相关药物辅助治疗；同时告知患者骨髓抑制期间要做好个人防护，避免感冒预防感染。

（2）当白细胞降低时，应避免感冒，避免去人多的地方，预防感染。

（3）当红细胞降低，出现贫血症状时，指导患者多进食动物内脏（如猪肝）、菠菜等含铁丰富食物。

（4）血小板低的患者注意预防出血、勿碰撞防跌倒，多食蔬果预防便秘，避免剧烈咳嗽、打喷嚏等导致腹压增加的诱发因素；必要时可遵医嘱使用药物治疗或输血，并注意血压变化。

（5）加强营养支持，多食排骨汤、鲫鱼汤、牛奶、鸡汤、甲鱼、虾仁等；每日用紫外线灯消毒房间2次，纠正骨髓抑制后可适当进行活动和锻炼。

（四）放疗中不良反应的评估及护理措施

1.评估患者放射野皮肤情况　详见第5章胸部肿瘤放射治疗不良反应及处理护理。

2.评估有无放射性食管损伤　观察患者有无吞咽困难，进食或空咽唾液时吞咽疼痛，抑或与吞咽无关的持续性胸骨后疼痛，有无胸部剧痛、呛咳、呼吸困难或恶心、呕吐等症状。若患者出现剧烈胸背疼痛、发热和白细胞计数升高，警惕食管穿孔的发生。

护理措施如下。

（1）心理干预：消除患者紧张、焦虑不安的情绪，为患者提供关于放射性食管损伤的相关知识，包括症状、治疗方法以及可能的恢复过程，这有助于患者更好地理解自身的状况，减少不必要的担忧。

（2）教导患者使用放松技巧，如深呼吸、渐进性肌肉放松等，这些技巧可以帮助患者在遇到疼痛或不适时能够有效地管理自己的情绪和疼痛感受。

（3）饮食干预：指导患者进食高热量、高蛋白、高维生素且易于吞咽的软食、半流质或流质饮食，少食多餐，避免过硬、油炸、过热、过咸以及酸、辣等粗糙、刺激性食物。

（4）营养干预：在给予饮食指导同时选择肠内、肠外营养支持治疗，保证患者每日的营养摄入量。

（5）症状干预：缓解患者吞咽疼痛、进食梗阻的症状。

（6）健康教育：包括用药宣教、营养教育、其他放疗相关不良反应。

（7）病情观察：患者疼痛的性质，以及生命体征变化，了解有无呛咳，便于及时发现食管穿孔，尽快对症处理。出现食管穿孔时，应禁食、禁水并停止放疗。

（8）若确诊存在食管损伤，则根据RTOG急性放射损伤分级给予针对性的护理。

3.评估有无放射性气管炎和放射性肺损伤　评估患者有无发热、咳嗽、胸闷、胸痛、呼吸困难的症状，肺部听诊有无干、湿啰音。

护理措施：详见本节四、食管癌放疗并发症的观察和护理。

4.评估有无放射性心脏损伤　最常见表现为心包积液，评估患者有无发热、胸闷、心包摩擦音等急性期表现；评估患者有无呼吸困难、干咳、颈静脉高压、肝大等慢性期表现。

护理措施：详见本节四、食管癌放射治疗并发症的观察和护理。

三、食管癌放射治疗后护理

食管癌放疗后护理在食管癌治疗中具有重要意义。它们不仅有助于患者的生理恢复，还会对患者的心理状态和生活质量产生积极的影响。因此，医护人员和患者都应充分认识到放疗后护理的重要性，积极参与到相关的护理计划中，以实现最佳的康复效果。

1.放疗后的饮食指导　食管癌放疗后的患者需要遵循上述饮食原则，以保证身体能够获得充足的营养，同时减轻食管不适的症状。如果患者有特殊的饮食要求或者不适，应及时咨询医师或专业的营养师，制订适合自己的饮食计划。同时，保持良好的心态，积极治疗，并坚持规律的生活方式和饮食习惯，以增强身体抵抗力，促进康复。详见食管癌放射治疗后营养支持。

2.放疗后进行营养随访　继续进行营养风险筛查及PG-SGA评估，必要时给予营养支持或家庭营养治疗均衡饮食，注重营养。如仍有相应的放疗反应，放疗结束后2～3个月须继续遵循有关防治放射性反应的护理要求，嘱患者出院后进清淡、易消化饮食，坚持健康的生活方式，适当运动，增强机体免疫力。

3.评估放疗副反应是否好转　放疗结束后1～2个月仍要注意放射野皮肤情况，仍保持放射野皮肤清洁、干燥，避免损害，不能用肥皂和沐浴露擦洗局部皮肤，可用温水轻轻沾洗，不可用力揉搓，禁止使用强酸或强碱性洗浴用品；有脱皮时不可强行撕脱，需等待自然脱落；头颈部肿瘤患者放疗后要保持口腔清洁卫生：多饮水、勤漱口、正确刷牙及使用刮舌器。坚持功能锻炼，如张口练习、颈部活动等；注意预防各种感染，如牙龈-牙髓炎（头颈部放疗3年内不能拔牙）、呼吸道感染、肠道感染等，以免加重放射性损伤。

4.出院指导及复诊 保持良好的生活习惯及作息规律,保持心情舒畅;戒烟酒,可根据体能情况适当活动,如散步、气功、家务等;放疗后定期随访,一般放疗结束后1~2个月应进行第一次复查,2年内1~3个月随访一次,2年后3~6个月随访一次,或结合患者具体病情决定复查时间及长期随访时间安排。

四、食管癌放射治疗并发症的观察和护理

(一)放射性食管炎

食管癌放疗时由于放射线产生的电离作用,使正常组织和细胞遭受损伤和破坏。而食管的鳞状上皮对放射性物质比较敏感,因此,在放疗过程中有可能发生放射性食管损伤,致使局部充血水肿。尤其当放疗与化疗同时进行时,这种食管损伤会更加严重。这种因放射线所引起的食管损伤,称之为放射性食管炎。

1.放射性食管炎临床表现 放射性食管炎是食管癌放疗最常见的并发症之一,发生率高达80%~90%。按照出现时间的早晚可以分为急性放射性食管炎和晚期放射性食管炎。其早期症状常在放疗后1~2周出现,主要表现为吞咽疼痛,疼痛可在吞咽食物时加重,有时也可出现胸骨后疼痛。随着病情进展,中期症状可出现吞咽困难,食物通过食管的速度减慢,甚至可能出现梗阻感。晚期症状严重时可出现食管出血、穿孔等并发症,表现为呕血、黑粪、胸痛加剧等。

2.放射性食管炎分级标准 见表6-5。

表6-5 放射性食管炎分级标准

评估标准	0级	1级	2级	3级	4级	5级
NCI CTCAE V5.0	无症状	无症状;仅为临床或诊断所见;无须治疗	有症状;进食/吞咽改变;需要经口补充营养	有症状;进食/吞咽重度改变;需要鼻饲全胃肠外营养治疗或住院治疗	危及生命,需要紧急手术治疗	死亡
RTOG急性放射损伤分级	无症状	轻度吞咽困难或吞咽疼痛需麻醉性镇痛药,需进流质食物	持续的声嘶但能发声,牵涉性耳痛、咽喉痛、片状纤维性渗出或轻度喉水肿,无须麻醉剂、咳嗽,需镇咳药	讲话声音低微,牵涉性耳痛、咽喉痛,需要麻醉剂,融合性纤维性渗出,明显的喉水肿	明显的呼吸困难、喘鸣、咯血/气管切开或需要插管	
RTOG慢性放射损伤分级	无症状	轻度纤维化;吞咽固体有轻微困难,吞咽时无疼痛感	无法正常进食;吞咽半固体食物;可能需要进行食管扩张	严重的纤维化,吞咽液体;吞咽时可能有疼痛感,需要食管扩张	坏死/穿孔瘘管	

注:NCI,美国国家癌症研究所;CTCAE,不良事件通用术语标准;RTOG,美国放射治疗肿瘤协作组

3.放射性食管炎观察要点

（1）吞咽困难和疼痛：密切观察患者吞咽困难的程度，进食情况以及进食后的反应；注意患者进食后是否有胸骨后烧灼感、反流等症状。

（2）观察是否有出血征象：观察是否出血呕血、黑粪的情况，警惕消化道大出血的发生。

（2）口腔黏膜：定期检查口腔黏膜，了解有无口腔溃疡、感染等情况，口腔感染可能加重放射性食管炎的症状。

4.放射性食管炎护理措施

（1）饮食护理：进食高蛋白、高维生素、高热量、低脂肪、易消化流质或半流质饮食，禁食冷、硬、煎、炸、粗纤维食物，防止损伤食管黏膜；定时定量进食不宜过饱，不宜进餐后平卧，以免引起食物反流，加重食管黏膜炎症；进食速度宜慢，食物须捣碎，细嚼慢咽。口服药碾碎末冲服，以免块状食物卡在食管狭窄处，减少食物对黏膜的化学性刺激及物理性损伤；避免过烫的食物，食物温度40℃左右，避免烫伤食管黏膜，或使放疗后初愈的黏膜再受损伤；进餐后，饮少量温开水以冲洗食管，防止食物残渣储留，减轻对食管黏膜的刺激，防止发生感染。

（2）用药护理：遵医嘱使用治疗放射性食管炎的相关药物及黏膜保护剂，如硫糖铝等，每次10～20ml，每日3～4次，可在食管黏膜表面形成一层保护膜，减轻放射线对黏膜的损伤；促进黏膜修复药物：如生长因子等，可促进食管黏膜的修复。遵医嘱口服康复新液或B_{12}合剂，保护黏膜减少细菌侵略，防止放射性食管炎加重。服用药物后至少1h内不要进食和饮水，以免破坏涂层，影响药物疗效。

（3）口腔护理：指导患者保持口腔清洁，使用漱口水漱口，预防口腔感染。每日至少漱口3～4次，每次漱口时间不少于30s。

（4）心理支持：放射性食管炎会严重影响患者的进食和生活质量，护理人员应给予患者充分的心理支持，鼓励患者保持积极的心态，增强治疗的信心。

（二）放射性肺炎

详见本章第一节中的肺癌放射治疗并发症的观察和护理。

（三）放射性皮肤反应

放射性皮炎是由于放射治疗对皮肤组织的损伤所引起的。放射线在与皮肤接触时会导致细胞内水分子的离子化，引发细胞凋亡和特定酶的活化，从而导致局部炎症反应的发生。在食管癌的放射治疗中，由于食管位置较深，通常需要较高剂量的辐射以确保肿瘤的有效控制，增加了皮肤损伤的风险。放射线对皮肤的影响主要体现在表皮细胞、真皮及血管的损伤。

1.放射性皮肤反应临床表现　初期，患者可能感到轻微的红斑、瘙痒，随着时间的推移，皮肤颜色的变化可能变得更加明显，甚至出现明显的干燥、开裂乃至溃疡。皮肤反应的发生率和严重程度与放疗剂量、照射野的大小、患者的皮肤状况等因素有关。

2.放射性皮肤反应的分级　表6-6。

表6-6　放射性皮肤反应的分级

评估标准	0级	1级	2级	3级	4级	5级
NCI CTCAE V5.0	无症状	轻度红斑或干性脱皮	中度到重度红斑；片状湿性脱皮，多局限在皱纹和皱褶处；中度水肿	湿性脱皮不局限于皱纹和皱褶；轻伤或摩擦可引起出血	危及生命；皮肤坏死或真皮层溃疡；受损部位出血；需要皮肤移植	死亡
RTOG急性放射损伤分级	无症状	水疱样、淡红或暗红斑；脱发；干性脱皮；少汗	触痛性红斑或鲜红斑，片状湿性脱皮，凹陷性水肿	皮肤褶皱部位以外融合性湿性脱皮；凹陷性水肿	溃疡；出血；坏死	
RTOG慢性放射损伤分级	无症状	轻度皮肤萎缩；色素改变；脱发	片状萎缩；中度毛细血管扩张；完全脱发	显著皮肤萎缩；粗大毛细血管扩张	溃疡	

注：NCI，美国国家癌症研究所；CTCAE，不良事件通用术语标准；RTOG，美国放射治疗肿瘤协作组

3.放射性皮肤反应观察要点

（1）皮肤颜色和温度：注意照射野皮肤的颜色变化，是否出现红斑、紫斑等，皮肤的温度是否升高。

（2）皮肤弹性：检查皮肤的弹性，是否有脱屑、破溃等情况。

（3）瘙痒程度：评估患者的瘙痒程度，可以通过视觉模拟评分（VAS）来量化瘙痒程度。

（4）皮肤反应的范围和程度：定期测量皮肤反应的范围和程度，记录变化情况，以便及时调整治疗方案。

4.护理措施

（1）皮肤清洁：保持照射野皮肤的清洁干燥，避免使用刺激性化妆品和护肤品，禁肥皂擦洗或热水浸浴。每日使用38～40℃温水清洗皮肤，不超过2次。

（2）避免刺激：避免使皮肤直接暴露于阳光下，以免加重皮肤症状。同时也应该避免皮肤暴露在过冷或过热环境中，如桑拿、冰敷等。避免穿紧身衣物，应穿着宽松、柔软的衣物，减少摩擦。

（3）杜绝不良习惯：不要用手抓挠皮肤，以免抓破引发感染；不要自行剃毛，防止皮肤破损；皮肤脱屑时切勿用手撕，应让其自然脱落；严禁在放疗区皮肤贴胶布，避免撕扯时伤害皮肤。

（4）皮肤保护剂：不建议在治疗前1～4h使用乳霜或其他产品，以免"堆积"效应，使辐射到表皮的放射剂量增加，护肤品应在放射治疗结束2h后使用。

（5）轻度放射性皮肤反应可先观察，注意充分暴露皮肤，使其处于清洁干燥的环境，减少摩擦与搔抓的机会。若出现2级以上皮肤反应，应及时与医师反馈，进行处理。

（6）心理支持：皮肤反应会影响患者的外观和生活质量，护理人员应给予患者充分

的心理支持，鼓励患者保持积极的心态，增强治疗的信心。

（四）骨髓抑制

骨髓抑制是指骨髓中造血细胞的生成能力下降，导致外周血细胞如红细胞、白细胞和血小板等数量减少的现象。放射治疗的目标是破坏肿瘤细胞的DNA，从而阻止其增殖。然而，放射线对周围的正常组织也会产生不可避免的损伤，尤其是对快速分裂的细胞，如骨髓中的造血细胞，骨髓抑制常成为患者治疗过程中的一大难题。临床上，患者可能出现贫血、免疫功能降低、出血倾向等一系列相关症状。

1.骨髓抑制的临床表现　骨髓抑制是放疗常见的全身性副作用之一，主要表现为白细胞、红细胞、血小板等血细胞的减少。白细胞减少可能导致患者易感染，感染的风险增加；血小板减少可能引起出血，如鼻出血、牙龈出血等，严重时可能导致胃肠道或中枢神经系统出血；贫血时由于红细胞计数下降，患者可能出现疲劳、乏力、头晕等症状。骨髓抑制的发生率和严重程度与放疗剂量、患者的年龄、基础疾病等因素有关。

2.骨髓抑制的分级　见表5-9。

3.骨髓抑制的观察要点

（1）血常规监测：定期监测血常规，观察白细胞、红细胞、血小板等指标的变化。通常每周监测1～2次，必要时增加监测频率。

（2）症状观察：注意患者有无乏力、头晕、心悸、出血、感染等症状。

（3）感染迹象：注意患者有无发热、咳嗽、咳痰等感染症状，及时进行相关检查和处理。

4.骨髓抑制的护理措施

（1）药物治疗：根据医嘱给予升白细胞、升血小板等药物治疗。例如，使用重组人粒细胞集落刺激因子（G-CSF）或重组人血小板生成素（TPO）等药物，促进血细胞的生成。当白细胞＜$1.0×10^9$/L时，采取保护性隔离措施；当血小板＜$50×10^9$/L时，应增加卧床休息时间，减少活动量，可进行简单的生活自理活动；血小板＜$20×10^9$/L时，出血危险加大，应绝对卧床休息；当血小板＜$10×10^9$/L时，容易出现严重的中枢神经系统出血、胃肠道大出血而危及生命。轻度贫血（90g/L＜血红蛋白＜120g/L）可室外活动；中度贫血（60g/L＜血红蛋白＜90g/L），增加卧床休息时间，减少活动量，可进行简单的生活自理活动；重度贫血（血红蛋白＜60g/L），应绝对卧床休息，注意安全，防止发生晕厥及跌倒。

（2）营养支持：加强营养支持，给予高蛋白、高维生素饮食，增强机体抵抗力。可以适当补充铁剂、叶酸、维生素B_{12}等营养物质。

（3）个人卫生：做好个人卫生，预防感染。注意口腔、皮肤、会阴等部位的清洁，避免使用刺激性化妆品和护肤品。

（4）心理支持：骨髓抑制会严重影响患者的身体状况和生活质量，护理人员应给予患者充分的心理支持，鼓励患者保持积极的心态，增强治疗的信心。

（五）放射性心脏损伤

放射性心脏损伤（radiation-induced heart injury，RIHD）是指胸部肿瘤放射治疗导

致的心脏结构及功能的损伤,其发生率已达20%～68%。随着胸部肿瘤患者生存期的延长,RIHD在一定程度上抵消了放射治疗的获益。RIHD严重限制了患者放射治疗获益,成为当前亟待解决的重点和难题。

1.放射性心脏损伤的临床表现 放射性心脏损伤的表现多样,可能在治疗完成后数年才会明显出现。常见的症状包括心绞痛、心力衰竭、心律失常等。某些患者在放疗后可能会出现冠状动脉硬化的迹象,导致心脏供血不足和缺氧,从而加速心脏功能恶化。此外,辐射还会导致心脏的结构变化,如心腔扩大、心脏周围脂肪增加及心脏重量增加等。

2.放射性心脏损伤分级 表6-7。

表6-7 放射性心脏损伤分级

评估标准	0级	1级	2级	3级	4级
RTOG急性放射损伤分级	无症状	无症状但有客观的心电图变化;或心包异常,无其他心脏病变证据	有症状,伴心电图改变和影像学上充血性心力衰竭的表现,或心包疾病,不需要特殊治疗	充血性心力衰竭,心绞痛,心包疾病,可能需要抗癫痫的药物	充血性心力衰竭,心绞痛,心包疾病,心律失常,对非手术治疗无效
RTOG晚期放射损伤分级	无症状	无症状或轻微症状,一过性T波倒置和ST改变,窦性心动过速＞110次/分(静息时)	下述症状至少满足一项:轻微劳动时可诱发心绞痛,轻度心包炎,心脏大小正常,心包疾病,不需要特殊治疗,持续不正常T波和ST段改变,ORS波低	严重心绞痛,心包积液,缩窄性心包炎,中度心力衰竭,心脏扩大,心电图正常	心脏压塞,严重心力衰竭,重度缩窄性心包炎

注:RTOG,美国肿瘤放射治疗协作组

3.放射性心脏损伤的观察要点

(1)注意患者有无心悸、胸痛、呼吸困难等症状,及时进行相关检查和处理。

(2)定期监测:心肌标志物、血常规、C反应蛋白、心电图、心脏彩超及心脏MRI,都有助于诊断放射性心脏损伤。

4.放射性心脏损伤的护理措施

(1)药物治疗与监测:服用心肌保护剂,如美托洛尔,以减少氧自由基产生和抑制细胞凋亡,减轻放射线对心脏的损伤;使用利尿剂、血管紧张素转化酶抑制剂等心力衰竭治疗药物,帮助缓解充血性心力衰竭的症状。

(2)生活方式调整:建议患者戒烟限酒,保持健康的生活习惯。适量进行有氧运动,如快走或骑自行车,以改善心血管健康状况,保持良好的睡眠质量,避免过度劳累。

(3)心理支持:通过心理咨询或放松训练等方式帮助患者应对辐射引起的焦虑和压力。鼓励患者参与团体辅导活动,增强社交支持。

(4)饮食调理:注意低脂、低盐饮食,控制好血压,以防高脂饮食和高血压促进放射性动脉粥样硬化的形成。

（5）定期复查：对于放射性心脏损伤患者，建议定期进行心电图和心脏影像学检查，以及时监测病情的变化和进展。

（六）食管瘘

食管瘘的发生主要与放疗引发的组织损伤及其后续的修复过程密切相关。放疗能够导致食管黏膜及其下层组织的急性反应，在开始的几周内，患者常会出现食管炎症、溃疡等表现。在此基础上，若患者在接受放疗期间或之后出现细菌感染，或因营养摄入不足而导致的免疫功能低下，可能会加重组织损伤，最终形成瘘管。此外，肿瘤细胞的增生也可能通过侵袭性机制破坏食管壁的结构，造成食管与周围组织与器官的异常连接。

1.食管瘘的临床表现

（1）由于食物、液体或空气异常流入气管或胸膜腔，患者常会感受到剧烈的胸痛或者胸闷。这些症状在进食或咳嗽时更为明显，甚至可能伴随明显的呼吸困难，严重者可导致窒息感。

（2）咳嗽与吸入性肺炎：由于食物或液体误入气道，患者经常出现剧烈的咳嗽，有时甚至伴有痰液的排出，且这些痰液中可能掺杂食物残渣，称之为"吸入性肺炎"。

（3）发热与全身炎症反应：在食管瘘形成后，细菌可能通过异常通道进入胸腔，导致患者出现发热、寒战和全身不适等感染性症状，久而久之，可引发更为严重的全身炎症反应，甚至导致多脏器功能障碍。

2.食管瘘的观察要点

（1）监测是否出现吞咽困难加重：放疗期间或放疗后，患者如果感到吞咽困难突然加重，可能是食管瘘的迹象。

（2）观察有无胸痛症状：持续的胸痛，尤其是在进食或吞咽后，需要引起注意。

（3）感染症状：如发热、白细胞增多等，可能表明存在食管瘘导致的感染。

（4）钡剂检查：可用于观察食管是否有异常通道形成；CT扫描：能够帮助识别食管瘘的具体位置和大小，以及是否有并发症如脓肿形成。

3.食管瘘的护理措施

（1）禁食：食管瘘发生后，患者需要立即停止进食和饮水，以避免食物和水进入胸腔引起感染。

（2）胃肠减压：通过鼻胃管将胃内的气体和液体抽吸出来，可以减轻胃内的压力，从而减少食管瘘的液体渗出。

（3）营养支持：由于患者无法进食，需要通过安置胃管、空肠营养管或者通过静脉途径给予营养支持，以满足身体的能量需求。

（4）抗感染治疗：食管瘘容易引起感染，因此需要使用抗生素进行抗感染治疗，以预防和控制感染的发生。

（5）手术治疗：在病情严重的情况下，可能需要进行手术治疗，例如食管瘘修补术等。

五、食管癌放射治疗随访

食管癌放射治疗后的随访是提高患者生存率和生活质量的重要环节。通过系统的随访，可以及时发现和处理复发和转移，评估治疗效果，监测放疗后的不良反应，医师可以根据具体副作用调整治疗方案，采取对症处理措施，帮助患者缓解痛苦提供心理支持，提高患者的生活质量，随访不仅是对肿瘤本身的监测，同时也是对患者身体状态进行评估的重要手段。食管癌放射治疗后的随访包括以下几个方面。

1. *定期监测体重*　建议每周至少监测一次体重，记录体重变化情况。体重监测可以帮助评估放射治疗的效果。体重的稳定或增加通常表明患者对治疗的耐受性良好，营养状态良好。相反，体重的显著下降可能提示治疗过程中出现了问题，如营养不良、感染或其他并发症。体重监测可以为个体化治疗提供依据。通过定期监测体重和营养状态，可以及时发现患者的营养需求变化，制订个体化的营养支持方案。例如，对于体重下降明显的患者，可以增加营养摄入，提供高蛋白、高热量的饮食，必要时进行肠内或肠外营养支持。

2. *定期复查血常规*　血常规检查可以全面评估患者的全身状况，包括贫血、感染、炎症等。通过定期监测血常规，可以及时发现潜在的健康问题，如感染引起的白细胞升高，贫血引起的红细胞减少等，从而及时调整治疗方案，优化患者的治疗体验。放疗后1～2年：每3个月复查一次，包括血常规、生化等实验室检查，以及胸部CT、食管胃镜检查等。放疗后2～5年：每6个月复查一次，放疗后5年以后：每年复查一次，内容同上。

其他检查如上消化道造影：对于术后患者，虽然不是常规检查，但当出现相关症状时，应进行上消化道造影，以检查残端食管及胸、胃的情况；（颈）胸、腹部增强CT扫描：用于检测肿瘤是否有复发或转移；颈部超声：用于检测颈部淋巴结及甲状腺是否有异常；内镜检查：对于术后患者，如果有明显的症状或其他检查发现可疑吻合口或胸、胃复发，需要再次进行内镜检查以明确诊断；腹部超声：用于检测腹部是否有病灶复发或转移；PET-CT：虽然PET-CT是常用的复查手段之一，但不推荐作为常规随访手段。

3. *功能锻炼*

（1）呼吸功能训练：详见本章第一节中的肺癌患者呼吸功能锻炼。

（2）张口功能锻炼

1）叩齿运动：上下牙齿轻轻叩击，每次100下，每日3次。

2）张口运动：轻轻张开嘴巴，尽量使嘴巴张到最大，然后停顿5s再闭合，每日进行3次，每次持续1～2min。

3）鼓腮运动：闭住口唇，向外吹气及鼓腮，每次20下，每日2～3次。

（3）颈部运动：颈部"米"字操：颈部分别做前俯、后仰、左转及右转，每个动作做10组，每日2次。

4. *营养支持*

（1）高能量、高蛋白食物：由于放疗可能导致食欲下降和体重减轻，建议选择高热量、高蛋白的食物，如鸡肉、鱼肉、鸡蛋、牛奶、豆腐等。

（2）富含维生素和矿物质的食物：新鲜的蔬菜和水果富含维生素和矿物质，有助于提高免疫力和促进康复。推荐选择深色蔬菜（如菠菜、胡萝卜、南瓜等）和水果（如橙子、柠檬、草莓等）。

（3）易消化的食物：放疗可能会引起胃肠道不适，选择易消化的食物可以减轻胃肠道负担。例如，选择煮熟的蔬菜、煮软的水果、煮熟的面条等。

（4）避免刺激性食物：避免食用辣椒、芥末、油炸食品、柑橘类水果等，这些食物可能刺激胃肠道，导致不适。

（5）保证水分摄入：放疗可能会导致口干和脱水，保持充足的水分摄入非常重要，多喝水、果汁、清汤等。

第三节 乳腺癌放射治疗护理

在乳腺癌综合治疗中，放射治疗是一种核心手段，然而，其治疗成效与患者体验不仅依赖于精准的放疗方案，更与全方位的护理工作紧密相关。专业医护团队在放疗全程中扮演着至关重要的角色，他们通过一系列精细化护理措施，有效减轻患者治疗过程中的副作用，全方位保障患者的营养摄入与心理健康，并能够迅速、妥善地应对各类潜在并发症，进而显著提升治疗效果与患者生活质量。由此可见，在乳腺癌治疗的全周期中，除了精心制订规范严谨的放疗计划之外，放疗期间实施全程、全方面的护理，是确保患者放疗过程平稳、高效推进的关键支撑。

一、乳腺癌放射治疗前护理

在乳腺癌治疗过程中，放射治疗占据着至关重要的地位。然而，要确保患者能够顺利且高效地完成放射治疗，关键在于前期充分的放疗准备工作。只有当各项准备工作做到位，才能为患者后续的放疗之路奠定坚实基础，保障放疗的顺利进行。

（一）病史收集

1.既往病史与生活习惯　了解患者既往的疾病史、过敏史，关注其睡眠模式、排泄习惯、日常活动能力、体力水平以及心理状态。同时，仔细判读患者近期的各项检查和检验结果，以便全面掌握患者的身体状况。

2.营养状况评估　依据既定的营养风险筛查标准和评估方法，对患者进行全面的营养评估。这一评估将为后续的治疗计划提供重要参考，确保患者在放射治疗期间能够获得充足的营养支持。

3.放疗方案细节　精准评估即将实施的放疗方式，这有助于提前制订应对策略，降低治疗风险。

4.肿瘤特征与治疗计划　详细评估原发肿瘤的具体位置、大小，以及是否存在转移灶、转移部位和肿瘤负荷。此外，了解患者是否正在接受同期的化疗或其他抗肿瘤治疗措施，从而预判患者在治疗过程中可能出现的症状和并发症，以便提前做好准备。

5.临床症状排查　仔细询问患者是否存在发热、恶心、呕吐、食欲缺乏、头晕、头痛等临床表现。这些症状可能与患者的疾病状态或潜在的健康问题相关，及时发现并处理这些问题对于保障放射治疗的顺利进行至关重要。

（二）体格检查

一般体格检查包括身高、体重、体温、脉搏、血压、疼痛等基本生命体征，专科检查包括检查患者的营养状态、体重及头颈部、胸部、腹部及四肢的系统性评估，尤其是对乳腺、腋窝、上肢的检查。

（三）放疗前准备

1. 详见本章第一节肺癌患者放疗前准备。
2. 心理准备

（1）评估心理状态

1）了解患者的心理反应：放疗前，护理人员应通过与患者及其家属的沟通，了解患者的心理状态，评估其焦虑和恐惧程度。可以通过问卷调查、面对面访谈等方式，收集患者的心理健康信息。

2）心理评估工具：可以使用标准化的心理评估工具，如焦虑自评量表（SAS，表6-8）、抑郁自评量表（SDS，表6-9）等，对患者的心理状态进行量化评估，以便更准确地了解患者的心理问题。

表6-8 焦虑自评量表（SAS）

项目	评分标准			
	没有或很少时间	小部分时间	相当多的时间	绝大部分或全部时间
1.我觉得比平时容易紧张和着急	□1分	□2分	□3分	□4分
2.我无缘无故地感到害怕	□1分	□2分	□3分	□4分
3.我容易心里烦乱或觉得惊恐	□1分	□2分	□3分	□4分
4.我觉得我可能将要发疯	□1分	□2分	□3分	□4分
5.*我觉得一切都很好，也不会发生什么不幸	□4分	□3分	□2分	□1分
6.我手脚抖颤	□1分	□2分	□3分	□4分
7.我因为头痛、颈痛和背痛而苦恼	□1分	□2分	□3分	□4分
8.我感觉容易衰弱和疲乏	□1分	□2分	□3分	□4分
9.*我觉得心平气和，并且容易安静坐着	□4分	□3分	□2分	□1分
10.我觉得心跳得快	□1分	□2分	□3分	□4分
11.我因为一阵阵头晕而苦恼	□1分	□2分	□3分	□4分
12.我有晕倒发作，或觉得要晕倒似的	□1分	□2分	□3分	□4分
13.*我呼气吸气都感到很容易	□4分	□3分	□2分	□1分
14.我手脚麻木和刺痛	□1分	□2分	□3分	□4分
15.我因胃痛和消化不良而苦恼	□1分	□2分	□3分	□4分
16.我常常要小便	□1分	□2分	□3分	□4分
17.*我的手常常是干燥温暖的	□4分	□3分	□2分	□1分
18.我脸红发热	□1分	□2分	□3分	□4分
19.*我容易入睡并且一夜睡得很好	□4分	□3分	□2分	□1分
20.我做噩梦	□1分	□2分	□3分	□4分

表6-9 抑郁自评量表(SDS)

序号	测量题(*为反向评分题)	偶尔	有时	经常	持续
1.我觉得闷闷不乐情绪低沉		1	2	3	4
2.*我觉得一天之中早晨最好		4	3	2	1
3.一阵阵哭出来或想哭		1	2	3	4
4.我晚上睡眠不好		1	2	3	4
5.*我吃得跟平常一样多		4	3	2	1
6.*我与异性密切接触时和以往一样感到愉快		4	3	2	1
7.我发觉我的体重在下降		1	2	3	4
8.我有便秘的苦恼		1	2	3	4
9.我心跳比平时快		1	2	3	4
10.我无缘无故地感到疲乏		1	2	3	4
11.*我的头脑跟平常一样清楚		4	3	2	1
12.*我觉得经常做的事情并没困难		4	3	2	1
13.我觉得不安而平静不下来		1	2	3	4
14.*我对将来抱有希望		4	3	2	1
15.我比平常容易生气激动		1	2	3	4
16.*我觉得作出决定是容易的		4	3	2	1
17.*我觉得自己是个有用的人,有人需要我		4	3	2	1
18.*我的生活过得很有意思		4	3	2	1
19.我认为如果我死了别人会生活得更好些		1	2	3	4
20.*平常感兴趣的事我仍然照样感兴趣		4	3	2	1

3)评价方法:根据症状出现的频度分4级:没有或很少时间、少部分时间、相当多时间、绝大部分或全部时间。正向评分题,依次评为1,2,3,4。反向评分题(有*号者),则评分4,3,2,1。

4)总分计算:主要统计指标是总分,但要经过转换。自评结束后,把20个项目中的各项目分数相加即得到总粗分,为了计算方便,将总粗分折合为100分,即将总粗分满分80分×1.25=100分,取其整数部分,就得到标准总分。也可查表进行转换。

5)评分标准

焦虑量表:正常(<50分);轻度焦虑(50~60分);中度焦虑(61~70分);重度焦虑(>70分)。

抑郁量表:轻度抑郁(53~62分);重度抑郁(63~72分);重度抑郁(>72分)。

(2)心理支持

1)提供心理干预:向患者及其家属详细介绍放疗的原理、过程、可能的副作用及需要配合的事项,减轻患者的焦虑情绪和恐惧心理,增强其治疗的信心和依从性。可以采用认知行为疗法、放松训练等心理干预方法,帮助患者调整心态,积极面对治疗。

2）增强社会支持：鼓励患者与家人、朋友多沟通，获得他们的理解和支持。家庭成员应充分理解患者的心理痛苦和困扰，给予无微不至的关心和支持。可以通过陪伴、倾听、鼓励等方式帮助患者减轻心理压力和孤独感。

（3）行为干预

1）情绪调节方法：教患者一些调节情绪的方法，如深呼吸训练、肌肉放松训练等，帮助患者在放疗前保持平静的心态。

2）音乐疗法：播放舒缓的音乐，帮助患者放松心情，减轻焦虑情绪。

3）激励疗法：通过分享成功案例，增强患者的信心，鼓励患者积极面对治疗。

（4）同伴支持

1）组建病友交流会：组织患者参加病友交流会，让患者与其他病友交流经验、分享感受，从而减轻孤独感和焦虑感。通过小组成员的相互鼓励和支持，共同分担苦恼，提高康复信心。

2）线上支持小组：利用互联网平台，建立线上支持小组，方便患者在任何时间、任何地点与其他病友交流，获取心理支持。

（5）具体实施方法

1）建立信任关系：护理人员应与患者建立信任关系，积极与患者沟通，倾听患者的担忧和恐惧，耐心解答患者的问题，详细告知患者自身情况，了解患者对病情的理解，以及沟通过程中的心理顾虑和担忧。

2）提供个体化心理护理：根据患者的具体情况，提供个体化的心理护理。例如，对于疼痛患者，可以提供疼痛管理和心理疏导；对于失眠患者，可以提供改善睡眠的建议和方法。

3）增强治疗依从性：通过心理支持和行为干预，帮助患者树立战胜疾病的信心，提高治疗依从性。让患者感到医护人员值得信赖，增强其对治疗的信心。

3.患者准备

（1）功能锻炼：患者在放疗前应积极进行功能锻炼，使患侧上肢活动达到放疗要求。因为放疗时手臂要向上伸展，患者术后应积极进行功能锻炼，在医师和护士指导下进行乳腺康复操。

1）活动指、掌、腕关节：如屈伸、旋转手指，松紧握拳、屈腕运动、手指爬墙运动等。

2）上肢运动：前臂伸曲、上肢旋转、上肢后伸运动。

3）肩部旋转运动：向前向后重复做数遍。

4）乳腺肿瘤放疗期间应保持循序渐进的患肢功能训练，训练重点应以肩关节和上臂肌肉训练为主，训练方法同乳腺肿瘤术后渐进性上肢功能康复锻炼。

5）患肢避免外伤、测血压、抽血、静脉输液和长时间下垂。

（2）胸壁条件：放疗对胸壁的要求是皮下没有积气、积液以及切口愈合。

（3）皮肤准备

1）清洁：放疗前需保持皮肤清洁，避免污垢和油脂堆积，以减少感染的风险。可使用温和、中性的洁面产品，避免使用刺激性强的肥皂或沐浴露。

2）避免刺激：避免接触过热、过冷、粗糙的物品，以减少对皮肤的刺激。避免使用香水、化妆品等含有刺激性成分的物质，以免加重皮肤负担。避免在放疗前局部涂抹保湿剂、凝胶、乳剂或敷料，以免使表皮接收的放射剂量增加，在每次放疗前轻轻清洁并沾干放射区域的皮肤即可。

3）穿着：放疗前应选择纯棉、宽松、柔软、透气、吸水性强的衣物，减少对皮肤的摩擦和刺激，保持皮肤的干燥和舒适。建议选择前扣式的上衣，如开衫，便于治疗时穿脱。

（4）口腔护理：良好的口腔准备可以有效预防口腔黏膜炎等并发症的发生，提高患者的生活质量和治疗依从性。在放疗开始前2～3周，建议患者请口腔医师进行专业的口腔检查与评估，包括牙周治疗、牙体牙髓治疗、不良修复体拆除、口腔黏膜检查等，并预防性拔除无法修复的龋齿、受辐照影响而无法保留的牙齿。通常拔牙应在放疗开始之前至少7～14d进行，留有足够的时间愈合。

（5）营养支持：详见本章第二节中的食管癌放疗患者营养支持。

二、乳腺癌放射治疗中护理

在乳腺癌患者接受放疗期间，需要注意以下几个关键方面，确保患者顺利完成治疗。

（一）乳腺癌放疗中营养状况评估及护理

使用NRS 2002营养风险筛查量表评估是否有营养风险。NRS 2002评估量表详见本章第一节中的肺癌患者营养评估。

护理措施详见本章第二节中的食管癌患者放疗中护理。

（二）评估检查定位标记线，保证标记清晰

每天评估定位的标记线是否清晰，定位处的贴膜是否粘贴完好；如标记线不清晰时及时找医师补画，以免影响放疗精准性。

（三）定期监测血常规情况

详见本章第二节中的食管癌患者放疗中护理。

（四）放疗中不良反应的评估及护理措施

1.评估患者放射野皮肤情况　详见本章第二节中的食管癌患者放疗中护理。

2.评估有无乳腺癌相关上肢淋巴水肿　乳腺癌相关淋巴水肿是指由于乳腺癌手术、放疗等对淋巴结、淋巴管的破坏，导致淋巴液回流受阻所引起的组织水肿、慢性炎症和组织纤维化等一系列的病理改变。术后放疗致结缔组织增生，局部纤维化而更易出现淋巴水肿。评估患者有无上臂肿胀、酸痛、麻木、僵硬及沉重感等症状，落实淋巴水肿基础预防措施。

护理措施：详见本节四、乳腺癌放射治疗并发症的观察和护理。

3.评估有无放射性食管损伤　评估患者是否出现吞咽疼痛、进食梗阻感加重、胸骨后灼烧感或不适等表现，根据RTOG急性放射损伤分级给予针对性的护理。

护理措施：详见本章第二节中的食管癌放疗并发症的观察和护理。

4.评估有无放射性肺损伤　评估患者是否存在高风险因素如高龄、吸烟史、肺部基础疾病、放疗部位、照射野、剂量、联合化疗等。观察患者是否有刺激性干咳、发热（多为低热）、气促、胸痛、乏力及呼吸困难等症状。护士制订预康复计划，给予戒烟指导及肺功能训练。避免放射性肺炎的诱发因素，一旦发生遵医嘱给予抗生素、激素、镇咳化痰及肺功能训练等整合治疗。

护理措施：详见本节四、乳腺癌放射治疗并发症的观察和护理。

5.评估有无放射性心脏损伤　放射性心脏损伤是指受照射后的24h内发生的急性反应，以及照射后6个月或更长时间后的迟发性反应。临床表现可分为心包炎、心肌纤维化或全心炎、无症状性心功能减退、心绞痛与心肌梗死、心电图异常、心脏瓣膜功能异常等类型。评估患者有无发热、胸闷、心包摩擦音等急性期表现；评估患者有无呼吸困难、干咳、颈静脉高压、肝大等慢性期表现。根据RTOG放射性心脏损伤分级标准确定分级给予针对性的护理。

护理措施：详见本节四、乳腺癌放疗并发症的观察和护理。

三、乳腺癌放射治疗后护理

乳腺癌放疗后护理具有多方面的重要作用，不仅可以有效降低放疗副作用的发生率，还能起到促进、维持和恢复患者的社会适应能力，保持健康心态，提高患者的生活质量和康复效果。

1.放疗后的饮食指导　乳腺癌放疗后的患者需要遵循肿瘤饮食原则，以保证身体能够获得充足的营养，同时减轻食管不适的症状。如果患者有特殊的饮食要求或者不适，应及时咨询医师或专业的营养师，制订适合自己的饮食计划。同时，保持良好的心态，积极治疗，并坚持规律的生活方式和饮食习惯，以增强身体抵抗力，促进康复。

2.放疗后行营养随访　继续进行营养风险筛查及PG-SGA评估，必要时给予营养支持或家庭营养治疗均衡饮食，注重营养，如仍有相应的放疗反应，放疗结束后2～3个月须继续遵循有关防治放射性反应的护理要求，嘱患者出院后进清淡、易消化饮食，坚持健康的生活方式，适当运动，增强机体免疫力。

3.评估放疗不良反应是否好转　放疗结束后1～2个月仍要注意放射野皮肤情况，保持放射野皮肤清洁、干燥，避免损害，不能用肥皂和沐浴露擦洗局部皮肤，可用温水轻轻沾洗。如放射野内皮肤没有破溃，不可用力揉搓，禁止使用强酸或强碱性洗浴用品；有脱皮时不可强行撕脱，需等待自然脱落。

4.出院指导及复诊　保持良好的生活习惯及作息规律，保持心情舒畅；戒烟酒，可根据体能情况适当活动，如散步、气功、家务等；放疗后定期随访，一般放疗结束后1～2个月应进行第一次复查，2年内1～3个月随访一次，2年后3～6个月随访一次，或结合患者具体病情决定复查时间、长期随访时间安排。

四、乳腺癌放射治疗并发症的观察和护理

放疗是治疗乳腺癌的常用方式，但治疗期间患者的机体状态和生理功能均会受到影响，可能会引起多种并发症，患者易出现负性情绪，使治疗依从性变差，以下是常见并

发症的观察与护理要点：

1. 皮肤反应

（1）脱屑、水疱、溃疡等情况。根据皮肤反应的分级标准，如 RTOG 分级，评估皮肤损伤的严重程度。根据皮肤损伤区的病理变化情况，可将放射性皮肤反应分成4度。

Ⅰ度：皮肤出现色素沉淀，产生红斑；

Ⅱ度：皮肤瘙痒脱皮；

Ⅲ度：皮肤有渗液或表皮脱落，产生水疱；

Ⅳ度：皮肤恶臭溃烂。

（2）护理措施

1）保持皮肤清洁干燥：嘱患者穿宽松、柔软的全棉内衣，避免粗糙衣物摩擦皮肤。照射野皮肤可用温水和柔软毛巾轻轻沾洗，禁用肥皂擦洗或热水浸浴，局部禁用碘酒、酒精等刺激性消毒剂。

2）避免不良刺激：防止照射区皮肤受冷、热刺激，如热敷、冰袋等。避免剃毛发，宜用电动剃须刀，防止损伤皮肤造成感染，局部皮肤不要搔抓，皮肤脱屑切忌用手撕剥。

3）局部用药：对于轻度皮肤反应，可外用皮肤黏膜保护膜。若皮肤已破溃，应停止放疗，局部敷以抗生素药物，促使痊愈。

（3）处理放射性皮肤反应的措施：Ⅰ度、Ⅱ度皮肤反应患者不用将治疗终止。通常在结束放射性治疗15d症状消失，但还应对皮肤加以保护，对皮肤的局部状况应密切关注，以防止加重反应。对于皮肤瘙痒的患者，应用柔软的毛巾蘸温水擦拭，防止将皮肤抓破，瘙痒严重者应转移其注意力，对温和软膏进行外涂。一旦出现Ⅲ度及以上皮肤反应，应立即将放射性治疗终止。另外，静脉注射抗生素控制感染。必须严格保证局部皮肤干燥清洁，使用烧伤膏软化结痂创面，外贴纱布48～72h，继而用生理盐水或过氧化氢溶液冲洗，用维生素B_{12}、庆大霉素混合生理盐水，并进行15min红外照射。若渗出液较多，用无菌棉签轻拭后多上药数次，若出现大水疱，用无菌针头穿刺，除去渗液再涂药。

2. 乳腺癌相关上肢淋巴水肿　上肢淋巴水肿是乳腺癌放疗后最常见的问题之一。淋巴水肿不仅影响患者的肢体功能，还可能引发感染、纤维化等并发症，进一步加重患者的身心负担。因此，如何通过有效的护理措施预防和管理乳腺癌放疗后的淋巴水肿，已成为临床护理的重要课题。

（1）观察要点：注意观察患侧上肢的周径变化、皮肤温度、颜色以及有无凹陷性水肿等情况。询问患者有无上肢沉重感、活动受限等不适症状。

（2）护理措施

1）患肢保护：患者应避免患肢长时间下垂，尤其是在长时间站立或久坐时，应将患肢适度抬高，以促进淋巴液回流。此外，应避免在患肢进行注射、抽血、测量血压等操作，防止皮肤破损和感染。

2）皮肤护理：患者应保持患肢皮肤的清洁和干燥，避免使用刺激性化妆品或护肤品。定期修剪指甲，避免抓挠皮肤，防止皮肤破损。护理人员应指导患者正确使用保湿霜，保持皮肤柔韧，减少皮肤裂纹的发生。

3）功能锻炼：患者应在康复治疗师或专科护士的指导下进行渐进式功能锻炼，如握拳、伸展手臂、抬高手臂等。每次锻炼时间建议为15～20min，每日3～4次。此外，可指导患者进行渐进式抗阻力运动，如使用弹力带进行轻度力量训练。

4）手法淋巴引流（MLD）：通过定圈法、泵送法、铲送法、旋转法等特定的轻柔按摩手法，沿淋巴回流方向促进淋巴液的流动，帮助积聚的淋巴液回流至中央淋巴系统，从而减轻水肿。患者可在康复治疗师的指导下，每日进行3次，每次15min。

5）压力治疗：对于高危患者，可指导其佩戴低延展性弹力袖套或弹性绷带，通过产生压力梯度促进淋巴液循环。护理人员应定期评估患者对压力治疗的耐受性，并根据需要调整压力装置的使用时间。

6）间歇气压治疗（IPC）：使用多腔气动套筒，通过序贯性充气装置对患肢施加梯度压力，促进淋巴液回流，减轻水肿。IPC的治疗压力一般采用30～60mmHg，每天使用30min到2h。

7）心理支持：淋巴水肿可能导致患者出现焦虑、抑郁等不良情绪。护理人员应为患者提供心理支持，帮助其建立康复信心。必要时，可联合心理科医师进行干预。

8）健康教育：护理人员应通过健康教育，提高患者对淋巴水肿的认知水平，使其了解预防措施的重要性。可通过发放宣传手册、举办讲座等形式，增强患者的自我管理能力。

9）多学科协作护理：淋巴水肿的管理需要多学科协作，包括外科医师、放疗科医师、康复治疗师、护士及心理医师等。在患者放疗前、放疗中及放疗后，各学科应密切协作，制订个体化的护理方案。例如，放疗科医师可根据患者的具体情况，调整放疗剂量和范围，以降低淋巴水肿的发生风险。康复治疗师可为患者提供专业的康复指导，帮助其恢复肢体功能。

3.疲劳

（1）观察要点：观察患者的精神状态、活动耐力，询问其有无乏力、困倦、精力不足等疲劳表现。

（2）护理措施

1）合理安排休息：保证患者充足的睡眠时间，创造安静、舒适的睡眠环境。鼓励患者在白天适当休息，避免过度劳累。

2）营养支持：提供高热量、高蛋白、高维生素的饮食，增强机体抵抗力，以减轻疲劳感。

3）心理支持：与患者进行沟通交流，了解其心理状态，给予心理疏导和支持，帮助患者缓解焦虑、抑郁等情绪，减轻心理负担，从而缓解疲劳。

4.放射性肺损伤 详见本章第一节中的肺癌放射治疗中护理。

5.放射性心脏损伤（radiation-induced heart injury，RIHD） 是指胸部肿瘤放射治疗导致的心脏结构及功能的损伤，其发生率已达20%～68%。多发生于胸部放疗患者，可在放疗结束后1年内发生，也可能在治疗后数年或数十年内发生。早期多无明显临床表现，应指导患者在放疗结束后长期进行心血管疾病随访和心电图、心肌酶等心功能检查、超声心动等影像学检查，及早发现心功能异常，随访频率为每6个月1次，3年后每年1次。指导患者居家期间避免吸烟、饮酒、病毒感染、情绪焦虑、久坐不动等诱发因素，如有不适，及时就医。

（1）观察要点：注意患者有无心悸、胸闷、胸痛、心力衰竭等症状。监测心率、心律，观察有无心律失常。定期进行心电图检查，了解心脏电生理变化。

（2）护理措施

1）休息与活动指导：根据患者的心脏功能状况，合理安排休息和活动。避免剧烈运动和重体力劳动，以减轻心脏负担。

2）药物治疗护理：遵医嘱给予抗心律失常药、扩血管药、强心药等，并密切观察药物的疗效和不良反应。

3）病情监测：加强心电监护，及时发现心律失常等异常情况，并配合医师进行处理。

6.骨髓抑制

（1）观察要点：定期检查血常规，观察白细胞、血小板、血红蛋白等指标的变化。注意患者有无感染迹象，如发热、咽痛、咳嗽、皮肤黏膜出血等。

（2）护理措施

1）预防感染：保持病房空气清新，减少探视人员。嘱患者注意个人卫生，勤洗手，避免到人群密集的场所。若白细胞过低，可遵医嘱给予升白细胞药物，并采取保护性隔离措施。

2）预防出血：对于血小板减少的患者，避免剧烈活动，防止外伤出血。注意观察有无牙龈出血、鼻出血、皮肤瘀斑等出血倾向，若出现出血，及时给予止血处理。

7.营养不良

（1）观察要点：评估患者的饮食摄入情况，观察有无食欲缺乏、恶心、呕吐、腹泻等消化道症状。监测体重变化，计算体重指数（BMI），评估营养状况。

（2）护理措施

1）饮食指导：提供高热量、高蛋白、高维生素、易消化的食物，如瘦肉、鱼、豆类、新鲜蔬菜和水果。少食多餐，避免油腻、辛辣、刺激性食物。鼓励患者多饮水，补充水分和营养。

2）营养支持：对于食欲差、进食困难的患者，可给予肠内营养支持，如鼻饲或经口补充营养液。必要时，遵医嘱给予肠外营养，以满足机体对营养的需求。

8.心理问题 由于乳房对女性的特殊意义，乳房切除后的患者，其心理上的致残作用最为严重。患者感到自己身体有残缺，丧失了女性的特点，对自己在社会与家庭中的地位可能会发生变化有所担心、忧郁及失望；因缺乏对放疗的了解，会表现出恐惧的不良心理，所以，非常有必要对患者进行心理护理。护士应和患者进行积极主动的沟通，给予患者理解和关心，从而形成和谐的护患关系，鼓励患者诉说自己内心的感受及想法，将放疗的相关知识向患者做出详细讲解，并介绍治疗成功的典例，增加患者的安全感，使患者在治疗及护理方面的需要得到满足，树立战胜疾病的信心。家属的支持能够使患者战胜疾病的信心得到增强，所以要与患者家属积极交流，以取得他们的配合。

（1）观察要点：关注患者的情绪变化，有无焦虑恐惧、绝望等不良情绪。了解患者对疾病的认知和心理承受能力，以及家庭支持情况。

（2）护理措施

1）心理疏导：主动与患者沟通交流，倾听其内心感受，耐心解答疑问，给予心理支持和鼓励。帮助患者树立战胜疾病的信心，减轻心理压力。

2）健康教育：向患者及其家属讲解乳腺癌放疗的相关知识，包括治疗过程、可能的并发症及预防措施，使患者对治疗有正确的认识，增强治疗的依从性。

3）家庭支持：指导家属多陪伴患者，给予情感支持，营造温馨、和谐的家庭氛围。鼓励家属参与患者的康复治疗，共同面对疾病。

五、乳腺癌放射治疗随访

1. 随访目的

（1）评估疾病复发和转移：通过定期检查，及时发现乳腺癌的局部复发、远处转移以及第二原发癌。

（2）监测治疗相关并发症：观察和评估放疗可能引起的皮肤反应、上肢水肿、放射性肺炎、心脏损伤等并发症。

（3）关注患者心理状态：乳腺癌患者在治疗后可能会出现焦虑、抑郁等心理问题，随访中需要关注并提供相应的心理支持。

2. 随访频率 坚持定期随访复查对每个乳腺癌患者来说都至关重要。乳腺癌的复发、转移与患者个人体质、疾病分期各有不同。尽管5年后复发风险相对降低，但临床上仍有部分患者在5年后发生复发、转移。因此，需要通过定期随访复查来监测和及时发现乳腺癌是否有复发、转移。乳腺癌术后常规随诊和复查是对患者身体健康的有效保护，是早期发现复发、转移的主要方法，其中影像学和血液学检查是必要的。人们应该知道，很多乳腺癌的局限性转移是可以治愈的，关键是早期发现，及时治疗。一般乳腺癌的复发、转移时间以术后2年左右为高峰，之后复发、转移的概率会随着术后时间的延长而逐渐减少，但也有个别患者在手术后十几年甚至二、三十年后复发转移，因此乳腺癌患者术后应终身定期随访。《中国抗癌协会乳腺癌诊治指南与规范》建议如下。

（1）术后2年内：每3个月随访1次。

（2）术后3～5年：每6个月随访1次。

（3）术后5年以上：每年随访1次，直至终身。

3. 随访检查项目

（1）体格检查：包括乳腺、腋窝及锁骨上淋巴结的检查。

（2）乳腺X线摄片：根据术后随访频率进行。

（3）胸部CT：根据术后随访频率进行。

（4）肝脏、乳腺区域及淋巴引流区超声：根据术后随访频率进行。

（5）实验室检查

1）血常规：监测骨髓抑制情况。

2）肝肾功能：评估全身状况。

3）血脂：特别是对于接受内分泌治疗的患者，监测心血管风险。

4. 特殊情况的随访

（1）放射性心脏损伤：对于接受左侧乳腺癌放疗的患者，应定期进行心电图、超声心动图等检查，以监测心脏功能。

（2）上肢淋巴水肿：定期评估上肢周径，观察有无水肿，必要时进行淋巴引流按摩等治疗。

（3）心理问题：通过佩戴智能健康手表等设备，监测患者的情绪状态，及时进行心理干预。

（4）情绪监测：通过智能设备和心理测评表，了解患者的情绪状态，及时发现焦虑、抑郁等心理问题。

（5）心理疏导：提供心理支持，帮助患者调节情绪，减少心理压力。

（6）家属支持：鼓励家属参与患者的随访和康复过程，给予患者更多的关爱和支持。

（7）皮肤反应：放疗结束后6～12个月，注意观察皮肤变化，避免紫外线照射，使用适当的皮肤护理产品。

（8）放射性肺炎：定期进行胸部影像学检查，监测肺部情况，必要时给予对症治疗。

（9）上肢水肿：指导患者进行功能锻炼，如爬墙运动、滑轮运动等，必要时戴弹力袖套。

通过科学规范的随访，可以及时发现和处理乳腺癌放射治疗后的各种问题，提高患者的生存质量和预后。

第四节 胸腺瘤与胸腺癌放射治疗护理

放疗是胸腺肿瘤治疗中重要的治疗方式，尤其在术后辅助治疗阶段发挥重要作用。对于肿瘤未能实现完整切除的患者，术后辅助放疗能显著降低复发风险，提升生存率。针对胸腺瘤和胸腺癌放疗护理更应贯穿放疗的全程，专业化护理可有效监测病情变化，及时发现并处理相关并发症，改善患者的生活质量。

一、胸腺瘤和胸腺癌放射治疗前护理

（一）病史收集

了解患者的既往病史、肿瘤相关病史、诊疗经过及合并症，特别是与上腔静脉综合征或重症肌无力相关的疾病，或以往的疾病放疗史。

1.询问患者既往有无其他疾病，如糖尿病、高血压等，以及手术史、过敏史等，尤其是对药物、麻醉剂等的过敏情况，以便在放疗过程中采取相应预防措施。

2.询问患者肿瘤相关病史，了解胸腺瘤或胸腺癌的发病时间、症状发展过程，如是否存在胸痛、咳嗽、呼吸困难、重症肌无力等，以及既往治疗情况，包括手术、化疗等，评估肿瘤的分期和恶性程度。

3.询问患者一般情况，包括睡眠习惯、饮食情况、大小便、活动能力及心理状况等。

4.评估患者各种检查及检验结果是否正常，包括心肺功能、肝肾功能、血常规、胸部增强CT、血清人绒毛膜促性腺激素、甲胎蛋白、全血细胞计数、血小板计数、神经系统检查以及实验室和影像学检查结果等。对于存在心肺功能不全、肝肾功能异常等情

况的患者，需先进行相应的治疗和调整，待身体状况改善后再行放疗。

5.进行常规营养风险筛查和营养评估，详见本节二、胸腺瘤和胸腺癌放射治疗中护理。

6.评估患者的肌力情况，合并重症肌无力者，使用重症肌无力定量评分体系（QMGS评分，表6-10），评估其肌无力严重程度。

表6-10 QMGS项目及评分标准

检查项目	评分标准			
	正常0分	轻度1分	中度2分	重度3分
左右侧视出现复视/s	≥61	11～60	1～10	自发
上视出现眼睑下垂/s	≥61	11～60	1～10	自发
眼睑闭合	正常	闭合时可抵抗部分阻力	闭合时不能抵抗阻力	不能闭合
吞咽100ml水	正常	轻度呛咳	严重呛咳或鼻腔反流	不能完成
数数1～50（观察构音障碍）	无构音障碍	30～49	10～29	0～9
坐位右上肢抬起90°时间/s	240	90～239	10～89	0～9
坐位左上肢抬起90°时间/s	240	90～239	10～89	0～9
肺活量占预计值/%	≥80	65～79	50～64	50
右手握力/kg				
男性	≥45	15～44	5～14	0～4
女性	≥30	10～29	5～9	0～4
左手握力/kg				
男性	≥35	15～34	5～14	0～4
女性	≥25	10～24	5～9	0～4
平卧位抬头45/s	120	30～119	1～29	0
平卧位右下肢抬起45°/s	100	31～99	1～30	0
平卧位左下肢抬起45°/s	100	31～99	1～30	0

7.评估放疗的方式、部位、面积、剂量、不良反应及严重程度。

8.评估原发肿瘤位置、大小，评估转移灶部位以及肿瘤负荷，了解患者是否同期联合化疗和（或）其他抗肿瘤治疗，预判患者可能出现的不良反应。

9.评估有无咳嗽、胸痛、喘鸣、呼吸困难、吞咽困难等症状。

10.评估患者有无头面部、上肢肿胀、呼吸困难，有无胸部静脉怒张等上腔静脉综合征的临床表现。根据"上腔静脉综合征严重程度分级标准"评估患者上腔静脉综合征的分级（表6-11）。

表6-11 上腔静脉综合征严重程度分级标准

分级	征象
0	无症状；影像学上腔静脉无症状
1	轻度；头部或颈部水肿
2	中度；头部或颈部水肿伴功能障碍
3	重度；轻度或中度脑水肿/喉水肿，或心脏储备减少
4	危及生命；严重脑水肿、喉水肿、血流动力学损害
5	致命；死亡

（二）体格检查

1.一般体格检查　包括身高、体重、体温、脉搏、呼吸、血压、疼痛等基本生命体征。

2.专科检查　包括检查患者的营养状态、肌力及头颈部、胸部、腹部及四肢的系统性评估。

（1）检查胸部有无肿块、压痛，听诊肺部呼吸音是否清晰，有无啰音，叩诊肺部有无浊音，观察有无胸廓畸形、肋间隙增宽等。

（2）检查颈部淋巴结有无肿大，腹部有无压痛、反跳痛，肝脾有无肿大等，排除其他可能的并发症。

（三）放疗前准备

放疗前的准备工作至关重要，直接影响放疗的效果和患者的耐受性。

1.思想准备　患者和其家属都需要做好充分的思想准备，以确保患者能够积极配合治疗，减轻心理负担，提高治疗效果。

（1）患者：患者需要了解放疗的原理、过程、目的、可能的副作用及处理方法。通过与医师的深入交流、参与患者教育讲座或自主查阅权威医疗资料，患者能够构建起对放疗全面且客观的认知框架。了解放疗的科学性和有效性，认识到放疗是一种现代医学治疗手段，其副作用多数是暂时的，且可通过医疗干预和日常护理得到有效控制。

（2）家属：家属需要对放疗的整个过程有基本的了解，包括放疗的原理、益处、可能的副作用及处理方法。与医疗团队进行良好沟通，确保了解治疗计划、预期效果及可能的风险。

2.医师的准备　包括详细了解患者病情、对患者进行相关检查、确定放疗部位、面积、剂量、CT模拟定位和标记、制订放疗模型及计划、放疗前的对症支持、纠正患者一般状况等。

（1）放疗前医师需与患者及其家属进行充分沟通，解释放疗的目的、治疗方案、可能的副作用及处理方法，确保患者及其家属对治疗有充分的了解和心理准备，与患者进行沟通并签署知情同意书。

（2）对于合并重症肌无力的患者，放疗前需先用抗胆碱酯酶药物控制肌无力，告知患者常用药物服用方法不良反应与注意事项，避免因用药不当而诱发重症肌无力危象。治疗中、后密切观察肌无力变化，一旦出现肌无力加重或危象应予以处理。

（3）如患者有严重内科合并症，需要在放疗前进行治疗，使患者达到能耐受放疗的条件，若治疗前已经存在的肿瘤合并感染者，需要评估和预防发生放射性肺炎的可能性，并采取相应的预防措施。

（4）纠正治疗前存在的营养不良状态和水电解质紊乱失衡等，指导家属做好营养支持工作，若患者存在重度营养不良的情况，与营养科医师进行沟通，制订适合患者的个体化营养食谱。

3.患者准备

详见本章第一节中的肺癌患者放疗前准备。

4.上腔静脉综合征的护理

（1）病情观察与处理：每日监测患者生命体征，重点关注血氧饱和度的动态变化；同时，要密切观察上肢皮肤的色泽和温度，定期测量臂围，并观察面部及四肢的肿胀和静脉扩张情况。对于水肿较为严重的患者，应遵循医嘱给予利尿及激素治疗，并持续监测血电解质水平，以预防水、电解质紊乱。

（2）体位管理

1）半卧位或头高足低位：患者应取半卧位，床头抬高30°～45°，或采用头高足低位，有助于促进静脉回流，减轻头面部和上肢的水肿，同时降低静脉压。

2）避免平卧位：平卧位会加重上腔静脉回流受阻，导致呼吸困难和水肿加重。

3）侧卧位或俯卧位：对于部分患者，侧卧位或俯卧位可以减轻压迫，改善呼吸。

4）个体化调整体位：根据患者的具体情况和耐受性，调整体位以达到最佳效果。

（3）呼吸管理

1）保持呼吸道通畅：患者常因静脉回流受阻导致呼吸困难，护理人员需密切观察患者的呼吸情况，使用心电监护仪监测患者的呼吸频率、血氧饱和度等指标，及时发现并处理呼吸困难，必要时使用无创通气或插管。

2）氧疗：给予持续低流量吸氧（3L/min），必要时增加吸氧浓度。

3）协助排痰：由于患者身体虚弱，无力排出呼吸道分泌物，护理人员应定时为患者翻身拍背，指导其有效咳嗽，必要时给予雾化吸入或机械排痰。

（4）用药护理

1）利尿剂的使用：利尿剂如呋塞米、甘露醇等可减轻水肿，缓解症状。用药时需注意严格记录24h出入量；监测电解质水平，防止电解质紊乱。避免从上腔静脉输注利尿剂，以免加重静脉压力。

2）抗凝治疗：定期检测患者的凝血功能和D-二聚体水平，如有需要，可结合B超检查以排除血栓的可能。一旦发现血栓形成，应尽早告知医师，遵医嘱使用抗凝药物。用药期间需定期监测凝血功能，观察有无出血倾向，如牙龈出血、皮肤瘀斑等。

3）糖皮质激素的应用：对于呼吸困难、颅压升高者，可使用地塞米松等糖皮质激素，以减轻炎症和压迫，需严格按照医嘱给药，并观察药物的不良反应。

（5）输液途径选择：应避免通过上肢静脉进行输液，建议采用下肢静脉或股静脉进行穿刺置管。此外，要严格控制补液量和输液速度。

（6）肢体活动促进：鼓励患者进行主动和被动运动，适时下床活动，并每日使用气压治疗仪对双下肢进行按摩。对于股静脉穿刺侧的肢体，应鼓励患者进行绷直脚背和伸直膝部的运动，每组进行15次。

二、胸腺瘤和胸腺癌放射治疗中护理

胸腺瘤及胸腺癌患者放疗过程中可能出现一些副反应，需做好相应护理，以便保障患者能够顺利且完整地完成整个治疗疗程。

（一）胸腺瘤和胸腺癌放疗中营养状况评估及护理

胸腺瘤和胸腺癌放疗中，放射线可能影响到邻近的食管，患者可能发生放射性食管炎，表现为吞咽困难、咽痛、食欲缺乏等不适，尤其是在进食热、酸、辣食物时不适感会更加明显。发生放射性食管炎会中断患者的治疗，增加各种并发症，导致患者预后欠佳，随着放疗进程的推进以及肿瘤组织的逐渐缩小，往往能够自然得到缓解。在放疗期间，急性放射损伤是影响患者营养物质摄入和营养状况的重要因素，是患者营养不良的危险因素。因此，预期将发生严重放射性口腔或食管黏膜炎，可以考虑在放疗前给患者预防性置入肠内营养管，以保证患者在治疗过程中的营养状况良好和放疗的顺利进行。放疗期间需对患者进行营养风险筛查及评估，同时定期复查各项营养指标，以动态调整营养及放疗方案，保证患者放疗期间的营养需求。

1. 评估　使用NRS 2002营养风险筛查量表评估是否有营养风险。NRS 2002评估量表详见本章第一节中的肺癌患者营养评估。

2. 护理措施　详见本章第二节中的食管癌放疗患者营养支持。

（二）评估检查定位标记线，保证标记清晰

每日检查定位标记线的清晰度以及定位区域贴膜的完整性，若发现标记线模糊，应立即联系医师进行重绘，以确保放疗的精确度。

（三）定期监测血常规情况

放疗骨髓抑制是指在接受放射治疗后，射线对造血干细胞造成损伤，导致骨髓的造血功能受到抑制，使人体内的红细胞、白细胞、血小板等均会出现不同程度的下降，进而引发一系列症状。这种情况常见于放疗过程中，尤其是当放射剂量累及骨髓时。

1. 评估　患者血常规情况，是否出现骨髓抑制及骨髓抑制的分级，根据分级采取相应的治疗及护理措施。

2. 护理措施

（1）常规每周检查1～2次血常规，检测白细胞、中性粒细胞、红细胞、血小板的情况。根据检验结果遵医嘱使用相关药物辅助治疗；指导患者做好个人防护，预防感

冒，避免去人多的场所。

（2）当患者红细胞降低，出现贫血症状时，指导患者多进食含铁丰富的食物，如动物内脏、菠菜等，指导患者做好防跌倒等安全防护。

（3）当患者血小板减少时，应特别警惕出血风险，避免身体碰撞和跌倒。建议患者多吃蔬菜水果以预防便秘，同时要避免剧烈咳嗽、打喷嚏等可能引起腹压增高的动作。在必要时，应按照医师的指导使用药物进行治疗或接受输血，并且要密切关注血压的变化。

（4）加强营养支持，指导患者多进食高蛋白食物。

（5）纠正骨髓抑制后可适当进行活动和锻炼，如八段锦、太极拳等，以患者不感到劳累为宜。

（四）放疗中不良反应的评估及护理措施

1.评估患者放射野皮肤情况　详见本章第一节中的肺癌患者放射性皮肤损伤的评估与护理。

2.评估有无放射性食管损伤　详见本章第二节中的食管癌放射性食管炎的评估与护理。

3.评估有无放射性气管炎和放射性肺损伤　评估患者有无发热、咳嗽、咳痰、胸闷、胸痛、呼吸困难等症状，有无出现呼吸音粗糙、干湿啰音、呼吸音减低和胸膜摩擦等。

护理措施：详见本节四、胸腺瘤和胸腺癌放射治疗并发症的观察和护理。

4.评估有无放射性心脏损伤　评估患者有无心绞痛，有无呼吸困难、下肢水肿、肺部啰音等心力衰竭的症状，有无心悸、晕厥等症状，评估有无心包积液及心包炎等心包疾病。若患者出现发热、胸闷、心包摩擦音等，警惕心包积液的发生。

护理措施：详见本节四、胸腺瘤和胸腺癌放射治疗并发症的观察和护理。

（五）重症肌无力的护理

1.评估神经系统症状　根据美国重症肌无力基金会（MGFA）临床分型评估患者咽喉肌、颈肌、面部肌肉、四肢肌和骨骼肌无力情况，有无饮水呛咳、吞咽困难等情况，确定重症肌无力分型，密切观察病情变化（表6-12）。

表6-12　重症肌无力分型

分型	临床表现
Ⅰ型	眼肌无力，可伴闭眼无力，其他肌群肌力正常
Ⅱ型	除眼肌外的其他肌群轻度无力，可伴眼肌无力
Ⅱa型	主要累及四肢肌和（或）躯干肌，可有较轻的咽喉肌受累
Ⅱb型	主要累及咽喉肌和（或）呼吸肌，可有轻度或相同的四肢肌和（或）躯干肌受累
Ⅲ型	除眼肌外的其他肌群中度无力，可伴有任何程度的眼肌无力

续表

分型	临床表现
Ⅲa型	主要累及四肢肌和（或）躯干肌，可有较轻的咽喉肌受累
Ⅲb型	主要累及咽喉肌和（或）呼吸肌，可有轻度或相同的四肢肌和（或）躯干肌受累
Ⅳ型	除眼肌外的其他肌群重度无力，可伴有任何程度的眼肌无力
Ⅳa型	主要累及四肢肌和（或）躯干肌受累，可有较轻的咽喉肌受累
Ⅳb型	主要累及咽喉肌和（或）呼吸肌，可有轻度或相同的四肢肌和（或）躯干肌受累
Ⅴ型	气管插管，伴或不伴机械通气（除外术后常规使用）；仅鼻饲而不进行气管插管的病例为Ⅳb型
Ⅰ型	眼肌无力，可伴闭眼无力，其他肌群肌力正常

2. 心理护理　做好健康宣教，使患者了解疾病的基本知识，加强与患者的沟通，做好耐心细致的解释工作，增强患者对疾病治疗的信心，保持良好的心理状态，积极配合治疗和护理；对于饮水呛咳及吞咽困难患者，及时与医师沟通，评估患者病情，采取针对性的措施。

3. 重症肌无力时视情况行气管插管或气管切开　备好新斯的明、阿托品、皮质激素等药物和抢救物品。掌握抗胆碱酯酶药物的给药途径及剂量，防止胆碱能危象的发生，需注意观察药物的不良反应。

三、胸腺瘤和胸腺癌放射治疗后护理

放射治疗后的护理对于患者的康复和生活质量具有至关重要的意义，可以促进康复，减少并发症的发生。通过密切监测患者的呼吸、心率、血压等生命体征，可以及时发现并处理可能出现的并发症，如感染、呼吸困难等。此外放疗后患者可能会出现吞咽困难、疼痛、疲劳等症状，护理人员可通过饮食指导、疼痛管理等措施，帮助患者缓解不适，提高生活质量。

1. 放疗后的饮食指导　指导进食高蛋白食物，尤其是富含优质蛋白质的食物。多食新鲜水果和蔬菜，摄入适量富含不饱和脂肪酸的食物。少食多餐，灵活调整进食时间。避免辛辣、过酸、过烫、油炸、烟熏烧烤、油腻生硬、辛辣刺激等食物。如有特殊的饮食要求或者不适，及时咨询医师或专业的营养师，制订适合自己的饮食计划。同时，保持作息规律及良好的心态，以增强身体抵抗力，促进康复。

2. 营养随访　营养评估是放疗后患者营养治疗的重要前提，有利于评价放疗中营养治疗的效果，及时发现和解决患者放疗后由于急性放射损伤所致的各种营养问题。因此放疗后对患者进行营养随访，并继续进行营养风险筛查（NRS 2002）及患者主观整体营养状况评估（PG-SGA）评估，可结合放射治疗肿瘤学组的毒性标准急性放射损伤分级标准进行评估，同时应根据患者体重、进食量、吞咽功能等个体情况动态调整治疗模式（表6-13）。

表6-13 放疗后患者的营养治疗

PG-SGA评分	RTOG放射损伤分级	营养治疗和放疗的联合方式
0~1分	0级	营养咨询+营养教育
2~3分	1级	
4~8分	2级	
≥9分	3级	家庭营养（肠内或肠外）

对于存在营养不良的患者，建议给予家庭营养。患者家庭营养要求医师为患者选择和建立适宜的营养途径、制订营养方案、指导照护者监测营养并发症并对营养过程进行管理，以保证家庭营养治疗的有效性和安全性。

3.评估放疗不良反应是否好转 放疗结束后1~2个月仍要注意保护照射野皮肤，保持皮肤清洁、干燥，勿用肥皂、沐浴露等刺激性洗剂，可用温水轻轻沾洗，不可用力揉搓；照射野皮肤出现脱皮时需等待自然脱落，不可强行撕脱，以防止加重皮肤损伤。观察放射性食管炎、放射性肺损伤及放射性心脏损伤相关反应。

4.出院指导及随访 保持良好的生活习惯及作息规律，保持心情舒畅；戒烟酒，根据患者身体状况采用合适的方式进行活动，如散步、八段锦、太极拳、家务等。

（1）胸腺瘤合并重症肌无力患者出院指导：指导家属为患者营造安静舒适的居家休息环境，鼓励患者积极参与日常活动，从而将注意力从疾病转移到生活中；告知患者定期到医院接受检查，并按时、按量服用药物，出院后出现唾液分泌量异常、身体乏力等症状时及时联系主管医师或来院就诊。

（2）上腔静脉综合征患者出院后指导：指导上腔静脉综合征未完全缓解的患者每日根据自身情况及体力，适当活动，控制水分的摄入，教会患者测量臂围的方法，如出现颜面部、上肢等部位水肿加重时，及时与主管医师联系。

（3）随访指导：放疗结束后1个月进行第1次复查，以后1年内每3个月随访1次，2年后3~6个月1次，期间有任何不适，及时就诊。

四、胸腺瘤和胸腺癌放射治疗并发症的观察和护理

（一）放射性食管炎

详见本章第二节中的食管癌放射性食管炎的评估与护理。

（二）放射性肺炎

详见本章第一节中的肺癌放射治疗并发症的观察和护理。

（三）放射性皮肤反应

详见本章第一节中的肺癌放射治疗并发症的观察和护理。

（四）骨髓抑制

详见本章第二节中的食管癌放射治疗并发症的观察和护理。

（五）放射性心脏损伤

放射性心脏损伤是指胸部肿瘤放射治疗导致的心脏结构及功能的损伤，其发生率已达20%～68%。随着胸部肿瘤患者生存期的延长，RIHD在一定程度上抵消了放射治疗的获益。RIHD严重限制了患者放射治疗获益，成为当前亟待解决的重点和难题。

1. 放射性心脏损伤的临床表现　放射性心脏损伤的表现多样，可能在治疗完成后数年才会明显出现。常见的症状包括心绞痛、心力衰竭、心律失常等。某些患者在放疗后可能会出现冠状动脉硬化的迹象，导致心脏供血不足和缺氧，从而加速心脏功能恶化。此外，辐射还会导致心脏的结构变化，如心腔扩大、心脏周围脂肪增加及心脏重量增加等。

由于胸部放疗引起的心脏损害即为放疗相关心脏毒性，其对心脏引起的损伤包括心肌、心包、心脏瓣膜、心内膜、心外膜和心脏传导系统等部位的损害，可出现心肌病、心包炎、瓣膜病、冠心病和心力衰竭等疾病，统称为放射性心脏病最常见表现为心包积液，评估患者有无发热、胸闷、心包摩擦音等急性期表现；评估患者有无呼吸困难、干咳、颈静脉高压、肝大等慢性期表现。

2. 放射性心脏损伤分级　见表6-7。

3. 放射性心脏损伤的观察要点

（1）注意患者有无心悸、胸痛、呼吸困难等症状，及时进行相关检查和处理。

（2）定期监测：心肌标志物、血常规、C反应蛋白、心电图、心脏彩超及心脏MRI，都有助于诊断放射性心脏损伤。

4. 放射性心脏损伤的护理措施

（1）药物治疗与监测：服用心肌保护剂，如美托洛尔，以减少氧自由基产生和抑制细胞凋亡，减轻放射线对心脏的损伤；使用利尿剂、血管紧张素转化酶抑制剂等心力衰竭治疗药物，帮助缓解充血性心力衰竭的症状。

（2）生活方式调整：建议患者戒烟限酒，保持健康的生活习惯。适量进行有氧运动，如快走或骑自行车，以改善心血管健康状况。保持良好的睡眠质量，避免过度劳累。

（3）心理支持：通过心理咨询或放松训练等方式帮助患者应对辐射引起的焦虑和压力。鼓励患者参与团体辅导活动，增强社交支持。

（4）饮食调理：注意低脂、低盐饮食，控制好血压，以防高脂饮食和高血压促进放射性动脉粥样硬化的形成。

（5）随访及定期复查：对于放射性心脏损伤患者，放疗结束后长期进行心血管疾病随访和心电图、心肌酶等心功能检查、超声心动等影像学检查，及早发现心功能异常，随访频率为每6个月1次，3年后每年1次。居家期间避免吸烟、饮酒、病毒感染、情绪焦虑、久坐不动等诱发因素，如有不适，及时就医。

第五节 胸膜间皮瘤放射治疗护理

放疗作为胸膜间皮瘤综合治疗的关键环节，有效的护理在此过程中发挥着不可或缺的作用。从患者接受放疗前开始，护理人员需对其进行全面的评估与健康教育，包括放疗知识的讲解，以减轻患者对治疗的恐惧与疑惑，提高治疗依从性；放疗期间，密切关注患者可能出现的一系列不良反应，如放射性肺炎导致的咳嗽、呼吸困难，放射性食管炎引发的吞咽疼痛，以及骨髓抑制所致的血细胞下降等，通过精心护理和合理干预，减轻患者痛苦，保障放疗的顺利进行；放疗后，持续观察患者恢复状况，做好康复指导与心理支持，帮助患者应对可能出现的后遗症和心理压力。做好胸膜间皮瘤放射治疗护理不仅能减轻放疗副作用对患者身体的损害，提升患者的生活质量，还助于提高放疗效果，降低局部复发风险，为患者的后续康复和长期生存奠定坚实基础，对改善胸膜间皮瘤患者的整体预后有重要意义。

一、胸膜间皮瘤放射治疗前护理

（一）病史采集

了解患者的病史、治疗情况及有无合并其他病史。

1. 询问患者的基本情况：身高、体重，皮肤情况、睡眠习惯、大小便、活动情况、体力状况、阳性体征、心理状况等，是否存在既往病史、过敏史，评估患者各种检查及检验结果是否正常。

2. 进行常规营养风险筛查和营养评估。

3. 评估患者放疗具体方式、放疗部位、放疗剂量、有无放疗的禁忌证、不良反应及严重程度。

4. 评估原发肿瘤的生长位置、肿瘤的大小，有无转移灶部位，了解患者是否同期联合化疗和（或）其他抗肿瘤治疗，评估患者可能出现不良反应及可能出现的并发症。

5. 评估患者的专科体征，评估患者有无咳嗽、咳痰情况以及痰液的性状、量、颜色；有无呼吸困难；有无胸闷、胸痛情况；观察患者有无声音嘶哑情况。

（二）体格检查

详见本章第一节中的肺癌患者放疗前体格检查。

（三）放疗前检查准备

1. 影像学检查

（1）胸部CT扫描：能够清晰显示胸膜间皮瘤的位置、大小以及周围组织的侵犯情况，为放射治疗提供准确的定位信息。

（2）MRI检查：虽然对于胸膜原发病变的诊断可能略逊于CT，但在评价肿瘤的局部浸润程度方面有其独特优势。

（3）PET-CT检查：结合了PET和CT的优点，能够更准确地评估病情，帮助医师制订更合理的放疗计划。

2.病理学检查

(1)活检组织病理学检查：通过获取肿瘤组织样本进行显微镜下分析，以确定肿瘤的类型和恶性程度，是制订放疗方案的重要依据。

(2)细胞学检查：如胸腔穿刺液分析，可用于评估胸膜间皮瘤引起的积液性质，以及是否存在感染或其他并发症。

3.生理功能评估

(1)血常规、肝肾功能检查：评估患者的整体健康状况，确保患者能够耐受放疗过程。

(2)心电图、肺功能检查：了解患者的心脏和肺功能状态，确保放疗过程中不会出现严重的生理反应。

4.其他必要检查

(1)肿瘤标志物检测：通过检测特定肿瘤标志物的水平，可以辅助判断肿瘤的恶性程度和预后情况。

(2)根据患者具体情况，可能还需要进行其他针对性的检查，如骨扫描等，以评估肿瘤是否发生远处转移。

(四)放疗前症状控制与缓解

1.疼痛管理　胸膜间皮瘤患者常伴有胸痛症状，放疗前需通过药物或其他手段进行疼痛管理，以提高患者的放疗耐受性。针对不同的患者人群常用的疼痛评估量表：数字分级法（numerical rating scale，NRS）、面部表情评估法（适用于可能无法用语言准确描述疼痛的人群，如儿童、老年人、存在语言或交流障碍的患者）、口述疼痛程度分级法（verbal vating scale，VRS）、Prince-Henry手术疼痛评分法。具体评估如下：

NRS用0～10代表不同程度的疼痛，0为无痛；1～3为轻度疼痛；4～6为中度疼痛；7～10为重度疼痛。患者根据自身疼痛感受在相应的数字上画圈即可，该方法在临床上较为简单、有效、易行。

VRS是由一系列描述疼痛的形容词组成，患者根据疼痛感受选择相应的形容词来表达疼痛程度。这种方法通常将疼痛分为以下几个级别：无痛：没有任何疼痛感；轻度痛：有疼痛但能够忍受，正常生活、睡眠无干扰；中度痛：疼痛明显，不能忍受，要求服用镇痛药，睡眠受干扰；重度痛：疼痛剧烈，不能忍受，需用镇痛药，睡眠受到严重干扰，可伴有自主神经功能紊乱或被动体位。

Prince-Henry手术疼痛分级是一种评估手术后患者疼痛程度的方法，主要用于胸腹部手术后疼痛的测量。该方法将疼痛分为5个级别，从0分到4分。0分：咳嗽时无疼痛。1分：咳嗽时才有疼痛发生。2分：深度呼吸时有疼痛发生，安静时无疼痛。3分：静息状态下即有疼痛，但较轻，可忍受。4分：静息状态下即有剧烈疼痛，难以忍受。这种方法简单易懂，便于患者和医护人员快速评估疼痛程度，从而采取合适的疼痛管理措施。对于术后因气管切开或保留气管导管不能说话的患者，可以在术前训练患者用5个手指来表达从0到4分的疼痛评分。

2.呼吸道管理　对于存在呼吸道症状的患者，如咳嗽、咳痰等，需进行积极的呼吸道管理，包括氧气雾化吸入、拍背排痰等，以保持呼吸道通畅。

（五）营养支持

加强营养，饮食应以高蛋白、高维生素、高钙、低脂为主，可适量食用动物肺肾；食物应清淡易消化，多吃新鲜瓜果如梨、香蕉等，蔬菜如卷心菜、菠菜等；忌食辛辣及荤腥、油腻之肥甘厚味，并绝对忌烟酒。良好的营养状况是承受放疗的基础。常使用NRS 2002营养风险筛查量表进行常规营养风险筛查，评估是否有营养风险。如果存在营养风险，则需营养科医师专业评估及制订个体化的营养治疗方案进行干预，使患者机体尽可能达到治疗的最佳状态。

（六）心理护理与支持

1.心理疏导　放疗前由于患者对放疗缺少正确的认知、对疾病和治疗相关知识的匮乏，以及疾病本身带来的痛苦和折磨，患者往往存在焦虑、恐惧等负面情绪，患者应充分了解放疗的过程、可能的不良反应及应对措施，以减轻恐惧和焦虑情绪。护理人员需通过心理疏导，帮助患者建立积极的治疗态度，提高治疗信心。与此同时，患者应主动告知医师自己的身体状况、过敏史及用药情况，以便医师制订个体化的放疗计划。

2.家庭支持　鼓励患者家属参与放疗前的准备工作，为患者提供情感支持，共同面对治疗挑战。

二、胸膜间皮瘤放射治疗中的护理

详见本章第一节中的肺癌放疗患者放疗中护理。

三、胸膜间皮瘤放射治疗后的护理

（一）皮肤保护

详见本章第一节中的肺癌患者皮肤保护。

（二）饮食调整

放疗结束后，患者的饮食应逐渐恢复正常，但仍需避免刺激性食物和干硬食物，以免刺激消化道。继续保持高蛋白、高维生素的饮食结构，多吃新鲜水果和蔬菜，以促进身体恢复。同时，增加饮水量，有助于代谢产物的排出和减少肾功能不全的风险。

（三）功能锻炼

放疗可能导致胸部肌肉僵硬和功能障碍。因此，放疗结束后应坚持进行相应的功能锻炼操，如深呼吸、肩臂运动等，以提高生活质量。锻炼时应避免过度疲劳，如出现呼吸急促或胸痛等症状，应停止锻炼并就医咨询。胸部放疗后，推荐的肩臂运动主要包括一些轻度的、循序渐进的锻炼，以帮助恢复和保持肩臂的功能和灵活性。

1.呼吸操　可以促进肺部的血液循环，有利于改善患者的呼吸功能。

2.肩部活动　如耸肩运动、肩部旋转等，可以减轻肩关节的疼痛，促进上肢的血液循环。

3. **手臂运动** 如屈肘、伸肘、前臂旋转等，可以促进手臂的血液循环，锻炼手臂肌肉，有利于改善手臂水肿的情况。注意避免过度用力或幅度过大的运动。

4. **手指爬墙运动** 面对墙壁站立，双手手指沿墙壁向上爬动，直到达到能够耐受的最大高度。这有助于拉伸上肢肌肉和关节，增加肩关节的活动范围。

5. **上臂上举运动** 站立位，双臂自然下垂，然后抬起手臂进行前平举或侧平举，用健侧手将患肢尽量向头上牵拉。注意保持姿势正确，避免过度用力。

此外，还可以尝试散步、太极拳等全身性的运动，以促进整体的身体恢复。这些运动都可以根据个人的体质和放疗后的恢复情况适当调整。

（四）定期复查

放疗结束后，患者需要定期到医院复查，以监测疾病的治疗情况和复发风险。复查项目包括血常规、肝肾功能、心电图、影像学检查（如CT、MRI等）等。根据患者的具体情况和医师的建议，复查频次和方法可能有所不同。一般放疗结束后1～2个月应进行第1次复查，2年内1～3个月随访1次，2年后3～6个月随访1次。

（五）心理支持与情绪管理

胸膜间皮瘤的放射治疗过程可能给患者带来较大的心理压力和焦虑情绪。因此，心理支持与情绪管理也是护理过程中不可忽视的一环。医护人员应主动与患者沟通，了解其心理状态，提供必要的心理支持和安慰。同时，鼓励患者积极参与社交活动，保持乐观心态，积极配合治疗，这有助于提高身体的抵抗力和促进康复。

（六）生活方式的调整

放疗结束后，患者需要调整生活方式以适应新的身体状况。这包括戒烟戒酒、避免接触有害物质、保持室内空气流通、避免长时间处于空气污染的环境中等。此外，患者还应保持充足的睡眠和适当的锻炼，以增强身体免疫力。

（七）特殊情况的护理

对于某些特殊情况的患者，如合并糖尿病、高血压等基础疾病的患者，或放疗结束后出现严重并发症的患者，应给予特别的护理和关注。这包括调整饮食计划、加强病情监测、及时处理并发症等。同时，医护人员应与患者及其家属保持密切沟通，共同制订个体化的护理方案。

四、胸膜间皮瘤放射治疗后并发症的观察和护理

（一）放射性肺损伤

详见本章第一节中的肺癌放射治疗后的并发症的观察和护理。

（二）放射性食管炎

详见本章第二节中的食管癌放射治疗后的并发症的观察和护理。

（三）放射性皮肤损伤

详见本章第一节中的肺癌患者放射性皮肤损伤的护理。

（四）放射性心脏损伤

详见本章第四节中的胸腺瘤与胸腺癌放射性心脏损伤护理。

（五）骨髓抑制

详见本章第二节中的食管癌放射治疗骨髓抑制的护理。

五、胸膜间皮瘤放射治疗后随访

建议患者在积极治疗后2年内每3～6个月进行1次胸部和（或）腹部CT复查；第3～5年每6个月随访1次；5年后每年随访1次，直至病情进展。

1.线下随访体格检查

（1）整体状态观察：评估患者的精神状态、活动能力，以及是否有疲劳、乏力等不适感。

（2）营养状况评估：关注患者的体重变化、饮食摄入情况，以及是否有营养不良的迹象。

（3）放疗区域皮肤检查：特别留意放疗区域皮肤是否有红肿、破溃、渗液等异常情况，以及是否有疼痛、瘙痒等不适症状。

（4）呼吸情况检查：观察患者是否有呼吸困难、咳嗽、胸痛等症状，评估肺部功能是否受损。

2.实验室检查

（1）血常规检查：可以了解患者的红细胞、白细胞、血小板等指标，从而评估患者的造血功能是否受到骨髓抑制的影响。红细胞、血红蛋白减少可提示贫血，白细胞减少则表明免疫功能可能受损，而血小板减少可能增加出血风险。

（2）生化检查：包括肝肾功能、电解质、血糖等项目，用于评估患者的整体代谢状况。这些指标能够反映患者的身体功能是否受到放疗的副作用影响，如肝肾功能损伤、电解质紊乱等。

此外，肿瘤标志物如CA125、CA15-3等，在胸膜间皮瘤患者中可能会升高。定期监测这些标志物有助于了解病情变化，评估治疗效果，以及及时发现复发或转移的迹象。这些检查对于指导临床治疗具有重要意义。

3.影像学检查　胸部CT在随访中扮演着重要角色，它能清晰展示肺部、胸膜及纵隔的结构，帮助医师及时发现复发或转移灶，对病情评估至关重要。

腹部和锁骨上B超则用于检查腹部器官和锁骨上淋巴结的情况，评估是否有肿大或远处转移，为治疗方案的调整提供依据。

对于出现神经系统症状的患者，脑MRI检查是必不可少的，它能有效排除脑部转移的可能性，确保患者得到及时准确的治疗。

当怀疑患者有骨转移时，骨扫描检查能够提供帮助，准确检测骨骼系统的异常情况。

在条件许可的情况下，PET-CT检查是一种更为全面的病情评估手段，它能够提供全身的代谢信息，有助于医师更准确地了解患者的病情，制订更合适的治疗方案。

4.症状评估　询问患者是否存在胸痛、呼吸困难、咳嗽以及体重下降等症状，是为了及时捕捉肿瘤复发或转移的可能迹象。胸痛可能意味着肿瘤对胸膜的侵犯或压迫，呼吸困难可能与肺部功能受损或胸腔积液有关，咳嗽可能是肺部或呼吸道受刺激的表现，而体重下降则可能是肿瘤消耗或影响食欲的结果。

5.治疗评估　根据患者的随访结果，全面评估之前的治疗效果。这包括观察肿瘤是否得到有效控制，如肿瘤大小是否缩小、有无新病灶出现等；同时，也会评估患者的症状是否得到缓解，如疼痛是否减轻、呼吸是否顺畅等。

参考文献

[1] 白李晨. 中医药治疗放射性肺炎研究［J］. 中医学，2023，12（11）：3340-3346.

[2] 中华医学会肿瘤学分会，中华医学会杂志社. 中华医学会肺癌临床诊疗指南（2023版）［J］. 中华肿瘤杂志，2023，45（7）：539-574.

[3] 陈佩娟，周宏珍. 放疗科护理健康教育［M］. 北京：科学出版社，2018.

[4] 张含凤，黄桂玉，徐珊玲. 肿瘤护理专科护理路径［M］. 长沙：湖南科学技术出版社，2024.

[5] 王绿化，朱广迎. 肿瘤放射治疗学［M］. 2版. 北京：人民卫生出版社，2021.

[6] Expert Panels on Thoracic and Gastrointestinal Imaging，Raptis CA，Goldstein A，et al. ACR appropriateness criteria ® staging and follow-up of esophageal cancer［J］. J Am Coll Radiol，2022，19（11S）：S462-S472.

[7] SpeiserL，SpratlingL. Radiation bronchitis and stenosis secondary to high dose rate endobronchial irradiation［J］. Int J Radiat Oncol Biol Phys，1993，25（4）：589-597.

[8] Taulell M，Chauvet B，Vincent P，et al. High dose rate endobronchial brachytherapy：results and complications in 189 patients［J］. Eur Respir J，1998，11（1）：162-168.

[9] 中国临床肿瘤学会指南工作委员会. 恶性肿瘤患者营养治疗指南2024［M］. 北京：人民出版社，2024.

[10] 中国医师协会放射肿瘤治疗医师分会，中华医学会放射肿瘤治疗学分会，中国抗癌协会肿瘤放射治疗专业委员会. 中国食管癌放射治疗指南（2023年版）［J］. 国际肿瘤学杂志，2024，51（1）：1-20.

[11] 杜锦锦，陈莉，梁红波. 综合护理干预对食管癌放疗患者的影响［J］. 齐鲁护理杂志，2024，30（17）：56-59.

[12] 杨从容，王军，袁双虎. 放射性食管炎的预防与治疗临床实践指南［J］. 中华肿瘤防治杂志，2023，30（6）：324-332.

[13] 刘群惠，刘志勇. 放射性心脏损伤的研究进展［J］. 微循环学杂志，2024，34（1）：92-97.

[14] 陈佳艺. 乳腺癌放疗护理进展［J］. 护理学杂志，2023，38（12）：1-5.

[15] 李明，王强. 乳腺癌放疗后并发症的预防与处理［J］. 中国肿瘤临床，2024，51（15）：112-115.

[16] 王晓红，李晓燕．乳腺癌放疗后定期门诊复查的重要性与实践［J］．中国实用护理杂志，2024，40（8）：45-48．
[17] 赵丽华，李晓燕．乳腺癌放疗后淋巴水肿的护理研究进展［J］．护理学杂志，2023，38（6）：45-49．
[18] 吴欣宇．人文关怀护理对改善乳腺癌术后放疗患者生活质量的效果［J］．中华养生保健，2024，42（22）：110-112．
[19] 张淑珍，余文汝，张俊峰，等．肿瘤放疗患者放射性皮炎预防与管理的循证护理实践［J］．护理学报，2024，31（16）：62-67．